全国中医药行业高等教育"十三五"创新教材

医学统计方法学

（供中医学、针灸推拿学、中西医临床医学、公共事业管理、健康服务管理、医药营销、护理学等专业用）

主　审　张雪飞（湖北中医药大学）

主　编　徐　刚（江西中医药大学）

　　　　闫国立（河南中医药大学）

副主编　崔　宁（山东中医药大学）

　　　　赵铁牛（天津中医药大学）

　　　　王瑾瑾（河南中医药大学）

　　　　艾志福（江西中医药大学）

　　　　胡海生（江西中医药大学）

　　　　徐学琴（河南中医药大学）

　　　　齐宝宁（陕西中医药大学）

中国中医药出版社

·北　京·

图书在版编目（CIP）数据

医学统计方法学/徐刚，闫国立主编．--北京：中国中医药出版社，2019.8

全国中医药行业高等教育"十三五"创新教材

ISBN 978-7-5132-5658-2

Ⅰ.①医… Ⅱ.①徐… ②闫… Ⅲ.①医学统计-统计学-高等学校-教材

Ⅳ.①R195.1

中国版本图书馆 CIP 数据核字（2019）第 164678 号

中国中医药出版社出版

北京经济技术开发区科创十三街 31 号院二区 8 号楼

邮政编码　100176

传真　010-64405750

赵县文教彩印厂印刷

各地新华书店经销

开本 787×1092　1/16　印张 17.5　字数 395 千字

2019 年 8 月第 1 版　2019 年 8 月第 1 次印刷

书号　ISBN 978-7-5132-5658-2

定价　49.00 元

网址　www.cptcm.com

社 长 热 线　010-64405720

购 书 热 线　010-89535836

维 权 打 假　010-64405753

微信服务号　zgzyycbs

微商城网址　https：//kdt.im/LIdUGr

官 方 微 博　http：//e.weibo.com/cptcm

天猫旗舰店网址　https：//zgzyycbs.tmall.com

如有印装质量问题请与本社出版部联系（010-64405510）

全国中医药行业高等教育"十三五"创新教材

《医学统计方法学》编委会

编写说明

医学统计方法学（medical statistics）是应用数理统计的原理与方法，研究人群疾病与健康状况及医疗服务领域中数据的搜集、整理和分析表达的一门科学。它是研究随机现象数量规律性的方法学。学习本课程，对培养学生的统计思维，做好研究设计、资料收集、资料整理、资料分析及其表达具有重要作用。

当前国内医学院校医学统计方法学课程教学所用教材在内容编排上多局限于统计分析方法的介绍，而对科学研究中的统计设计程序、资料收集整理方法、科研过程质量的控制介绍相对较少。与国内外现有同类教材相比，本教材同样坚持体现"三基"（基本知识、基本理论、基本技能）和"五性"（思想性、科学性、先进性、启发性、适用性）相结合的原则，并从医学临床、医药管理及护理类专业的特点与应用需求出发，本着"知其然，知其所以然"的指导思想，以建设精品教材为目标，突出"通俗易懂、精致实用、学生好学、教师好用"的优势。本教材在编写思路和内容编排上主要特色如下：

1. 知识模块层次清晰 贴近医学科研的实际过程，将医学研究中涉及的统计方法，按照科研工作的层级关系，从基本概念的介绍、科研的统计设计、科研质量的把控、数据分析常用统计方法的原理及其分析思路解析、高级统计方法的拓展及统计分析计划的拟定、统计报告的撰写和自查6个方面系统地介绍医学统计方法，侧重统计方法的应用条件和统计结果的正确解释与表达，增强了知识的系统性和条理性，便于学生学习、理解和记忆。这种模式是主编和编委会专家们数十年教学与科研实践经验的结晶，同时也是本教材的重要特色和创新点之一。

2. 深入浅出，易学好用 力求深入浅出地对医学统计学基本概念、基本原理和基本方法进行阐述，淡化数学公式的推导与计算，每章例题采用公式计算与统计软件相结合进行统计分析，包括建立数据集、具体分析步骤、主要结果解释及结论等，将复杂的计算过程采用正版统计软件SPSS25.0来完成，充分利用现代科技发展的成果，大大降低了学习的难度，提高了学习的效率，也体现了与时俱进的理念和科学发展观。

3. 突出重点，强化应用　本教材在编写内容的选择上体现了学科知识的理论性和科学内容的相对完整性及数理统计方法的工具性、应用性，有利于加强统计分析和解决问题的能力培养，有利于训练多学科研究医药科学的综合能力。本教材可供中医学、针灸推拿学、中西医临床医学、公共事业管理、健康服务管理、医药营销、护理学等专业本科生使用，也可供相关专业研究生使用，还可供广大临床、科研和教学工作者参考。

本教材是编委会成员集体智慧和辛勤劳动的结晶，在编写过程中得到了中国中医药出版社和各参编院校领导的关怀和鼎力支持，在此一并致谢！

由于编者水平有限，再加上时间仓促，不足之处在所难免，恳请广大读者提出宝贵意见，以便再版时修订提高。

《医学统计方法学》编委会

2019 年 7 月

目 录

第一章 绪 论 ▷▷▷▷

从发展源头的意义上讲，统计学能教会人们"用数字、重量和尺度说话"，而不仅仅是语言文字；从发展进程的意义上讲，近代统计学能教会人们明辨真假可能性的逻辑思维和方法，而不受经验或偶然性困扰；从发展趋向的意义上讲，现代统计学还能教会人们面对不确定而从容决策和预测，而不是茫然或盲从。因此，统计学已被广泛应用于社会科学和自然科学的各个领域。

第一节 医学统计学的定义、内容和特点

一、医学统计学的定义

1. 统计学（statistics） 是研究数据的收集、整理和分析的一门科学。早期的这个定义相对偏重于方法学层面。现代定义为统计学是一门处理数据中变异性的科学与艺术，内容包括收集、分析、解释和表达数据，目的是求得可靠的结果。统计学通过事物或现象的数量分析揭示其特征、相互关联及其规律性，越来越重视统计设计并提出设计优先原则。

2. 医学统计学（medical statistics） 是根据统计学的原理和方法，研究医学数据收集、表达和分析的一门应用学科。医学统计学是统计学的重要分支，同样强调统计设计和优先原则。学习医学统计方法不仅要系统把握其基本理论、知识和方法，更要逐步建立统计思维和培养运用能力。

二、医学统计方法研究的内容

1. 研究对象 医学统计方法的研究对象是医学随机事件（random event），即有变异的医学事物或现象。这些事物或现象实际是人的疾病或健康状况及其与影响因素的关系，可通过相应指标数据的统计分析揭示其特征和规律性，并应用于医疗卫生实践，达到防治疾病、促进康复、促进健康的目的。

2. 研究内容 随着医学统计方法研究内容的日益广泛性和复杂性，学者们几乎一致的共识是医学统计研究的内容应包含设计部分，且设计与计划优先，否则，研究工作会事倍功半或偏离预期结果，甚至出现错误结论。

（1）研究设计（research design） 是按照研究目的和要求所制定总目标和总任务的计划，包括专业设计和统计设计。专业设计（specialized design）是从专业的角度回

答做什么、为什么要做、怎么做、有何意义、有何条件及预期结果等问题所制定的计划，目的在于保证成果的实用性、可行性和创新性。统计设计（statistical design）是遵循统计学理论和原则要求围绕确定研究对象、样本含量、观察指标、资料收集整理分析方法、结果解释等问题所制定的计划，目的在于保证研究工作的质量和效率、科学性和可靠性。

（2）统计描述（statistical description）　用统计图表、统计指标、数学模型等方法揭示或表达样本资料信息特征，以便进一步比较差异、分析关联性及探讨规律，是整个统计学的基础。

（3）统计推断（statistical inference）　用样本统计量推论总体参数特征过程，包括参数估计（estimation of parameter）和假设检验（hypothesis testing）两方面的内容。

三、医学统计方法的特点

医学统计方法的特点主要包括变异性、数量性、随机性和概率性，熟悉其特点对本门学科理论、知识和方法体系的整体把握及建立统计学思维具重要意义。

1. 变异性（variability）　统计研究对象的变异性是同质个体指标数量方面的差别性或不一致性。其根源是由于人及生物个体差异性，每个人都是世界上独一无二的，不可能与他人等同。统计研究方法的数量性是由变异性决定的，是通过量变探讨质变的思维过程，即通过指标的量化和大量数据的观察与分析认知事物或现象的本质规律。否则，就会被变异性的表象所迷惑。

2. 随机性（randomness）　具变异性的事物或现象在自然状态下所呈现结果的不确定性，即随机性，则该事物或现象称为随机事件（random event）。如 50 次掷硬币试验中出现正面次数或反面次数具不确定性，属随机事件。随机性结果和事物间不确定的关系，使人们在探寻客观规律和因果关系时如雾中看花，正是概率论的引入和应用帮助研究者辨明真伪及其可能性的大小。

另一方面，概率分布和抽样分布是统计学的重要基础理论。抽样研究理论使得近似总体数据观察与分析的条件要求，在较小适宜样本含量时也能进行，由此大大地提高了研究工作的效率。抽样的随机性是统计学的原则要求，即研究总体中的每个个体有同等机会被抽取到研究样本中，其意义在于消除任意性或主观性干扰。遵循了随机原则和足够数量要求所获得的样本，称为代表性样本；由代表性样本研究所获得的统计学结论才具有可信性和可靠性。

3. 概率性（probability）　由于研究对象的变异性、结果表现的随机性以及事物或现象间关联的不确定性，只有通过概率论的统计学方法进行研究，才能得到客观结论和正确表达。其概率性特点主要包括理论和应用两方面：理论上讲，概率论是统计工作的认识论和方法论基础；在实际研究工作中，具体研究对象的抽样误差、差异比较的检验假设、统计学意义的判断等方面的概率应用。

第二节 医学统计的基本概念

一、同质与变异

1. 同质（homogeneity） 在研究设计中确定研究对象时，或分组进行差异比较时，都要求具有同质性，即研究总体中的所有个体具有性质或特征的一致性，或除了处理因素外影响被研究指标的非处理因素相同。这里的一致或相同是相对的，通常是根据研究目的规定的一些条件范围，凡在其条件范围内的个体被认为具有同质性。如某年某地7岁男孩生长发育状况的研究，其研究对象的同质条件是该年、该地、同岁（满7岁至不满8岁）、同性别的男孩；又如临床观察某药物治疗高血压的效果，除了治疗组用药和对照组不用药外，要求年龄（45～50岁）、性别、病情、居住环境、营养状况等非处理因素一致或相近。同质是差异或效果比较的基础。

2. 变异（variation） 是同质基础上的个体之间存在相同指标数量方面的差异。如具有同质性的7岁男孩，他们的身高值各有不同，他们的体重值各有不同，这就是身高和体重两变量存在变量值的差异。同质是相对的，变异是绝对的，没有变异就不需要统计学。

二、总体和样本

1. 总体（population） 根据研究目的确定的同质研究对象的全体。如前述某地所有7岁男孩是目标总体（target population），即统计学结论所指向的总体。研究总体（study population）是目标总体的构成部分，也是研究者所重点关注的，如出生在该地的7岁男孩为研究总体。总体中的个体是研究的基本单位。

2. 样本（sample） 由研究总体中抽取有代表性个体的组成部分称为样本。其抽取的操作过程称为抽样（sampling），抽得个体的多少称为样本含量（sample size）。如从若干小学抽取到2000名出生在该地的7岁男孩，即样本含量 $n = 2000$。抽样研究的目的是通过获得样本信息对研究总体的特征进行推断（inference）。要达到这个目的必须保证样本的代表性，要保证其代表性就必需随机抽样和有足够的样本含量。由这样的抽样研究所得出的统计推断才具有可信性和可靠性。至于抽样研究的合理性也不难理解，因为对研究总体中的所有个体（individual）进行观察和测量，通常是不可能的，也是没必要的，"你没必要吃完整头牛，才知道肉是老的"。

三、参数与统计量

1. 参数（parameter） 是反映总体分布及特征的指标。用希腊字母表示，如 μ 表示总体均数、σ 表示总体标准差。总体的特征或规律通常是由变量取值的分布（distribution）所建立的统计模型（statistical model）来表达，如正态分布（normal distribution）、二项分布（binomial distribution）、Poisson分布（Poisson distribution）等。理论上，知道了 μ 和 σ

就可把握其总体的分布特征及其规律。

2. 统计量（statistic） 是反映样本分布及特征的指标。用拉丁字母或英文字母表示，如 $\bar{x}$ 表示样本均数、S 表示样本标准差。实际上，参数值的大小是客观存在的，但往往是未知的，所以看不见摸不着；然而，由其样本数据计算所得的统计量是具体可知的，于是我们用样本统计量近似地反映总体参数，如知道了 $\bar{x}$ 和 S 就近似知道了其 μ 和 σ。换言之，统计学关心的是总体参数的大小，其依据却是统计量及其性质。

四、误差

1. 误差（error） 是指测量值与客观真值之差。测量值＝真值＋随机误差＋非随机误差。

（1）**非随机误差（non-random error）** 包括：①过失误差或粗差（gross error），即人为的粗心大意造成的误差。这种误差的出现没有规律性，但可通过严格培训和提高责任心来避免。②系统误差（systematic error），即仪器、试剂、方法、标准等试验条件不一致或不规范所造成的误差。这种误差的出现受确定因素影响，大小变化有方向性，虽然不能完全消除但需控制到一定范围内。

（2）**随机误差** 包括：①随机测量误差（random measurement error），即测量过程中受不确定因素影响所造成的误差。②抽样误差（sampling error）。这些误差的影响因素众多，变化无方向性，不可避免，但可用统计方法进行分析。

2. 抽样误差（sampling error） 是由于抽样过程揭示出的样本统计量与总体参数之差。这种误差的本质是由个体差异造成的，是客观存在和不可避免的，但有统计规律可循。试想，由很多完全相同的个体所组成的总体中进行抽样，就不会有抽样误差的存在。抽样误差理论是统计学的重要理论之一，在参数估计和假设检验统计分析方法中发挥着巨大作用。

五、频率与概率

1. 频率（frequency） 对于随机事件 A，在相同的条件下进行 n 次实验，事件 A 发生的次数为 m，比值 m/n 为频率，记为 $f_n(A)$。如前述 50 次掷硬币试验中出现正面次数为 26，则其频率为 26/50。

2. 概率（probability） 是表示随机事件结果发生可能性大小的度量，记为 $P(A)$。当 $n \to \infty$ 时，频率 $f_n(A) \to$ 概率 $P(A)$，统计符号简化为 P，其取值范围为 $0 \leqslant P \leqslant 1$。$P \leqslant 0.05$ 或 $P \leqslant 0.01$ 的事件称为小概率事件，统计学上认为这种小概率事件在一次实验中是不大可能发生的。

通常概率为理论值针对总体而言，频率为实际值针对样本而言。由样本推断总体的理论基础是由频率认识概率，从而有了由偶然性认识必然性的统计学认识论方法。

第三节 变量与统计资料的类型

一、变量的概念

变量（variable）是指观察单位的某种特征或属性，即研究的项目或观察指标。变量一般可分为两大类：数值变量与分类变量。数值变量为定量变量，一般为连续型随机变量（continuous random variable），即在某一区间可取任何值的变量，也可为离散型随机变量（discrete random variable），即在某一区间只可取有限的几个值的变量；分类变量为定性变量，为离散型随机变量，又可分为无序分类变量和有序分类变量，无序分类变量按质分类，有序分类变量则按等级顺序进行归类。

变量的观测结果称为变量值（value of variable）或观察值（observed value）。如观察某社区 60 岁以上男性舒张压水平，则"血压"为变量，舒张压测量值（如 100mmHg）为变量值。

二、统计资料的类型

1. 定量变量（quantitative variable） 包括：①连续型变量（continuous variable）是用定量的方法测量某项指标数值大小所获得的资料，数值大小可取实数轴上的任何实数，通常带有度量衡单位。如身高、体重、血压、红细胞数等。②离散型变量（discrete variable）是特定单位中取整数值大小的资料。如呼吸、脉搏、护理次数等。

2. 定性变量（qualitative variable） 包括：①分类变量（categorical variable）又称名义变量（nominative variable）或计数资料（enumeration data），是按观察对象的性质或类别不同进行分组，然后清点每组的例数所获得的资料。包括二分类资料（如男、女，阳性、阴性，有效、无效等）和多分类资料（如工、农、商、学、其他等）。②有序变量（ordinal variable）又称等级资料（ranked data）或半定量资料（semi-measurement data），是先按指标的量级不同进行分组，然后清点每组的例数所获得的资料。常见有序多分类资料，如尿蛋白浓度：－、±、＋、＋＋、＋＋＋，患者对护理工作的满意度：很满意、满意、不满意、很不满意等。

正确识别变量类型或资料分类，是针对不同资料选择正确统计分析方法先决条件之一。此外，有时需要根据研究目的对资料类型进行必要转换，原则是只能由高层向低层转化，定量→有序→分类→二值，不能作相反方向转化。

第四节 医学统计工作基本程序

医学统计工作的基本步骤或程序包括统计设计、收集资料、整理资料和分析资料四个方面。其中任一环节发生缺陷，都会影响研究结果的质量，甚至有可能导致错误的结论。

一、统计设计

统计设计（statistical design）就是指如何合理地确定总体与样本、样本量及抽样方法，估计抽样误差的大小，如何对研究结果进行有效的统计分析。其目的在于保证结果的经济性、重复性、可靠性和科学性。无论是调查设计还是实验设计，均涉及专业设计与统计设计；一个严谨的研究设计，必然是专业知识与统计技术的完美结合。

著名统计学家 Fisher 指出，统计设计应该遵循随机、对照、重复、均衡和盲法等五项基本原则，以确保研究结果与结论的科学性。

二、收集资料

收集资料（data collection）是指根据研究目的，按照设计要求去搜集原始资料。搜集资料的过程实际上是具体调查或实验实施的过程，必须坚持科学的态度和实事求是的精神，原始资料的完整、准确和及时性，是正确做出统计结论的前提与基础。卫生统计的资料来源主要有日常医疗卫生工作记录和报告单、统计报表、专题调查与实验或试验研究资料、公共或共享的其他资料等。

三、整理资料

整理资料（sorting data）是把搜集到的原始资料，有目的、有计划地进行科学的加工整理，使其系统化、条理化，以便更好地揭示所研究事物的规律性，便于统计分析。整理资料的过程包括资料审核、分组、拟整理表和归纳汇总等。

四、分析资料

分析资料（analysis data）就是根据资料类型、设计方法和分析目的等因素，选择合适的分析方法，对资料进行计算分析。主要包括统计描述与统计推断两个方面。

统计计算的结果一般通过选择适当的图表与统计指标来表达，再根据统计指标在一定的概率基础上做出统计结论。信息时代，统计设计、数据库的建立与管理、统计分析的大多数任务可以由统计软件来协助完成，而正确领悟统计思想以及统计软件所输出的计算结果，并在研究报告和论文中得出适当的解释与表达显得越来越重要。统计学是一门科学，也是一门艺术，其艺术性主要通过结果与结论的表达来体现。

在医疗服务实践与研究中，人们常常需要借助于一些统计软件来实现统计设计和统计分析功能，本书主要应用 SPSS（Statistical Product and Service Solutions）统计软件来实现。SPSS 是世界上最早的统计分析软件，原意为"社会科学统计软件包"（Statistical Package for the Social Sciences），由美国斯坦福大学的三位研究生 Norman H. Nie、C. Hadlai（Tex）Hull 和 Dale H. Bent 于 1968 年研究开发，并成立了 SPSS 公司，随着 SPSS 产品服务领域的扩大和服务深度的增加，SPSS 公司于 2000 年正式将全称更改为"统计产品与服务解决方案"（Statistical Product and Service Solutions），标志着 SPSS 的战略方向正在做出重大调整，2009 年更名为"预测统计分析软件"（Predictive Analytics Software，PASW），2009 年 10 月，IBM 公司用 12 亿美元完成收购，2010 年更名为 IBM SPSS，SPSS 是目前全球最为广泛应用的统计软件之一。

第二章　统计设计 ▷▷▷▷

　　研究设计（research design）是根据研究目的和要求，周密安排研究的全过程，从而获得真实可靠的结论。完整的研究设计是研究科学性、创新性和可行性以及结果准确性和可靠性的保障。研究设计包括专业设计和统计设计，专业设计是从专业知识角度来整体考虑研究意义、途径及预期，侧重回答做什么、为什么做及是否有创新的问题。统计设计是从统计学原理的角度来考虑整个研究流程优化、质量和效率，侧重回答怎么做和如何评价的问题。

　　根据是否对研究对象施加干预措施，可将医学研究分为实验（试验）研究和观察研究。本章主要从统计学角度来介绍实验设计和调查设计。

第一节　实验设计

一、基本要素

　　实验设计（experiment design）是根据研究目的和统计学要求制定适当的研究方案、技术路线和评价标准，对实验研究的总体计划和合理安排。其基本因素是受试对象、处理因素和实验效应，这三个要素贯穿于整个实验研究过程，共同决定着实验研究的结果。

（一）受试对象

　　受试对象（subject）又称研究对象，是实验中接受处理因素的客体。如动物、标本、特定病患者、健康志愿者、器官、细胞及正常人群等。应根据研究目的与内容规定明确条件，主要包括：

　　1. 同质性条件　如地域、年龄、性别、病种和病情等一致性，动物的种类、品系、年龄、性别、体重和窝别等特征的一致性。

　　2. 代表性条件　在同质的基础上，遵循随机抽样原则和保证样本含量。

　　3. 纳入标准和排除标准　是同质特征的细化条件，如疾病诊断机构级别、国内诊断还是国际诊断、诊断包含的具体项目及指标范围等。

（二）处理因素

　　处理因素（treatment factor）也称实验因素，是根据研究目的欲施加给受试对象的某种干预，并呈现观察和评价效应。处理因素可以是生物的、化学的、物理的和心理的，如手术、药物、咨询和护理措施等；也可以是受试对象自身的某些特征，如年龄和性别等。

每个实验因素在量级或者强度的不同，称为水平（level）。为了保证研究结果的准确性和可靠性，确定处理因素时应注意以下问题：

1. 确定主要处理因素　一般按研究假设和要求来确定处理因素及其数目，一般对结果影响较大的主要因素进行研究。

2. 区分处理因素和非处理因素　在实验研究过程中，除了处理因素外，还会存在一些对研究结果会产生影响的非处理因素。例如，研究某药治疗某病的疗效，病人的病情、病程、职业、性别等可能对研究结果产生干扰作用。应采取随机、配对和区组等措施控制非处理因素，使其尽可能在所比较组间均衡分布，以控制其对研究结果的影响。

3. 处理因素需要标准化　处理因素在整个研究过程中要保持一致性和程序规范化。一般要先通过查阅文献或开展预试验，明确处理因素的强度、频率、持续时间与施加方法等。

（三）实验效应

实验效应（experimental effect）是处理因素作用于受试对象的客观反映和结局，常通过观测指标来表达，也称为效应指标。选择恰当的效应指标应注意以下几点：

1. 选择客观的指标　客观的指标是通过精密仪器来测定数据，可排除人为因素的干扰，真实显示试验效应的大小或性质，从而使得研究结果更可靠。主观性指标来自观察者或受试对象的主观感受，易受心理状态与暗示作用的影响，误差较大，在科研中应尽量少用。若研究中一定要用主观指标，如中医的辨证，应采取措施尽量减少主观心理因素的影响。

2. 选择精确性高的指标　精确性具有精密度与准确度双重含义，精密度指几次平行测定结果相互接近的程度，而准确度指测定值与真实值符合的程度。研究中最好能选择一个既准确又精密的指标来反映实验效应。

3. 选择灵敏度与特异度高的指标　灵敏度高的效应指标，对处理因素反应灵敏，能将处理因素的效应显示出来，减少受试对象出现假阴性的可能；而特异度高的效应指标，与所研究的问题具有本质性联系，特异性强，不易受非处理因素的影响，可减少受试对象出现假阳性的可能。因此，为了得到准确可靠的研究结果，医学研究中最好选择那些灵敏度和特异度均较高的指标来反映实验效应。

二、基本原则

在实验设计时，为了控制非处理因素对结果的影响，以较少的受试对象取得较为可靠的信息，达到科学研究的目的，必须遵循随机、对照、均衡和重复的原则。

（一）随机原则

随机（randomization）指在抽样或分组时，每一个研究对象都不受研究者或研究对象主观因素的影响，机会均等地被抽取或分配到某一组。主要包括：①随机抽样，即根据研究目的所确定，符合纳入标准的受试对象都有同等机会被选入样本；②随机分组，指通过随机方法，使总体中每一个受试对象都有同等概率被抽取分配到实验组或对照组。

随机化的目的是保证样本的代表性。方法可有抽签、抓阄、投掷硬币和摸球法，但实验中常用的方法是随机数字表法与计算机的随机数法。

1. 随机抽样　常用的随机抽样方法的类别有：

（1）单纯随机抽样（simple random sampling）　将总体中的观测单位进行编号，再用随机数表或计算机随机程序随机抽取部分观测单位组成样本。其优点是计算比较简单，缺点是要对所有观测单位编号，费时费力，实际工作困难。

（2）系统抽样（systematic sampling）　又称等距抽样，是把总体观测单位按一定顺序分为 n 个部分，从各部分随机抽取相同 k 位次的观测单位，由这些观测单位组成样本。优点是简单易行，容易得到一个按比例分配的样本，抽样误差小于单纯随机抽样。缺点是抽取的各个观测单位不一定彼此独立，总体观测单位有周期趋势或单调增减趋势时，易出现明显的偏倚。

（3）整群抽样（cluster sampling）　总体 N 个观测单位分为 K 个群，随机抽取其中某个或几个群，以这些群中的全部观测对象组成样本。优点是便于组织，节省经费，容易控制调查质量。缺点是当样本例数一定时，其抽样误差一般大于单纯随机抽样。

（4）分层抽样（stratified sampling）　按总体人口学特征或影响观测值变异较大的某种特征（如年龄和病程等）分成若干层，再从各层随机抽取一定数量比例的观测单位组成样本。不同层可以采用不同的抽样方法、独立进行分析。分层的优点是增加了层内同质性，层内抽样误差减小；各层样本量相同时，层间抽样误差较小。

四种抽样方法的抽样误差从大到小依次为：整群抽样≥单纯随机抽样≥系统抽样≥分层抽样。可以把几种抽样方法结合起来使用，如分层整群随机抽样。

2. 随机分组　常用的方法是随机数字表和计算机的随机数法。

随机数字表（random number table）是统计学家根据概率论原理编制的用于随机抽样与分组的工具表（见附表15）。使用时可从任意行、列的数字开始，沿任意方向，按任意顺序依次录取任意多的随机数字。采用随机数字表法进行随机分配，不仅能做到真正随机，而且不受样本大小及分组多少的限制。

随机数是由计算机或计算器产生的介于 0 与 1 之间均匀分布的数字，若要得到 0 和 100 之间的随机数，将每个数乘以 100，取整即可。同一软件用相同种子数所产生的随机数是一样的，称为随机数的可重复性。

【例 2-1】试将 20 例合格受试者随机分配至 A、B 两组。

（1）随机数字表法

①先将受试对象依次编为 1～20 号。

②然后从随机数表（附表15）的第 10 行第 1 列开始向右读取 20 个一位数的随机数字，并依次标在受试对象编号下面。将随机数字依次排列如下：

受试者编号：	1	2	3	4	5	6	7	8	9	10	11	12	13	14	15	16	17	18	19	20
随机数字：	5	8	7	1	9	6	3	0	2	4	1	8	4	6	2	3	3	4	2	7
分组：	A	B	A	A	A	B	A	B	B	B	A	B	B	B	B	A	A	B	B	A

③令随机数字为单数者分入 A 组，为双数和零者分入 B 组。按此规则的分配结果为：

A 组：1、3、4、5、7、11、16、17、20
B 组：2、6、8、9、10、12、13、14、15、18、19

④平衡两组例数：上述 AB 两组的例数不等，A 组为 9 例，B 组为 11 例，若要使两组的例数相等，需从 B 组调出 1 例入 A 组。调出哪一例也应随机。此时可取两位数，仍在随机数字表中接着原顺序往下继续查随机数字，依据表中 1～11 范围内的随机数字，哪一个先出现即为调出的顺序号者。如本例先出现的是 09，则 B 组顺序第九的 15 号受试对象调入 A 组。最终的分配结果如下：

A 组：1、3、4、5、7、11、16、17、20、15
B 组：2、6、8、9、10、12、13、14、18、19

（2）计算机随机化　先将受试对象依次编为 1～20 号。取种子数为 100，用 SPSS25.0 产生 20 个随机数，对这 20 个随机数编秩次，秩次为 1～10、11～20 的随机数对应的受试对象分别归于 A 组、B 组，结果见表 2-1。

表 2-1　应用 SPSS 对 20 例受试对象随机化分组结果

受编试号对象	随机数	随机数的秩次	组别	受编试号对象	随机数	随机数的秩次	组别
7	7.60	1	A	10	10.34	11	B
15	7.85	2	A	8	10.46	12	B
11	9.00	3	A	16	10.50	13	B
1	9.05	4	A	5	11.14	14	B
19	9.05	5	A	17	11.26	15	B
4	9.51	6	A	13	11.34	16	B
12	9.99	7	A	3	11.49	17	B
18	10.01	8	A	9	11.53	18	B
14	10.11	9	A	20	12.10	19	B
6	10.17	10	A	2	12.23	20	B

这样编号为 7、15、11、1、19、4、12、18、14、6 的受试对象为 A 组；10、8、16、5、17、13、3、9、20、2 的受试对象为 B 组。

（二）对照原则

对照（control）即在调查或实验过程中，确立可供相互比较的参照组。其目的在于控制各种混杂因素、鉴别处理因素与非处理因素的差异，消除和减少实验误差，提高研究结果的真实性和可靠性。常用的对照有以下几种：

1. 空白对照 即对照组不施加任何处理因素。这种方法用于动物实验中，由于伦理道德的要求一般不宜用于临床疗效研究。原理见图 2-1。

处理组：	处理因素 T	+	非处理因素 S	=	处理效应 e	+	非处理效应 s
					‖		‖
对照组：			非处理因素 S	=			非处理效应 s

图 2-1 空白对照示意图

2. 实验对照 指对照组不施加处理因素，但施加某种与处理因素相同的实验条件。凡实验因素夹杂重要的非处理因素，对实验效应产生影响时宜采用此法。原理见图2-2。

处理组：	处理因素 T_1	+	非处理因素 S	=	处理效应 e_1	+	非处理效应 s
					‖		‖
对照组：	处理因素 T_2	+	非处理因素 S	=	处理效应 e_2	+	非处理效应 s

图 2-2 实验对照示意图

3. 安慰剂对照 安慰剂（placebo）是外观、剂型、大小、颜色、重量、气味和口味等都与研究药尽可能相同或相似，但不含有任何药理活性物质的制剂。目的在于消除研究者、受试者和参与评价人员由于心理因素等对药物疗效的影响，评价研究药物所引起的不良反应。

4. 标准对照 采用目前标准的、公认的和通用的方法作对照。在评价某新药的疗效时，为了不延误患者的治疗，对于急性病、危重病和特殊疾病，应用已知的被公认的、疗效比较好且比较稳定的同类药物作标准对照。

5. 历史对照 以旧疗法为对照组，以新疗法为试验组。历史对照比较方便，但偏倚较大，对比结果往往不能作为推理的依据。

6. 自身对照 是在同一受试对象的不同时间、对称部位、不同器官采取不同处理措施的对照，并对效果进行对比分析。自身对照节省病例数，易控制实验条件，用于慢性病的临床研究。

7. 相互对照 不设立对照组，各实验组间互为对照。如比较几种药物对某种疾病的疗效时，若研究目的是比较其疗效差别，不必另设对照组，各实验组可以互为对照。

（三）盲法原则

盲法（blind）是指研究者和研究对象的一方或多方均不知道研究分组与所接受的处理等情况。其目的是为了避免来自受试者和研究者的主观因素对研究结果的影响，以保证研究结果的真实可靠。

根据盲法的运用程度，可分为单盲、双盲、三盲和开放试验 4 种类型。

1. 单盲法 单盲是只有研究对象不知道试验的分组情况。由于避免了来自研究对象主观因素的影响，研究者了解分组情况，可及时处理发生的意外问题，并决定是否终止试验或改变方案，保证了研究对象在试验过程中的安全性。

2. 双盲法　双盲是指研究对象和观察结果的研究者均不知道研究对象的分组和接受处理的情况，而是由研究设计者安排和控制全部试验。可避免研究对象和观察者的主观因素所导致的偏倚，但方法复杂，较难实行，且一旦有意外，由于观察者不清楚研究对象的分组情况，较难及时处理发生的意外问题。因此，实施双盲要有另外的监督人员负责监督试验的全过程，以保证研究对象的安全。

3. 三盲法　三盲是指研究对象、观察者和统计分析者均不知道研究对象的分组和处理情况。可最大限度地减少或消除来自各方面的主观偏性，但操作的难度较大。

4. 开放试验　开放试验是指无法设盲的公开进行的试验。一般用于有客观观察指标且难以实现盲法的试验，如大多数的外科手术治疗、行为疗法和减肥等。该法易于设计和实施，研究者了解分组情况，便于及时处理意外反应，但容易产生信息偏倚。

（四）重复原则

重复（replication）是指研究的实验组和对照组应有一定数量的重复观测，即实验单位要达到一定的数量。重复的意义在于控制和估计实验中的随机误差。

（五）均衡原则

均衡（balance）是指除处理因素不同之外，其他对实验结果可能有影响的非处理因素在各组间分布均衡。实验对象的特征基本一致，如年龄、性别、病情、社会地位、文化和收入等；实验条件一致，如实验过程、药品性状、仪器和辅助治疗等；测定结果和疗效评定确保一致，如调查的地点、询问的方式、疗效的评判标准和指标的测量过程等。

三、常用实验设计的类型

根据研究目的、设计类型、资料性质、样本含量及分布特征等条件选择统计分析方法。不同的设计类型都有相对应的统计分析方法。

（一）完全随机设计

1. 概念　完全随机设计（completely randomized design）是根据研究的分组数将同质的全部实验对象按随机化的原则分配至若干组，然后再按组别实施不同处理的设计。

2. 特点　优点是设计和实施比较简单，出现缺失值时仍可进行统计分析。缺点是只能安排一个因素，其检验效率低于配对设计和随机区组设计。

3. 统计分析方法的选择　对于正态分布且方差齐的计量资料，采用单样本及成组资料的 t 检验、单因素方差分析；对于非正态分布或方差不齐的资料，采用两独立样本比较的 Wilcoxon 秩和检验、多个独立样本比较的 Kruskal-Wallis H 检验；对于计数资料，可采用 χ^2 检验等。

（二） 配对设计

1. 概念 配对设计（paired design）是将实验对象按某些特征或条件配成对子，再将每对中的两个实验对象随机分配到不同处理组中的实验设计。配对的因素一般是影响研究结果的主要非处理因素。配对设计主要有：①自身配对：同一实验对象分别接受两种处理。如实验前后，左右侧，同一实验分别接受不同处理。②异体配对：将两个特征相近、同质性好的实验对象配成一对进行处理或观察。在动物实验中，常以窝别、性别相同，月龄和体重相近的两只动物配成对子；临床试验常将病种、病型和年龄等相近的患者配成对子。

2. 特点 与完全随机设计相比，配对设计具有同质可比性强、样本含量较小、检验效能高等优点。

3. 统计分析方法的选择 对于差值服从正态分布的计量资料，采用配对 t 检验；若差值不服从正态分布，可采用 Wilcoxon 符号秩和检验。对于计数资料，可采用配对 χ^2 检验。

（三） 配伍设计

1. 概念 配伍设计（randomized/paired block design）也称为随机区组设计，是配对设计的扩展，将几个受试对象按窝别、性别和体重等条件配成区组，再将每一区组的受试对象随机分配到各个处理组中。同一区组内要求各试验对象尽可能一致，不同区组间的试验对象允许存在差异，每一区组内的试验对象随机分到不同处理组，每种处理在一个区组内只能出现一次。尽量选择对试验结果影响较大的非处理因素形成区组。

2. 特点 优点是处理组间同质性较好，检验效能较高。缺点是若有数据缺失，对资料分析的影响较大，故尽可能使观察值不缺失，达到平衡完全区组设计。

3. 统计分析方法的选择 如果各组数据服从正态分布且方差齐，采用随机区组设计方差分析；若各组数据不服从正态分布，则采用随机区组设计多个样本的秩和检验（Friedman M test）。

（四） 交叉设计

1. 概念 交叉设计（cross-over design）是在自身配对设计基础上发展的双因素设计。将整个设计分为两个或多个阶段，各阶段分别给予不同的干预措施，然后比较各阶段效应间的差异（图 2-3）。主要用于评价慢性易复发疾病。常用的有 2×2（二处理二阶段）和 2×3（二处理三阶段）交叉设计，处理组分别按 AB 与 BA、ABA 与 BAB 的顺序进行实验。见表 2-2 和表 2-3。

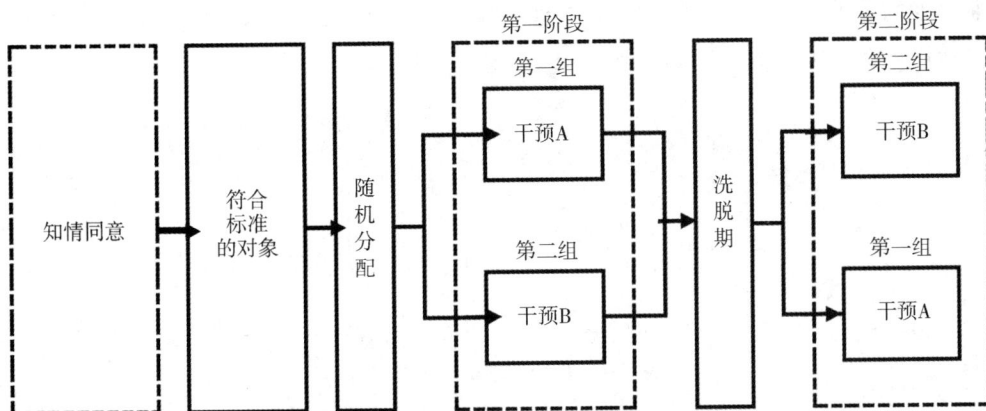

图 2-3　2×2 交叉试验设计模式示意图

表 2-2　2×2 交叉设计

群别	时期	
	I	II
1	处理	对照
2	对照	处理

表 2-3　2×3 交叉设计

群别	时期		
	I	II	III
1	处理	对照	处理
2	对照	处理	对照

2. 特点

（1）能控制时间因素对实验效应的影响，优于自身对照设计。

（2）消除个体间及实验时期间的差异对实验效应的影响，可提高试验的效率。

（3）各实验对象都接受了处理因素和对照的因素，均等地考虑了每一个患者的利益，符合医德要求。

（4）可在每个研究对象身上观察多个时期的两种处理的效应。

（5）节省样本含量。

（6）适用于病程较长的慢性疾病。

（7）如有患者退出试验，不仅造成数据的缺失，也增加了统计分析的困难。

3. 统计分析方法选择　资料满足正态性、方差齐性时，采用交叉设计方差分析。

（五）拉丁方设计

1. 概念　拉丁方设计（Latin square design）是按拉丁字母组成的方阵安排实验的三因素等水平设计。最常用的有 3×3，4×4，5×5 等阶拉丁方（图 2-4）。行、列代表控制因素的水平；方阵中的字母代表处理因素的水平。拉丁方设计要求：①三个因素无交互作用；②三个因素水平数相等；③方差齐。

3×3

A	B	C
B	C	A
C	A	B

4×4

A	B	C	D
B	C	D	A
C	D	A	B
D	A	B	C

5×5

A	B	C	D	E
B	C	D	E	A
C	D	E	A	B
D	E	A	B	C
E	A	B	C	D

图 2-4　几种基本型拉丁方设计

2. 特点　是在随机区组设计的基础上，多安排了一个对实验结果有影响的非处理因素，即行和列两个方向皆成区组，增加了均衡性，减小了误差。因此，拉丁方设计的检验效能更高，且节约样本含量。缺点在于要求三因素无交互作用且水平数相等，使其实际应用具有一定的局限性。

3. 统计分析方法的选择　采用三因素无重复试验的方差分析。

（六）析因设计

1. 概念　析因设计（factorial experimental design）是一种将两个或多个因素的各水平进行全面交叉组合的实验设计，主要评价各因素的主效应、单独效应和交互作用。在医学研究中，常要评价联合用药效应，尤其是处理因素的个数 $k \geqslant 2$，各因素在试验中所处的地位基本平等，而且因素之间存在一级（即 2 因素之间）、二级（即 3 因素之间）以及交互作用时，析因设计是一种非常理想的实验设计。

析因设计是对各因素不同水平进行全部组合的实验设计，总的实验组数是各因素水平数的乘积。设有 m 个因素，每个因素有 n_1，n_2，…，n_k 个水平，那么共有 $G=n_1 \times n_2 \times \cdots \times n_k$ 个处理组。例如 4 个因素同时进行实验，每个因素取 2 个水平，实验的总组合数有 $2^4=16$ 个，即这 16 种组合都要进行实验。因此，析因设计分析的因素数不超过 4 个，每个因素水平数不超过 3 个。

常用的设计有 2×2 析因设计和 2×2×2 析因设计。2×2 析因设计属于两因素两水平析因设计，即试验中有 A、B 两个因素，每个因素各有两个水平，共有 4 种组合（表 2-4）。2×2×2 析因设计属于三因素两水平析因设计，即试验中有 A、B、C 三个因素，每个因素各有两个水平，共有 8 种组合（表 2-5）。

表 2-4　2×2 析因设计模型

A	B_1	B_2
A_1	A_1B_1	A_1B_2
A_2	A_2B_1	A_2B_2

表 2-5 2×2×2 析因设计模型

A	B₁		B₂	
	C_1	C_2	C_1	C_2
A_1	$A_1B_1C_1$	$A_1B_1C_2$	$A_1B_2C_1$	$A_1B_2C_2$
A_2	$A_2B_1C_1$	$A_2B_1C_2$	$A_2B_2C_1$	$A_2B_2C_2$

2. 特点

（1）析因设计属于全面试验的设计，不仅能获取各因素内部不同水平间有无差别，还能分析因素间的交互效应。

（2）节约样本量。

（3）当因素增加时，实验组数呈几何倍数增加，实验量大，负担太大。

（4）部分交互效应，特别是高阶交互效应专业上不好解释。

3. 统计分析方法选择 析因设计资料的方差分析或析因设计资料的秩和检验。

（七）重复测量设计

1. 概念 重复测量设计（repeated measurement design）指医学研究中将同一观察对象先后重复地施加不同的实验处理，或在不同场合和时间点进行多次测量的一种试验设计方法。目的是推断处理因素、时间因素对于受试对象某一观察指标的影响作用，分析该观察指标在不同时间点上的变化趋势。

2. 特点

（1）重复测量设计处理因素各水平是在区组间随机分配，同一区组内受试对象接受的处理是相同的，只是时间点的不同。

（2）区组内数据间存在相关性。

3. 统计分析方法的选择 重复测量设计的处理因素：g 个水平，每个水平有 n 个试验对象，共计 gn 个试验对象。时间因素：同一试验对象在 m（$\geqslant 2$）个时点获得 m 个测量值，共计 gnm 个测量值。数据处理分析可用方差分析。前后测量设计是重复测量设计的特例，即 $g=1$，$m=2$，见表 2-6。

表 2-6 高血压患者治疗前后的舒张压（mmHg）

编号	治疗前	治疗后	差值
1	130	114	16
2	124	110	14
3	136	126	10
4	128	116	12
5	122	102	20
6	118	100	18
7	116	98	18
8	138	122	16
9	126	108	18
10	124	106	18

当前后测量设计的重复测量次数≥3时，称重复测量设计。见表2-7。

表 2-7 健康人血滤液不同放置时间的血糖浓度

编号	放置时间（分）			
	0	45	90	135
1	5.32	5.32	4.98	4.65
2	5.32	5.26	4.93	4.70
3	5.94	5.88	5.43	5.04
4	5.49	5.43	5.32	5.04
5	5.71	5.49	5.43	5.93
6	6.27	6.27	5.66	5.26
7	5.88	5.77	5.43	5.93
8	5.32	5.15	5.04	4.48

四、样本含量估计的常用方法

样本含量（sample size）即实验研究或调查研究中受试对象的数量。医学研究中，在保证研究结论具有一定可靠性前提下，常需要在实验设计阶段估算出适宜的样本含量。

（一）样本含量估计的影响条件因素

1. 检验水准 α α 越小，所需样本例数越多。一般取 $\alpha = 0.05$，还应结合专业要求判断是单侧检验还是双侧检验。α 相同时，双侧检验要比单侧检验需要更大的样本量。

2. 检验效能 $1-\beta$ $1-\beta$ 又称把握度，即在特定的 α 水准下，H_1 为真时检验做出正确判断的符合概率。$1-\beta$ 越大，所需样本例数越多。通常取 $1-\beta$ 为 0.90。

3. 允许误差 δ 是需控制的样本和总体间或两个样本间某统计量的差别大小。如 $\delta = \mu_1 - \mu_2$，或 $\delta = \pi_1 - \pi_2$。δ 越小，所需样本量越多，反之，亦然。通常根据预实验和查阅文献做事前预定。

4. 总体变异度 σ 即总体标准差，σ 越大，所需样本量越多，反之，所需样本量越少。

（二）样本与总体比较的样本量估计

1. 样本均数与总体均数比较

确定 α 和 β 后，令 $\delta = \mu - \mu_0$，σ 为实验结果的总体标准差，其样本量的计算公式为

$$n = \left[\frac{(z_\alpha + z_\beta) \times \sigma}{\delta} \right]^2 \qquad \text{（公式 2-1）}$$

公式 2-1 中：α 有单、双侧之分，β 只取单侧，z_α 和 z_β 为相应的正态分位数。

【例 2-2】 据报道，高血压患者舒张压的均数和标准差分别为 98.58mmHg 和

13.45mmHg。现某医师采用中西医结合治疗，期望疗效结果至少使舒张压平均下降5mmHg，问至少需要观察多少病例？

本例：$\alpha=0.05$，$\beta=0.1$，$\sigma=13.45$，$\delta=5$。由标准正态分布表（附表 1）查出双侧界值 $z_{0.05/2}=1.96$，单侧 $z_{0.10}=1.282$，代入公式 2-1 得出

$$n=\left[\frac{(1.96+1.282)\times13.45}{5}\right]^2=76.06\approx77（例）$$

因此，至少需要观察 77 例患者。

2. 样本率与总体率比较的样本量估计

样本率与总体率的比较确定 α 和 β 后，π_0 为已知总体率，π 为实验结果的总体率，$\pi_0\neq\pi$，令 $\delta=\pi-\pi_0$，σ 为实验结果的总体标准差，其样本量的计算公式为

$$n=\pi_0(1-\pi_0)\left(\frac{z_\alpha+z_\beta}{\delta}\right)^2 \qquad（公式2-2）$$

公式 2-2 中：α 有单双侧之分，β 只取单侧，z_α 和 z_β 为相应的正态分位数。

【例 2-3】 已知某中药治疗皮肤病的显效率为 70%，现试验一种特色中药治疗法，预计有效率为 85%，规定 $\alpha=0.05$（单侧），$\beta=0.10$，求所需样本例数。

本例：$\pi_0=0.70$，$\pi=0.85$，$\delta=0.85-0.70=0.15$

单侧界值 $z_{0.05}=1.645$，单侧 $z_{0.10}=1.282$，代入公式 2-2，得

$$n=0.70\times(1-0.70)\left(\frac{1.645+1.282}{0.15}\right)^2=79.96\approx80（例）$$

至少需要观察 80 例患者。

（三）完全随机设计两样本比较的样本量估计

1. 两独立样本均数比较的样本量估计 当两样本例数要求相等时，先估计两个总体参数间的差值，即 $\delta=\mu_1-\mu_2$。μ_1 及 μ_2 往往未知，可分别以 $\overline{x}_1$ 及 $\overline{x}_2$ 作为近似估计；同样，σ 以合并标准差 s 作为近似估计；α 常取 0.05，β 常取 0.10。每组所需样本例数为

$$n=2\times\left[\frac{(z_\alpha+z_\beta)\times\sigma}{\delta}\right]^2 \qquad（公式2-3）$$

公式 2-3 中：δ 为允许误差，以两样本均数之差近似替代，σ 为总体标准差或其估计值。

【例 2-4】 某医院欲研究某中药治疗某病的临床疗效，以血沉作为疗效指标，该中药可使患者血沉平均下降 3.4mm/h，标准差为 1.2 mm/h，西药可使患者血沉平均下降 4.8 mm/h，标准差为 2.5 mm/h，为了观察该中药的疗效，问：需要观察多少病例数？

本例：取 $\alpha=0.05$，$\beta=0.1$，$1-\beta=1-0.1=0.90$，双侧界值 $z_{0.05/2}=1.96$，单侧 $z_{0.10}=1.282$，$\delta=4.8-3.4=1.4$，$\sigma=2.5$，代入公式 2-3，得

$$n=2\times\left[\frac{(1.96+1.282)\times2.5}{1.4}\right]^2=67.03\approx68（例）$$

每组所需观察病例数 68，两组至少需要观察 136 例患者。

2. 两独立样本率比较的样本量估计　令 n 为每组所需例数，p_1、p_2 分别为已知的两个样本率，p 为合计率，当设两组例数相等时，即 $p=(p_1+p_2)/2$。$q=1-p$，则其样本含量计算公式为

$$n=\frac{8pq}{(p_1-p_2)^2} \qquad \text{（公式 2-4）}$$

【例 2-5】 某医院用中医、中西医结合两种方法治疗慢性气管炎患者，经初步观察，用中医治疗组的控制率为 35%，中西医结合治疗组的控制率为 45%。现拟进一步试验，问每组需观察多少病例，才可能在 $\alpha=0.05$ 的水准上发现两种疗法近控率有差别？

本例：$p_1=0.35$，$p_2=0.45$，$p=(0.35+0.45)\div2=0.40$，$q=1-0.40=0.60$，代入公式 2-4

$$n=\frac{8pq}{(p_1-p_2)^2}=\frac{8(0.40)(0.60)}{(0.35-0.45)^2}=192（人）$$

每组需观察 192 人，两组共观察 384 人。

（四）完全随机设计多个样本比较的样本量估计

1. 多个独立样本均数比较的样本量估计

$$n=\varphi^2\left(\sum_{i=1}^{k}\sigma_i^2/k\right)/\left(\sum_{i=1}^{k}(\mu_i-\mu)^2/(k-1)\right) \qquad \text{（公式 2-5）}$$

公式 2-5 中：n 为各组样本所需的例数，σ_i 为各总体的标准差，μ_i 为各总体均数，$\mu=\sum\mu_i/k$，k 为所比较的样本组数，φ 值是由 α、β、$\nu_1=k-1$、$\nu_2=\infty$ 查表得出。

【例 2-6】 某中医院呼吸内科医生应用中西医结合治疗肺气虚、脾气虚、肾气虚 COPD 患者，并以单纯西药为对照组，观察中西医结合治疗 COPD 患者不同中医证型的肺功能改善效果［FVC（L）］，根据查阅相关资料，肺气虚的 FVC（L）为 2.44 ± 0.32，脾气虚为 2.40 ± 0.36，肾气虚为 2.31 ± 0.29，对照组为 2.51 ± 0.32。问该项临床研究估计需要观察多少病例数？

本例：取 $\alpha=0.05$，$\beta=0.1$，将各组的 μ_i 的估计值 2.44、2.40、2.31、2.51，及 σ_i 的估计值 0.32、0.36、0.29、0.32 代入公式 2-5，计算 $\mu=\sum\mu_i/k=(2.44+2.40+2.31+2.51)/4=2.415$；按 $\alpha=0.05$，$\beta=0.1$，$\nu_1=4-1=3$，$\nu_2=\infty$，查附表 11 得 $\varphi=2.17$，代入公式 2-5 得

$$n=\varphi^2\left(\sum_{i=1}^{k}\sigma_i^2/k\right)/\left(\sum_{i=1}^{k}(\mu_i-\mu)^2/(k-1)\right)$$

$$=2.17^2\times\frac{(0.32^2+0.36^2+0.29^2+0.32^2)/4}{[(2.44-2.415)^2+(2.40-2.415)^2+(2.31-2.415)^2+(2.51-2.415)^2]/3}$$

$$=70.72\approx71$$

每组样本含量至少为 71 例，按失访率为 10% 计算，三组共需 235 例。

2. 多个独立样本率比较的样本量估计　可用三角函数的角度公式的计算方法，常用的三角函数角度公式为

$$n = \frac{1641.6\lambda}{\sin^{-1}\sqrt{p_{max}} - \sin^{-1}\sqrt{p_{min}}} \qquad \text{(公式 2-6)}$$

【例 2-7】某医院观察三种中药复方甲、乙和丙治疗某病的效果，初步结果甲复方有效率 75.5%、乙复方 65.5%、丙复方 55.5%，问试验需要观察多少例患者？

本例：$p_{max}=0.755$，$p_{min}=0.555$，$\alpha=0.05$，$\beta=0.10$，$\nu=k-1=3-1$，查表 $\lambda=12.56$，代入公式 2-6，得

$$n = 1641.6 \times \frac{12.65}{\left(\sin^{-1}\sqrt{0.755} - \sin^{-1}\sqrt{0.555}\right)^2} = 113.5 \approx 114$$

按失访率 10% 计算，正式试验时每组需要观察 125 例患者，三组共需 375 例。

（五）配对设计资料的样本量估计

1. 配对设计和交叉设计数值变量资料的样本量估计　配对设计包括异体配对、自身配对、自身前后配对及交叉设计的自身对照，均可按下列公式进行样本量估计。

$$n = \left[\frac{(z_\alpha + z_\beta) \times \sigma_d}{\delta}\right]^2 \qquad \text{(公式 2-7)}$$

式中：δ、α、β 的含义同前，σ_d 为每对差值的总体标准差或其估计值 s_d。

【例 2-8】某研究者欲了解中西医结合治疗的降血糖效果，以年龄、性别和病程作为配对条件，随机将患者分配到中西医结合治疗组和常规治疗组，各对子的空腹血糖平均差值为 1.39mmol/L，标准差为 2.0mmol/L，为了观察中西医结合治疗的疗效，问每组需要观察多少对病例数？

本例：取 $\alpha=0.05$，$\beta=0.1$，$1-\beta=1-0.1=0.90$，双侧界值 $z_{0.05/2}=1.96$，单侧 $z_{0.10}=1.282$，$\delta=1.39$，$\sigma=2.0$，代入公式 2-7，得

$$n = \left[\frac{(1.96+1.282) \times 2}{1.39}\right]^2 = 21.76 \approx 22$$

按失访率 10% 计算，正式试验时需要观察 25 对病例。

2. 配对设计计数资料的样本量估计　配对计数资料的整理格式如表 2-8。若采用配对 χ^2 检验进行分析，其样本量的估计采用公式 2-8。

表 2-8　配对计数资料的模式表

A法	B法		合计
	+	−	
+	a	b	a+b
−	c	d	c+d
合计	a+c	b+d	a+b+c+d

$$n = \left[\frac{u_\alpha\sqrt{2\pi_c} + u_\beta\sqrt{\dfrac{2\pi_{-+}\pi_{+-}}{\pi_c}}}{\pi_{-+} - \pi_{+-}}\right]^2 \qquad \text{(公式 2-8)}$$

公式 2-8 中：$\pi_{+-}=b/(a+b)$，$\pi_{-+}=c/(a+c)$，$\pi_c=(\pi_{+-}+\pi_{-+})/2$，$u_\alpha=z_\alpha$，$u_\beta=z_\beta$。

【例 2-9】已知金黄色葡萄球菌接种于甲、乙两种培养基的培养结果为：甲培养基阳性、乙培养基阴性的 $\pi_{+-}=0.05$，甲培养基阴性、乙培养基阳性的 $\pi_{-+}=0.25$，$\alpha=0.05$（双侧检验），$\beta=0.10$，问需观察多少样本对子数？

本例 $\pi_{+-}=0.05$，$\pi_{-+}=0.25$，$\pi_c=\dfrac{0.05+0.25}{2}=0.15$，双侧界值 $z_{0.05/2}=1.96$，单侧 $z_{0.10}=1.282$，代入公式 2-8 得出

$$n=\left[\frac{1.96\sqrt{2\times0.15}+1.282\sqrt{\dfrac{2\times0.25\times0.05}{0.15}}}{0.25-0.05}\right]^2=63.75\approx64$$

因此，该实验至少应取 64 对样品。

（六）随机区组设计的样本量估计

其计算公式为

$$n=2\times(MS_e/d^2)\times(Q+u_\beta)^2 \qquad\qquad（公式 2-9）$$

公式 2-9 中：MS_e 为误差的均方，d 为总组间差值，$\alpha=0.05$，Q 值查表 2-9。

表 2-9　随机区组设计样本量估计的 Q 值表

组数	3	4	5	6	7	8	9	10
Q 值	3.4	3.8	4.0	4.2	4.4	4.5	4.6	4.7

【例 2-10】欲比较 4 种中药方降低血清谷丙转氨酶（ALT）的效果。由预试得 $MS_e=30\text{U/L}$，预计 $d=8\text{U/L}$，采用随机区组设计，问每组需要观察多少病例？

本例：已知 $MS_e=30\text{U/L}$，$d=8\text{U/L}$，取 $\alpha=0.05$，$\beta=0.10$，代入公式 2-9 得出

$$n=2\times(30/8^2)\times(3.8+1.282)^2=24.21\approx25 \text{（例）}$$

故每组至少需要 25 例病人。

（七）直线相关分析的样本量估计

当分析变量之间的相关关系，则需要用公式 2-10 估算用于相关分析的样本含量。

$$n=4\left[(\mu_\alpha+\mu_\beta)/\ln\left(\frac{1+\rho}{1-\rho}\right)\right]^2+3 \qquad\qquad（公式 2-10）$$

公式 2-10 中：n 为相关分析的样本例数，ρ 为估计的总体相关系数，z_α 和 z_β 为相应的正态分位数。

【例 2-11】为研究蛋白尿患儿 24 小时尿蛋白与晨尿的尿蛋白肌酐比值的相关关系，根据文献报道，总体相关系数 $\rho=0.712$，问需随机抽取多少名患儿？

本例：已知 $\rho=0.712$，$\alpha=0.05$（双侧），$\beta=0.10$，代入公式 2-10 得出

$$n=4\left[(1.96+2.58)/\ln\left(\frac{1+0.712}{1-0.712}\right)\right]^2+3=16.23\approx17$$

故需随机抽取 17 名患儿。

第二节　调查设计

调查问卷是为了搜集人们对某个特定问题的态度、行为、观点和信念等信息设计的表格。问卷设计是研究者根据调查研究目的和内容的需要，编写问题并形成问卷的过程。回收率＞70％时方可作为研究结论的依据。

一、设计原则与步骤

1. 设计原则

（1）目的性　目的决定问卷的内容和形式。

（2）简明性　被调查者尽可能在较短的时间内了解问卷所提出的问题、较容易地进行回答。

（3）反向性　即问卷的设计与研究步骤恰好相反，问卷中的问题是在考虑了最终想要得到的结果的基础上反推出来的。反向原则能够保证问卷中的每一个问题都不偏离研究者的目的，而且在问题提出时已充分考虑了问题的统计分析方法。

（4）实用性　所用词句应简单、清楚，避免使用专业术语。

2. 设计步骤（design process）

（1）确定研究目的　明确调查目的和说明目的的指标。

（2）建立问题库　由与调查有关的人员组成研究小组，采用头脑风暴法建立描述调查指标的系列问题。

（3）设计问卷初稿　根据研究目的和调查对象的特点，从问题库中选定若干问题，并安排它们的顺序。

（4）试用和修改　常采用两种方法：①客观检查法：选择部分人对问卷初稿填答，发现问题进行修改。②主观评价法：请该研究领域的专家、学者从不同角度对问卷进行评论。先用主观评价法，找出一些问题进行修改，再用客观检查法找出一些问题再次修改。

（5）检验效度和信度　参见本节"三、调查问卷的评价"。

二、问卷类型与结构

1. 问卷类型

（1）开放型问卷　是由开放性问题组成的问卷，特点是受试者可以依据本人的意愿自由回答。

（2）封闭型问卷　是由封闭性问题组成的问卷，特点是受试者只能选择作答，有利于确定研究变量之间的关系，易于量化和统计分析。

（3）混合型问卷　是对答卷者的回答作部分限制，另一部分让其自由回答，或者对答案的数量进行限制，内容不作限制的一种问卷。

2. 问卷结构　问卷一般包括封面信、指导语、问题、答案和编码等部分。

（1）封面信　封面信中需要说明的内容是：①我是谁（who）？②要调查什么（what）？③为什么要调查（why）？④这次调查有什么用（role）？⑤致谢。

（2）指导语　即对如何填写问卷、如何回答问题、填写的要求、方法、注意事项等作一个总的说明。

（3）问题和答案　问题可分为三类：①特征问题；②行为问题；③态度问题。

（4）编码　赋予每一个问题及答案两个数字作为它的代码，以方便输入计算机进行处理和分析。在实际调查中，编码一般放在问卷每一页的最右边。

三、调查问卷的评价

1. 问题的类型

（1）开放式问题　即由问答者自由填写答案。

优点：①可用于事先不知道问题答案有几种的情况；②可让回答者自由发挥，得到意外的发现；③若问题和答案太长时用开放式提问为好。

缺点：①要求回答者有较高的知识水平和语言表达能力；②需花费较多的时间和精力；③不善用文字表达自己的看法时回答率低；④统计处理比较困难。

（2）封闭式问题　是在提出问题的同时，还给出若干个答案，要求被调查者选择其中之一作为问答。

优点：①容易回答，节省时间；②回收率较高；③更能获得相对真实的回答；④便于分析和比较。

缺点：①某些问题的答案不易列全，回答偏倚；②提供了猜答和随便选答的机会；③容易发生笔误。

（3）混合式问题　是在封闭式问题和答案后加一项"其他"，由被调查者在预留的空白处自由表达与该问题相关的未尽内容。

2. 答案设计

（1）填空式　在问题的后面留长短不一的空白让受试者自己填写。

例如：您有几个孩子？　个

（2）二项选择式　是；否。适用于互相排斥的定性问题。

例如：您饮酒吗？（在适当方格内打√）　①饮酒　②不饮酒

（3）多项选择式　应按顺序排列。

例如：您的婚姻状况是（在合适号码上打√）　①未婚　②已婚　③离婚　④丧偶

（4）排序式　适于表示一定先后次序、重要性或强弱程度的等级排列问题。

例如：开窗通风情况　①天天　②经常　③偶尔　④从不

在答案设计中应注意的问题：①问卷设计者与调查者对概念的理解不一致；②一个题目只包括一个内容；③使用通俗语言；④避免出现带有某种倾向的暗示性问题；⑤避免提问敏感性问题；⑥避免使用否定提问。

3. 问题的排列顺序　应注意问题的逻辑顺序排列。①时间顺序问题，应按由近到远顺序排列；②应遵循由浅到深、由易到难的顺序排列；③应注意问题逻辑顺序；④先提问具体的问题，再提问抽象性的问题；⑤开放性问题应放在问卷后面。

4. 信度和效度的评价　在调查研究中，对调查问卷的结果进行统计分析之前应先对其信度和效度进行分析，只有信度和效度在可以接受的研究范围之内时，调查问卷的统计分析结果才是可靠和准确的。

（1）信度（reliability）　主要评价量表的准确性、稳定性和一致性，即测量过程中随机误差造成的测定值的变异程度的大小，以相关系数 r 表示，称为信度系数。信度系数高表明测量的一致性程度高，测量误差越小。

信度分析通过研究测量数值和组成研究项目的特性，剔除无效的或者对研究对象作用较小的项目，从而提高数据的可靠性。信度可分为内在信度和外在信度两类。

内在信度：指调查表中的一组问题是否测量的是同一个概念。如果内在信度系数在 0.8 以上，则可以认为调查表有较高的内在一致性。常用的内在信度系数为 Cronbach α 系数和分半信度。

Cronbach α 系数用于判断量表的内部一致性。Cronbach α 系数可被看作相关系数，即该量表与所有含有其他可能项目数的量表之间的相关系数。其大小可以反映量表受随机误差影响的程度，反映测试的可靠程度。系数值越大，则量表受随机误差的影响较小。

分半信度（split-half reliability）是将调查的项目按前后分成两等份或按奇偶题号分成两部分，然后计算两部分各自的信度以及它们之间的相关性，来衡量整个量表的信度，相关性高则表示信度好，相应的信度指标即为分半信度。如果分半信度很高，则说明调查结果信度高。

外在信度：指在不同时间进行测量时调查表结果的一致性程度。外在信度指标是重测信度，即用同一问卷在不同时间对同一对象进行重复测量得分的简单相关系数 r。一般认为，信度系数如果在 0.9 以上，则信度较好；信度系数在 0.8～0.9 是可接受的；在 0.7～0.8，则该量表应进行较大修订；如果低于 0.7，则需要重新设计了。

（2）效度（validity）　主要评价量表的准确性、有效性和正确性，即测定值与目标真实值的偏差大小。效度反映某测量工具是否有效到了它所打算测定的内容。常用的指标有：表面效度、内容效度、标准效度、结构效度、区分效度。

①内容效度：指调查问卷所采用的题项能否代表所反映的内容或主题。通常是用单个问题的得分与总得分的相关系数来反映，如果相关系数不显著，表示该题的鉴别力低，就不应该再将该题纳入调查问卷。

②结构效度：指测量结果体现出来的某种结构与测值之间的对应程度。结构效度采用的方法是因子分析。为了检验问卷中的属于相同理论概念的不同问题是否能落在同一因子上，如果能够做到符合理论，即属于相同概念的题都归为同一因子，则说明问卷有着很好的结构效度。

③准则效度：是先根据已经掌握的理论，选择一个与调查问卷直接相关的独立标准，把它作为自变量。然后再分析调查结果的特性与该自变量的关系，如果对于自变量

的不同取值，调查结果的特性表现出显著差异与我们掌握的理论有很强的相关性，则说明调查问卷是有效的。

（3）效度和信度的关系　效度比信度有更高的要求，信度是效度的必要条件，有效度必定有信度，效度高信度必定也高。信度是为效度服务的，因而效度是信度的目的；效度不能脱离信度单独存在，所以信度是效度的基础。信度和效度是一项科学研究的活动和结果具有科学价值和意义的保证。研究的信度是研究的效度的一个必要的前提，没有信度，效度不可能单独存在。

四、调查研究的样本量估计

调查研究应根据调查目的、调查对象范围和调查条件来确定调查方法。采用抽样调查时，关键要考虑的问题是估计样本含量，其目的是在保证调查结果具有一定可靠性的前提下，确定最少的样本例数。在估计样本含量时，一般要考虑几个因素：①患病率的高低；②容许误差，即对调查研究要求的精确性；③控制容许误差的概率，即显著性水准 α，一般取 $\alpha = 0.05$。

样本含量估计的估算是根据已知条件或确定的条件代入样本含量估计公式计算而确定样本含量。抽样方法不同，则计算样本含量的方法亦不同。各种抽样方法的抽样误差一般是：整群抽样≥单纯随机抽样≥系统抽样≥分层抽样。以下介绍两种抽样调查估计总体均数和总体率的样本估计方法。

1. 估计总体均数的样本量估计　确定 α 后，令 δ 为期望估计误差的最小值，σ 为总体标准差，其样本量的计算公式为

$$n = (z_\alpha \sigma / \delta)^2 \qquad\qquad (公式2\text{-}11)$$

【例2-12】 某医生拟用整群抽样方法了解本地区成年女性血色素的平均水平，希望误差不超过 3g/L，根据文献，血色素的标准差约为 25g/L，如 $\alpha = 0.05$（双侧），问至少需要调查多少人？

本例：$z_{0.05/2} = 1.96$，$\delta = 3$，$\sigma = 25$，代入公式2-11得

$$n = (1.96 \times 25 / 3)^2 = 266.7 \approx 267$$

故至少需要调查267人。

2. 估计总体率的样本量估计　其计算公式为

$$n = z_\alpha^2 \pi(1-\pi) / \delta^2 \qquad\qquad (公式2\text{-}12)$$

【例2-13】 根据我国18岁及以上成人高血压患病率为 18.8%，某医生欲了解本地18岁及以上人口的高血压患病率，希望误差不超过 2%，问至少需要调查多少人？

本例：$\alpha = 0.05$（双侧），$z_{0.05/2} = 1.96$，$\delta = 0.02$，$\pi = 0.188$，代入公式2-12得

$$n = 1.96^2 \times 0.188 \times (1 - 0.188) / 0.02^2 = 1466.1 \approx 1467 （人）$$

故至少需要调查1467人。

第三节　研究误差及其控制

误差是指原始数据及其统计指标与真实情况之间的差别。在医学科研活动中，由于

研究对象的个体差异、内外环境因素的影响，研究样本的有限性，观察、测量技术的限制，可能会出现研究结果偏离了客观真实的情况。

一、误差的分类及其影响

（一） 研究结果的真实性与可靠性

1. 真实性（validity） 是指测量值与实际值相符合的程度，即所得结果能反映观测对象或推论对象真实情况的程度。

2. 可靠性（reliability） 是相同条件下用某测量工具重复测量同一受试者时获得相同结果的稳定程度。影响可靠性的因素主要包括研究对象的生物学变异、观察者变异和试验方法的差异。

（二） 误差的分类

误差就其来源和性质的不同，可归纳为两类，即随机误差和系统误差。

1. 随机误差（random error） 是由于无法控制且不能预测的因素所引起的一类表现不恒定、随机变化的误差。主要包括随机测量误差和随机抽样误差。前者是在排除了系统误差后仍然存在的，由偶然因素引起的不易控制的差异；后者是由于随机抽样所引起的样本统计量与总体参数间的差异以及各样本统计量之间的差异。

2. 系统误差（systematic error） 是指研究过程中，由一些已知或可控制的因素引起的使研究结果或推论系统地偏离真实情况的误差。研究结果倾向性地偏离真值，表现为恒定偏大或偏小，或周期性变化，也称偏倚（bias）。

（三） 误差对研究结果的影响

随机误差主要影响研究结果的可靠性，系统误差则主要影响研究结果的真实性。

1. 随机误差的影响 随机误差制约着研究结果的可靠性，主要由研究中的一些不可控制的因素或抽样所引起。随机误差对研究结果的影响还表现在假阳性和假阴性错误上。

2. 系统误差的影响 系统误差主要是影响研究结果的真实性。由于某种因素如实验方法不当、仪器不准、试剂不同、调查者主观偏见、操作人员不熟练等原因所引起的确定性误差，表现为研究结果有规律性的偏离真实结果，有方向性的。

二、随机误差及其控制

（一） 随机误差的来源

1. 测量工具产生的随机变异 是指在同样条件下，用同一方法对同一研究对象的某项指标重复进行测量，在极力控制或消除系统误差后，每次测量结果仍会出现差异的现象。随机测量误差是不可避免的，没有固定倾向，而是有高有低。

2. 个体间的随机变异 医学研究不可能对总体中的每个个体都进行观察或测量，常通过对样本中每个个体的观察或测量的结果来推论总体。由于生物间个体差异的存在，抽得的样本指标并不恰好等于总体指标，这种在抽样过程中所造成的样本指标与总体指标间的差异，是抽样误差。

3. 个体内的随机生物学变异 指在稳定的机体状态下，排除已知可能外环境影响因素后依然存在的随机变异。如血压值在同一个体内的不同时间点进行测量，其值的大小也存在差异，这种差异是由于个体内的生物学因素所引起。

（二） 随机误差的估计

用统计学方法进行估计或测量，样本资料的随机误差用统计学指标中的变异系数或标准误来估计。如果是多组比较的研究，必须进行统计学显著性检验以估计随机误差的大小，如统计学显著性检验显示组间差异具有统计学意义（$P<0.05$）。

（三） 随机误差的控制

1. 研究设计阶段

（1）改善研究设计和抽样方案 在研究设计阶段，根据研究目的对研究对象制订出科学合理的选择和排除标准，如果研究对象是某疾病的患者，还要采用公认的诊断标准来选择对象，以提高样本的代表性而减少抽样误差。在设计时还需合理运用各种抽样方案来控制抽样误差。常用的抽样方案主要包括简单随机抽样、系统抽样、分层抽样、整群抽样和多级抽样。

（2）科学估计样本含量 在研究设计时需要根据研究目的及精确度的要求，在保证研究结论具有一定可靠性的条件下，应用一定的统计学方法科学地确定样本含量数，合理地控制抽样误差。

2. 实施阶段 为控制随机误差的影响，应在研究实施阶段严格控制测量条件，尽量使每次测量时的各种因素保持相近，提高研究结果的可靠性。主要措施包括：

（1）随机化 在选择样本时，遵循随机化的原则，使研究样本更具有代表性。

（2）改善测量方法 选择符合要求的测量方法，制订标准化的测量操作规程，测量前仪器的校正等。

（3）统一测量时间 在科研的实施阶段，在相同时间对研究对象进行调查或测量，均有利于减少研究对象个体内生物学变异引起的随机误差。

（4）重复测量或实验 按照统一的标准进行多次重复测量或实验。

3. 资料分析阶段 在资料分析阶段，对研究结果进行统计学残差分析，并计算测量结果的平均值、标准误及其总体参数的置信区间，来估计随机误差。

三、偏倚控制

偏倚（bias）是指在研究的设计、实施、分析等阶段发生的系统误差。由于某种因素的影响，使得研究或推论结果与真实情况存在系统误差，在研究或推论过程中所获得的结果系统地偏离其真实值。

（一） 偏倚的分类

医学研究从研究设计、实施、分析和推论过程中均可能发生偏倚，根据其产生的原因和阶段，常见的偏倚有三大类：选择偏倚（selection bias），信息偏倚（information bias）和混杂偏倚（confounding bias）。

1. 选择偏倚 指在确定研究对象时出现的系统误差，主要发生在研究的设计阶段。由于研究对象的选择方式不当，导致入选对象与未入选对象在与研究结局有关的特征上存在差异，使得研究样本不能代表总体而造成的系统误差。常见的选择偏倚有由于非随机抽样所致的偏倚；参与者引起的不应答偏倚、志愿者偏倚、失访偏倚以及病例确认不恰当所致的入院率偏倚、新发病例和现患病例偏倚、检出症候偏倚、时间效应偏倚、领先时间偏倚等。

2. 信息偏倚 又称测量偏倚或观察偏倚，是指在研究的实施阶段，在进行资料收集、整理、编码和分析过程中出现的系统误差，如资料收集不完整、仪器测量不准确等，造成对研究对象的暴露程度或疾病结果的错误归类，影响了结果估计的真实性。信息偏倚可来自于研究者、研究对象和测量工具。研究者本身可由于不恰当的观察或访问、偏性随访、错误的资料编码和分析以及结果的解释与发表等原因产生信息偏倚；研究对象可因为回忆或报告不准确而产生信息偏倚；而测量工具的不准确亦可导致信息偏倚。根据导致信息不准确的原因，信息偏倚可分为回忆偏倚、报告偏倚和测量偏倚等。

3. 混杂偏倚（confounding bias） 当研究某暴露因素与疾病之间的关系时，由于某个既与所研究的疾病有联系，又与所研究的暴露因素有联系的其他因素的影响，掩盖或夸大了所研究的暴露与疾病的联系，这种现象叫混杂，而由其产生的偏倚叫混杂偏倚，引起混杂偏倚的因素为混杂因子。混杂是医学研究设计中一个不容忽视的问题，在混杂存在的情况下估计的暴露因素与疾病间的联系强度本质上是暴露因素与混杂因素的混合效应，是对真实联系的有偏估计。

（二） 医学研究中的偏倚

在调查研究中，按照是否存在研究者主动施加的干预措施可分为观察性研究和试验/实验性研究两大类。这些研究方法在设计、实施、分析阶段均可能出现各种各样的偏倚。

1. 观察性研究中的常见偏倚 观察性研究是指有目的地观察或测量自然状态下研究对象某结果事件的发生状况，并通过描述或对比分析发现该事件的分布特点或差异，从而获得研究结论的一类研究，如生态学研究、横断面研究、病例对照研究和队列研究等。

（1）入院率偏倚（admission rate bias） 也称伯克森偏倚，是指利用医院门诊或住院患者为研究对象时，由于入院率的不同而造成的偏差。由 J. Berkson 于 1946 年提出。由于医院的技术专长、患者所患疾病的严重程度、患者的经济状况、就诊的方便程度、离医院的远近等因素影响，患者对医院以及医院对患者都有一定的选择性而导致入院率不同。

（2）现患病例-新发病例偏倚（prevalence-incidence bias）　又称奈曼偏倚，在病例对照研究或现况研究中，用于研究的病例一般是研究时的现患病例而较少新发病例或死亡病例。但由于存活病例（包括现患和新发病例）与死亡病例间、现患病例和新发病例间在所研究的因素方面往往存在系统差异，产生的偏倚即为现患病例-新发病例偏倚。

（3）检出症候偏倚（detection signal bias）　又称检出偏倚，是指某种因素与疾病虽然没有因果联系，但由于这种因素的存在，可引起或促进了该疾病相关的症状和体征出现，从而使患者及早就医，接受多种检查，使得该人群有较高的检出率并有更大的可能被选择性地纳入研究。此时如果进行以医院人群为基础的研究，则被选入的研究对象在某些研究特征上同未被选入的对象间存在系统差别而导致偏倚。如病例对照研究中的病例主要为有检出症候者，而对照来自产生所有病例（包括有检出症候和无检出症候病例）的人群时，则通常会夸大暴露的危险性，从而得出该因素与该疾病相关联的错误结论。

（4）无应答偏倚（non-response bias）　是指研究对象中没有按研究设计要求对被调查的内容予以应答，当无应答者的身体素质、暴露状况、患病情况、嗜好等与应答者有明显不同时，由此而产生的偏倚称为无应答偏倚。在选择志愿者进行观察性研究时，由于纳入的对象一般都是对健康十分关心而乐于参加研究的个体，导致其对调查内容的感兴趣程度与一般人群存在系统差异而出现的偏倚，称为志愿者偏倚。

（5）回忆偏倚（recall bias）　是指研究对象在回忆以往发生的事情或经历时，由于记忆失真或不完整而造成的比较组间的系统差异，多发生于病例对照研究和回顾性队列研究中。如事件发生回忆不清、调查时研究对象对所调查事情的关心程度不同、调查对象对所调查内容的理解不同等，造成对研究结果的有偏估计。

（6）报告偏倚（reporting bias）　指被调查对象有意夸大或隐瞒某些信息，或者调查者在调查时进行个人倾向性的诱导性调查而导致了对疾病或暴露程度的错误分类所产生的偏倚。例如肺癌患者在调查时可能不愿承认吸烟与其发生肺癌有关而故意不报告其真实的吸烟情况，对暴露史的错分而低估吸烟与肺癌的联系。

（7）诊断怀疑偏倚（diagnostic suspicion bias）　在队列研究中，由于研究者期望得到阳性结果，如果事先已认为某因素的暴露可能与疾病有关联，则可能对在暴露组人群进行疾病诊断时，采取了带有主观倾向性的判断，检查比较仔细，而对非暴露组或对照组则不然，而导致的系统误差。

（8）暴露怀疑偏倚（exposure suspicion bias）　主要发生在病例对照研究中，由于怀疑疾病与某暴露因素有关，研究者在对病例组进行某因素暴露史调查时会更仔细、认真，而对对照组的调查则漫不经心，从而导致暴露怀疑偏倚。

（9）测量偏倚（measurement bias）　指由于调查表的设计缺陷、记录不完整，调查员询问方式和态度不同而使研究结果系统地偏离其真值的现象。

（10）混杂偏倚（confounding bias）　在观察性研究中，由于研究者不能对研究对象进行随机化处理，也不能控制研究条件。因此，可能存在较多影响研究结果的混杂因素，而产生混杂偏倚。

2. 试验/实验性研究中的常见偏倚 指在研究者的控制下，对研究对象施加或消除某种因素或措施，以观察此因素或措施对研究对象影响的一类研究，如临床试验、现场试验、社区干预试验和动物实验。在试验/实验性研究中，研究者能够主动控制研究条件，使研究对象更具有可比性，因而产生的偏倚相对于观察性研究会少些。常见的偏倚主要有：

（1）向均数回归（regression to the mean） 在干预性研究中，一些具有极端临床症状、体征或化验指标的患者，即使不进行治疗处理，在其后的连续测量中，这些指标也有向正常值趋近的现象。

（2）霍桑效应（Hawthorne effect） 指那些意识到自己正在被别人观察的个体具有改变自己行为的倾向。在干预性研究中，研究者对自己感兴趣的试验组的研究对象往往表现得更加关心，而受到特别关心的试验组对象由此产生某种心理变化，进而改变了他们的行为，可能夸大干预的效果，这种现象即是霍桑效应。它是一种心理效应，往往夸大试验性研究中的干预效果。

（3）安慰剂效应（placebo effect） 指患者虽然获得无效治疗，但却相信治疗有效而产生的一种正向心理效应，这种效应往往会使患者的患病症状得到缓解甚至治愈疾病。安慰剂效应一般是因为患者相信某种干预一定有效，而在接受了外型、颜色与该干预措施相同或相似但没有效果的假干预即安慰剂后产生的正向心理效应，可表现为一定的干预效应，但这种心理效应并不是干预措施的真正效应。安慰剂效应在研究中往往夸大干预效果。

（4）干扰（intervention） 指在干预性研究中，试/实验组或对照组额外地接受了与干预措施干预效应相同的其他处理，从而夸大或缩小干预效果的现象。如果研究中只是试/实验组对象接受了"干扰"的处理，则引起试/实验组与对照组的效应差增大，表现夸大干预效果；反之，如果对照组接受"干扰"的处理，则主要是减小试/实验组与对照组的效应差，表现为缩小干预效果。

（5）沾染（contamination） 指对照组的研究对象额外地接受了与试/实验组对象相同的干预措施，造成夸大对照组效果的现象。沾染一般缩小了对照组与试/实验组的效应差，引起假阴性。

（6）失访偏倚（withdraw bias） 在研究中，由于观察时间较长，研究对象中有人不能坚持，或由于迁居、死亡，因药物副作用等而退出研究，这种现象称为失访。这种现象对研究结果的影响称为失访偏倚。

（三） 偏倚的控制

研究者应充分意识到研究过程中可能产生的各类偏倚，并通过周密的设计、实施和分析加以控制，把偏倚降低到最低程度，使研究结果具有较高的真实性。

1. 研究设计阶段

（1）选择适宜的设计方案 在研究初始组成具有良好可比性的观察组和对照组十分

重要，是控制偏倚最关键的阶段。如采用随机对照试验设计的研究方案，特别是将适合的研究对象分层后再随机分配入组，可以确保比较组间基线特征相似，实现各比较组间的良好可比性，最大限度地避免偏倚的影响。

（2）随机化　采用随机化方法进行分组是消除选择性偏倚最好的方法，它不仅平衡了各比较组间各种已知的可能影响研究结果的因素，而且也平衡了各种我们不知道的可能影响研究结果的因素。真正的随机化分组是指每个研究对象都有同样的机会进入各个比较组。

（3）限制　指在研究设计时，针对某一潜在的混杂因素对研究对象的入选条件加以限制，以排除它们的影响。

（4）匹配　就是在设计研究对象的选择方案时，采用个体匹配或者频数匹配的方式使某些可疑混杂因素在比较组间均匀分布。匹配是控制甚至消除某个（些）混杂因素的常用方法，常用于病例对照研究或试/实验性研究中。但应注意不能将研究因素作为配对条件。实际研究中匹配因素过多更会造成选择对象的困难，使研究无法找到足够的配对者而难于进行，这称过度匹配。

（5）采用多种对照　病例-对照研究中，理想的研究对象应是人群中的全部病例和非病例，或其有代表性的样本，但往往很难做到。在医院选择研究对象虽然易产生入院率偏倚，但由于方便、易行、应答率高，在实际工作中常常采用。此时最好选用两个或两个以上的对照组，如不同病种对照，其中之一最好选自一般人群，通过比较不同对照组的结果，判断是否存在选择偏倚，估计结果的真实性。

2. 研究实施阶段

（1）严格遵守设计方案　研究实施过程应按照事先确定的设计方案来执行，如按照方案中规定的标准选择研究对象，对合格对象进行随机化分组等。确需要对研究方案进行调整时，需经过专家委员会讨论。

（2）采用盲法收集资料　指在收集资料时，研究者或研究对象不知道具体的分组情况和研究目的，以消除研究者或研究对象的主观心理因素的影响。盲法是消除测量性偏倚的有效方法，可避免报告偏倚、诊断怀疑偏倚和暴露怀疑偏倚。

（3）提高应答率　在实施阶段，采取相应措施尽量取得研究对象的合作，减少失访现象，提高应答率。

（4）校准测量工具　在调查和测量前，要评价调查问卷的信度与效度；选取符合设计要求的测量工具并进行校正，统一测量方法。

（5）统一调查方法，注重调查技巧　进行调查前，要对调查员进行严格的培训，正确理解调查的目的与意义，明确判断标准，严格按设计的要求、方法等进行调查和复核。对于敏感性问题，可通过随机应答技术等手段进行调查以提高资料的真实性。

3. 资料分析阶段

（1）整理和分析资料　资料分析前，对资料进行审核、修正，缺失数据的检查与填补等资料整理时，应采用盲法。资料整理结束后，进行数据分析时也应隐藏研究对象的组别信息以克服统计分析人员的主观偏倚。

（2）**分层分析** 指将科研资料按某些影响因素分成亚组进行分析。分层分析是资料分析阶段控制混杂偏倚的最常用方法，在分析阶段分层，既可显示不同特征研究对象的真实效果，又能显示出重要的混杂性偏倚因素。

（3）**多因素分析** 多因素分析方法主要包括广义线性模型如 Logistic 回归模型、Cox 模型和对数线性模型，广义线性混合效应模型和线性混合效应模型等。采用多因素分析方法进行分析是控制混杂因素的一种较理想的手段。

第四节 SPSS 软件实现与结果分析

一、用 SPSS 产生随机数字并进行完全随机分组

【例 2-14】将符合研究的受试对象 60 例随机分为两组，每组 30 例。

1. 建立数据文件 设一个变量（NO），输入受试对象的编号 1～60。

2. 设定随机种子（SET SEED） Transform→Random Number Generators… →Random Number Generators，√ Set Starting Point，⊙ Fixed Value，Value：12345，OK。

此时，在结果窗口出现"SET SEED＝12345."，SET SEED 是设定种子，随机数取值在 1～200000 之间。SPSS 中提供了真随机数和伪随机数两种，RV 系列均为真随机数，在编程上其随机种子一般都是取自流逝的时间，所以结果不可重复。而 NORMAL（stddev）等是随机数，只要预先设定随机种子，其结果均可重现。

设定种子的作用：当种子数设定相同时，可以使每次运行获得同样的随机数序列，适用于多次同样分组或研究增加样本量时再分组。设定的随机种子数不同，则产生的随机数序列也不同。如果不设定随机种子（即选择"Random"），则每次运行获得不同的随机数序列，分组的结果也会不同。

3. 产生随机数 Transform→Computer Variable… →Computer Variable，Target Variable（目标变量名）：Random，Function group：Random Numbers，Functions and Special ：Rv. Uniform，点击向上箭头 Nuneric Expression：Rv. Uniform（?,?）→ Rv. Uniform（0,1），OK。

此时，数据窗口产生一个变量 Random。产生随机数字通常用 Uniform（0，N）函数产生，本例题用 Uniform（0,1）产生 0～1 之间的随机数，系统默认随机数字的小数点位数为两位，当出现随机数字相同时，可以将随机数字的小数点位数增加到 4 位或以上，可见随机数字无重复。

研究者也可以利用正态分布函数（Rv. Normal）产生随机数字。设定均数（如 100）和标准差（如 10），然后点击 Paste 按钮，在弹出的 SPSS 语句编辑窗口中会增加"COMPUTE R ＝ RV. NORMAL（100,10）. EXECUTE."语句。选中"COMPUTE R ＝ RV. NORMAL（100,10）. EXECUTE."，点击选择菜单 Run Current，系统便会利用语句产生一列新的随机数字。以上两种方法均是研究者利用 SPSS 统计软件直接生成随机数的

简便方法，此外研究者还可以利用编辑好的宏程序来实现随机数的生成。

4. 对随机数编秩　Transform→Rank case…→Rank case，Random→Variable（s）框中；此时，数据窗口又产生一个秩次变量 RRandom。

5. 分组　按照变量 RRandom 的取值进行分组，规定秩次 1～30 归入第一组，31～60 归入第二组。

Transform→Recode into DifferentVariables…→Recode into DifferentVariables；RRandom→Numeric Variable ->Output；Output Variable，Name：group→Change；Old and New Values…→Recode intoifferentVariables：Old and New Values；⊙Range：上框输入 1，下框输入 30；⊙Value：1；Add，Old →New：1 thru 30 →1；⊙Range：上框输入 31，下框输入 60；⊙Value：2，Add；Old →New：31 thru 60 →2；Continue，OK。

此时数据窗口又产生一个分组变量 group，其取值为 1 和 2，分别代表第一组和第二组。

二、用 SPSS 产生随机数字并进行配对（或配伍）设计分组

1.【例 2-15】　将 20 对受试对象（40 个受试对象）随机分入甲乙两个处理组。

（1）建立 SPSS 数据文件　设 2 个变量：①NO，输入受试对象的编号 1～40；②Block：输入对子号 1～20。

（2）设定随机种子　Transform → Random Number Generators …→ Random Number Generators；√Set Starting Point；⊙ Fixed Value；Value：20120101；OK。

此时，在结果窗口出现"SET SEED＝20120101."。

（3）产生随机数　Transform→Computer Variable…→Computer Variable；Target Variable（目标变量名）：Random；Function group：Random Numbers；Functions and Special：Rv. Uniform；点击向上箭头→Nuneric Expression：Rv. Uniform（?,?）→Rv. Uniform（0，1）；OK。

此时，数据窗口产生一个变量 Random。

（4）对随机数编秩（按照 Block 编秩）　Transform→Rank case…→Rank case；Random→Variable（s）框中；By：Block；OK。此时，数据窗口又产生一个变量 RRandom。

（5）分组　按变量 RRandom 的取值进行分组，"1"为甲处理组，"2"为乙处理组。

2.【例 2-16】　将 40 只 SD 雄性大鼠按照体重为区组因素随机分入 A、B、C、D 四个处理组（10 个区组）。

（1）建立 SPSS 数据文件　设 2 个变量：①NO，输入大鼠的编号 1～40；②Block：输入区组号 1～10。

（2）设定随机种子　Transform → Random Number Generators … → Random Number Generators；√Set Starting Point；⊙ Fixed Value；Value：11223344；OK。

此时，在结果窗口出现"SET SEED=11223344."。

（3）产生随机数　Transform→Computer Variable…→Computer Variable；Target Variable（目标变量名）：Random；Function group：Random Numbers；Functions and Special：Rv. Uniform；点击向上箭头→Nuneric Expression：Rv. Uniform（?,?）→Rv. Uniform（0, 1）；OK。

此时，数据窗口产生一个变量 Random。

（4）对随机数编秩（按照 Block 编秩）　Transform→Rank case…→Rank case；Random→Variable（s）框中；By：Block；OK。此时，数据窗口又产生一个变量 RRandom。

（5）分组　按照变量 RRandom 的取值进行分组，"1"为 A 处理组，"2"为 B 处理组，"3"为 C 处理组，"4"为 D 处理组。

三、用 SPSS 实现效度与信度分析的方法

1. 效度分析　选择 Analyze→Regression→Linear，作数值资料的平行效度分析；Analyze→descriptive statistics→crosstabs……；选 Kappa→continue→OK，作分类资料的平行效度分析；由因子分析（factor analysis）作结构效度分析。

2. 信度分析　SPSS 统计软件进行信度分析的模块为 Scale 下的 Reliability Analysis。model 下拉菜单有五种方法，分别是 Alpha、Split-half、Guttman、Parallel、Strict parallel。

选择 Alpha，给出 Cronbach-信度系数；选择 Split-half，给出分半每一部分 Cronbach-信度系数、两部分的相关系数、分半信度系数（Spearman-Brown 系数与 Guttman 分半系数）；选择 Guttman，给出六个分半信度系数，其中 Lambda3 即 Cronbach-信度系数，Lambda4 为范氏公式计算的分半信度系数。

对于重测信度或复本信度，需要将样本在二次（份）测验的分数（数值）数据合并到同一数据文件之后，利用 Correlate 之下的 Bivariate 求其相关系数，即为重测或复本信度。

对于重测信度和复本信度样本的二次测验的分类数据，运用 Descriptive Statistics 下的 Crosstabs 统计模块进行 $Kappa$ 值一致性检验，$Kappa$ 值的判定：$k>0.75$，一致性好；$0.4 \leqslant k \leqslant 0.75$，一致性较好；$k<0.4$，一致性差。

对评分者信度，当评分者人数为 2 时，利用 Correlate 之下的 Bivariate 求 Pearson 相关系数或 Spearman 等级相关；当评分者人数多于 2 时，利用 Nonparametric Tests 中的 K-Related Samples 比较 Kendall 选项，求 Kendall 和谐系数。

第三章　统计资料的收集与整理 ▷▷▷▷

第一节　统计资料的搜集

搜集资料（collection of data）即根据研究目的和设计要求，采用特定的方法和手段，从交流传播的大量信息中分析、鉴别、选择和获取对科研有利用价值信息的过程。资料的质量主要取决于信息采集者的整体素质，主要是具有较高的专业学术水平、较强的分析鉴别能力和广博的知识面，明确信息采集的原则、熟悉信息检索工具和技术，并掌握获取各类信息的方法和信息积累的手段。

一、资料的来源

1. 常规保存记录（routinely kept records）　指医疗卫生机构作为历史档案保存的常规活动记录。常规保存记录提供居民健康状况，医疗卫生机构设施、人员、经费分布，医疗预防措施情况及其效果等医疗卫生机构工作和医疗卫生事业发展的主要数据。从对这些数据进行加工整理和统计分析的结果中得出的推论，可为制定卫生工作计划与对策，检查和考核卫生工作效果提供依据。

2. 现场调查记录（surveyed records）　指用现场调查的方法获取的所需数据，主要用于当回答某一问题所需要的数据资料不能从常规保存的记录中得到时。例如进行糖尿病中医证型标准的研究，由于许多糖尿病患者不必住院治疗，有的患者尚未发现，使得医院保存的住院病历不能满足解决问题的需要，必须进行现场的调查与观测。

3. 实验记录（experimental records）　包括实验室记录和临床试验记录。为了便于日后统计分析，应将实验结果按分组因素（categorical factors）和反应变量（response variables）分别记录。前者即研究者根据试验目的施加的干预（intervention）或研究者感兴趣的因素，如不同的治疗药物、疗程、剂型或不同的病情、证型、性别、年龄等；后者指研究对象被施加干预后的生物反应，如是否有效、治愈、死亡，相关医学参考值或理化指标的升降等。

4. 文献资料（literature）　文献就是记录着医学知识、信息的物质载体，如医学图书、期刊、会议论文集等。

5. 计算机网络信息（computer network information）　国内外均有许多基于电信运营商的公共网络系统和计算机网络信息中心，并且在医学领域有着广泛的应用，可以通过各种数据库和网络检索工具搜集相关信息。目前，我国使用频率最高的医学光盘数据库是《中国生物医学文献数据库》（CBMdisc）、《中文生物医学期刊数据库》（Chinese Medical Current Contents，CMCC）和 MEDLINE（医学文献数据库，美国国立医学图书馆编辑）等。

二、资料搜集的基本要求

1. 真实性（truth）　是搜集资料的灵魂。坚持实事求是的科学态度，避免主观偏见或错误的联想对搜集资料产生影响，以严肃认真的态度，注重事物的客观性，确保资料的真实、可靠。

2. 及时性（timeliness）　为搜集资料的前提。资料的搜集是时间性很强的工作，时过境迁，再想搜集，事倍功半，甚至失而不得。通常要求以最少的时间、最快的速度及时搜集各种资料。

3. 完整性（integrity）　为搜集资料的基础。即根据实际需求，有针对性、有重点、有选择地采集利用价值大的、符合设计要求的全部数据，具有全面性、系统性和多样性。

4. 准确性（accuracy）　是搜集资料的核心。要求搜集到的资料能够针对特定的需要，有典型意义。准确与研究者的科学态度、经验和判断水平以及实验室条件等紧密相关。

三、注意事项

1. 内容与分析要求相吻合　设计完善的记录表的标准是：所有分析内容都能在记录/调查表中显示。达到该标准的方法是进行预调查/分析，以验证所搜集的资料是否合乎要求，必要时可做些修改，然后再进行正式分析。

2. 避免易误解的问题　有些文字问题可以从不同角度去理解，这样的记录可能无法利用。例如对"籍贯"这一项有各种不同的理解，有人理解为"自己的祖宗是哪里人"，有人理解为"自己的出生地"，这些不同的理解肯定会影响资料的正确性。克服此类问题的方法有两个：①尽量把问题写成只有一种理解的方式；②附以必要的填表说明。

3. 力避漏填项目　对记录表格回答问题的"是"或"否"、"有"或"无"都应做记录，特别是对于阴性结果项目不要空白不填。以免人为地猜测而造成混乱，影响资料的正确性。

4. 分析项目及其记录格式简明　为便于统计分析，调查表中的问题（分析项目）最好采用是非题或选择题的形式。对于数量指标，最好每个阿拉伯数字占一格，如果有小数点，也应留有专门位置，并且标明计量单位。对于非数量指标（包括没有统一计量方法的指标），若无回答问题和记录的统一规定，各人会按自己的理解填表，造成分析中的困难。如在"健康状况"栏里，"很好""强壮""前天感冒""生过大病"等答案是无法分析的，应予以避免。

若利用计算机整理和分析资料，在向计算机输送信息之前，必须把调查（研究）结果都变成代码（code）/编码（coding）。如果结果变量本身就是一种定量资料，可以直接将其数值输入计算机；如果结果变量本身是一种定性资料，这时可用 0 和 1 两数值来把它们数量化，也可用字母代码输入计算机，如用 M 代替男性，F 代替女性，用 s 表示生存，D 表示死亡。对于等级资料，如无效、好转、显效、治愈，可按其等级顺序记为 1、2、3、4 等。为了方便在输入数据，可以把编码集中在调查表的右侧。

5. 有效数字的取舍　有效数字（significant figure）指在工作中所能得到的有实际意义的数值。如近似数 56.08 有四个有效数字，1.60 有三个有效数字，0.0045 有两个有效数，0.0370 有三个有效数字。在运算过程中，一般可以比预定的有效数字多取一位或几位。到最后运算结果得出时再取到预定的位数。注意：数值加减运算时，其代数和的精度最多只能达到精度最小的那个数值的精度，如 125.1＋130 应取 255，小数点后面的那个数字 1 实际上已没有什么意义了（除非后一个数字是 130.0）。在数值作乘除运算时，乘积或商的有效数字最多只能达到原来最多的有效数字个数，如 0.028× 2.22 可取 0.062。

6. 数据的精度（precision）　为了保证资料及其结果的真实性，数据的精度必须与原始测量时的精度一致。例如，高血压患者水银血压计的整数测量结果（如 104、105 或 106mmHg）是真实结果的表现形式，因为该测量结果与原始测量的精度一致；若为小数（如 105.6mmHg）时则与原始测量的精度不一致，是虚假结果的表现形式。此外，对于同一指标，在不同的记录表上应有同样的精确度。例如，全血葡萄糖以 mmol/L 为单位，记录精确到小数点后第一位数字。再者，如果在测量或运算中出现比预定的小数点后一位数字多一位数字（即小数点后第二位数字）可以用"四舍五入"的方法。若要求高一点，还可取"四舍六入五奇进"方法，即当小数点后第二位数字为 5 时，根据其前面的数是奇数或偶数决定是否进位。如是奇数则进位，小数点后第一位数加 1。例如，9.75 则取 9.8；如是偶数则不进位，如 9.65 取 9.6。

第二节　统计资料的整理

整理资料（sorting data）指根据统计研究的目的和任务的要求，对搜集的各种原始资料进行分类和汇总，使之系统化、条理化，从而得出反映总体特征或规律的综合资料的工作过程。广义地说，资料整理也包括对次级资料进行的再加工。

一、数据审核

（一）数据审核的内容

1. 完整性　即研究所需的资料是否全部得到，有无缺项、漏项等现象。完整性是保证资料质量的基础，主要检查原始资料有无遗漏或重复，内容是否齐全。

2. 真实性　即判断原始资料有无伪造、篡改数据等现象。真实性是对资料最基本的要求。

3. 准确性　即原始资料是否准确、可靠。准确性是资料质量的核心，资料不准确将导致错误的结论。

4. 及时性 即是否按时获取资料，有无拖延。及时是保证资料完整性的先决条件。若未能在规定期限内完成资料的搜集，应检查其原因，并提出改进和解决的办法。

5. 可比性 即资料的信息来源、抽样方法、样本含量、基线资料、选择条件、观测或试验条件、相关标准等方面是否相同或相似，是否具有可比性。

（二） 数据审核的方法

1. 缺项检查 缺项指对调查表中某些项目未予回答。若所缺项目对于研究来说必不可少，那么这部分调查表就成了废表，需予以剔除，如儿童生长发育调查中的儿童性别、年龄。有时，虽然所缺项目的内容也非常重要，但为了避免因剔除过多而导致的调查表回收率过低，就对缺项作为单项缺失进行处理。如，调查1500名正常成年人的血液红细胞、白细胞、血小板正常值范围，其中有3人血小板数未填入，那么在统计红细胞和白细胞时可按1500人计算，而统计血小板时以1497人计算。

2. 范围检查 包括两方面：①已调查或研究的个体是否属于规定的研究对象范围？如在胃癌流行病学调查的病例-对照研究中，对病例组首先要确认胃癌患者的诊断无误。如果有慢性胃炎、胃溃疡等患者混入，则调查结果易出现假象。②是否存在调查或研究对象的漏失问题？应调查对象的调查率当然越高越好，但实际工作中很难做到100%。为了避免和减少因调查率太低而引起的资料偏性，对调查对象一般除了出差、病危等特殊情况外都应调查到。

3. 专业检查 即从专业的角度来发现和纠正错误，如在某些调查表中出现女性病人患阴茎癌、6岁孩子患中风等明显错误的情况，对于这种调查表应予以作废。

4. 统计检查 即按统计学要求发现和纠正错误。许多数据都有统计规律，如事物内部各部分构成比之和必须等于100%，符合正态分布的指标数值在均数加减2.58倍标准差范围内的应占99%。

5. 逻辑检查 即根据指标本身或指标间的内在联系，利用逻辑关系检查指标之间或数据之间有无矛盾。如统计表中，横向、纵向的合计和总合计是否吻合。对不合理或错误的项目必须复查、纠正或舍弃。

6. 计算机检查 传统的资料检查方法是以人工方式逐份对调查表作检查，虽然检查全面，但工作量大、易出现遗漏。而借助计算机，把资料内容编写为程序，进行独立双份双机录入，计算机程序就会对数据库中的数据进行一致性检查，准确无误地判断出两次录入的不吻合之处，并生成数据校正表，便于研究者校对、修改直至两个库完全一致。但计算机一般只能检查出逻辑性错误和录入错误，或者进行简单的专业检查。实际应用中，可把人工检查和计算机检查结合起来，以保证数据的质量。

二、数据筛选与处理

（一） 数据筛选

数据筛选通常包括两方面：

1. 纠错或剔除　一般经数据审核中的专业检查、统计检查、逻辑检查和计算机检查等，可以发现数据中的错误，然后通过核对，对错误数据进行纠正，无法纠正者予以剔除。

2. 筛选数据　通过资料搜集可得到大量数据，但有时并非所有数据都与研究目的有关。此时，需要根据研究目的或要求，从所有数据中选择研究所需资料。

（二）数据处理

1. 变量设置　统计资料一般分为数值型和分类型两种。数值型资料有确切的观测值，可直接录入计算机，如人的身高、体重等。分类型资料则需要进行数量化处理之后，计算机才能识别和运算。总之，变量的设置方式比较灵活，应综合考虑资料的类型、研究目的、变量的分布及统计分析方法的应用条件。

2. 离群值的处理　离群值（outlier）即个别离群较远的数据。一般认为在 ± 3 倍标准差以外区域出现的点所对应的原始数据为离群值；在 ± 2 倍标准差以外、± 3 倍标准差以内区域出现的点对应的原始数据可能为离群值。在离群值产生原因未明之前，不能简单决定其取舍，尤其是观测值个数较少时，离群值的取舍对分析结果会产生很大影响，须慎重对待。其处理分两种情况：①若确认数据有逻辑错误，又无法纠正，可把数据直接删除。②若数据并无明显的逻辑错误，可将该数据剔除前后各做一次分析，若两次结果不矛盾，则不剔除；若结果矛盾，并需要剔除，须给出充分合理的解释。

3. 缺失值的处理　缺失值（missing data）即在统计资料构成的行列表中，行列相交的单元格中未能记录应有的数据。数据缺失是统计资料中常见的问题，其危害大小取决于缺失的方式、缺失数据的数量和缺失的原因，其中最重要的是缺失方式。缺失值的处理常见的有删除存在缺失值的记录或变量，估计缺失值和建立哑变量等，应根据具体情况选择适当的处理方法。

4. 数据分组　数据分组的方法很多，最常用的是：①数量分组：即按照研究对象某项指标数量的大小进行分组，如按照年龄的大小、血压的高低等分组，适用于数值型资料。②性质分组：即按照研究对象的性质、特征或类型等分组，如按照性别、血型等分组，适用于分类型资料。

5. 数据排序　有时需要对数据进行排序，常见的排序方法有升序、降序和按习惯排序等。

三、数据管理

数据管理（data management）指自动和人工处理所有数据，从收集数据到转换为表格和图表形式的全过程。其目的在于用及时、准确、有效的方式为获得科研结论提供精确、正确的科研数据。

（一）数据管理的作用及质量控制

1. 数据管理的作用　①保证数据质量，从而保证研究的质量；②提高临床研究的效率；③是临床研究符合医学伦理要求的重要保证；④为统计分析提供正确的数据；⑤便于监督机构对临床研究实施监管。

2. 常见数据质量问题的表现 ①数据不正确；②数据不完整；③数据重复；④数据缺失；⑤数据逻辑错误；⑥相同含义的数据实体在不同系统中的属性值不一致，没有权威的解释。

3. 影响数据质量的因素

（1）信息因素 产生这部分数据质量问题的原因主要有：元数据（metadata，用来描述数据属性的数据，如年龄、身高、体重、相貌、性格等）描述及理解错误、数据度量的各种性质（如：数据源规格不统一）得不到保证和变化频度不恰当等。

（2）技术因素 主要指由于具体数据处理的各技术环节的异常造成的数据质量问题。数据质量问题的产生环节主要包括数据创建、数据获取、数据传输、数据装载、数据使用、数据维护等方面的内容。

（3）流程因素 指由于系统作业流程和人工操作流程设置不当造成的数据质量问题，主要来源于系统数据的创建流程、传递流程、装载流程、使用流程、维护流程和稽核流程等各环节。

（4）管理因素 指由于人员素质及管理机制方面的原因造成的数据质量问题。如人员培训、人员管理、培训或者奖惩措施不当导致的管理缺失或者管理缺陷。

4. 数据质量评估的基本指标

（1）精确性（accuracy） 描述数据是否与其对应的客观实体的特征相一致，用于度量哪些数据和信息是不正确的，或者数据是超期的。

（2）完整性（completeness） 描述数据是否存在缺失记录或缺失字段，用于度量哪些数据丢失了或者哪些数据不可用。

（3）一致性（consistency） 描述同一实体的同一属性的值在不同的系统或数据集中是否一致，用于度量哪些数据的值在信息含义上是冲突的。

（4）有效性（valid） 描述数据是否满足用户定义的条件或在一定的域值范围内。

（5）唯一性（uniqueness） 描述数据是否存在重复记录，用于度量哪些数据是重复数据或者数据的哪些属性是重复的。

5. 统计数据质量评估方法 参见表3-1。

表3-1 统计数据质量评估方法

方法	概念
逻辑关系检验法	以统计指标体系中各个统计指标之间存在的包含、恒等及相关等内在逻辑关系为判断标准，实现对统计指标数据的可信度的粗略检验。按照检验所依据逻辑关系的不同，该方法可分为比较逻辑检验法和相关逻辑检验法
计量模型分析法	以建立计量模型为基础，对相关指标的数据质量进行评估的一类方法
核算数据重估法	以从统计核算的角度重新估计特定的统计指标数据为基础，以实现对相关统计指标的数据质量进行评估的一类统计数据质量评估方法

方法	概念
统计分布检验法	对各个个体的标志值进行特定的统计分布检验，判断出各个个体的标志值是否正常、可信
调查误差评估法	统计数据的可信度评估归根结底是对数据中所包含误差的评估
多维评估法	统计数据质量的内涵经历了由一维向多维发展的过程，相应地，统计数据质量的评估方法也由一维的准确性评估向多维评估延伸。目前，多维评估法主要包括多维多级测量法、质量指标集法、用户满意度调查法和模糊综合评价法

6. 数据质量控制的内容　数据的质量是科学试验的生命，没有严格的数据管理与质量控制就无法保证数据的正确性和真实性，科学试验得到的结论就会受了怀疑，甚至得出错误和虚假的信息。数据管理与质量控制的目的在于把获得的数据迅速、完整、无误地记录与保存，保证数据的准确性、可靠性和完整性。数据的质量控制就是运用科学技术和统计方法控制科学试验及其过程，使用获得的结果符合事先设计的标准，同时试验数据真实可靠。质量控制包括下述两个阶段。

（1）试验前条件控制　指在试验开始之前确保可能影响试验结果的各种试验条件符合要求。主要有四个方面：①受试者入选标准和排除标准；②实验操作人员技术能力的合格要求；③仪器设备、实验材料和试剂等规格统一；④良好的实验室操作和测量操作规范。

（2）试验过程中状态的控制　指在试验过程中，定期或随机地抽查样品，测量其观察数据，考查其真实性、准确性和可靠性，以及其变化是否超过允许的差异波动范围内。

7. 数据质量控制的方法　数据管理与质量控制的所有工作均应有书面材料为据。通常包括：原始数据、图片、数据管理计划、数据库确认、病例报告表交接、数据确认细节描述、疑问表交接、质控检查、数据审核与锁定文件等。数据质量控制技术主要包括：①观念上重视质量，试验主要负责人应高度重视数据质量，树立过程质量管理的概念，制定严格的操作规程。②人员培训与组织对于一项大型科研课题，应有专门负责的质量监查员、数据管理员、数据录入人员，并对他们进行相应的培训；使他们能够掌握并应用统一的诊断标准、测量方法和实验操作技术，使得不同操作者对同一个样品观察结果一致等。③观察过程控制，数据收集前要求对每个被观察对象建立观察的时间表；观测记录表格的填写明确观察方式，在进行观察的同时进行；要求做到全部观察项目都获取数据。④数据的核查，对重要的指标要进行普查，其他数据进行抽样调查。

（二）常见医学数据管理及分析软件

1. EpiData　是一款免费的创建数据结构文档和数据定量分析的应用工具集合，可以方便地设计调查表，处理简单的表格或相关系统优化文档，以及识别错误，比如常见的双录入核查。内置的 EpiData Analysis 模块可用于一般的统计分析，图表和综合的数据管理。比如常见的描述性统计、SPC 图表、重新编码数据和标注值和变量等。更多详细信息，可通过 http：//www. epidata. dk 了解。

2. EpiCalc 即 Epidemiological Calculator（流行病学计算器），是由英国的 JosephG 和 MarkM 基于 R 语言共同设计的用于流行病学表格数据处理的统计分析软件。该软件可以完成统计描述、两个或多个样本的比较、表格数据的计算、样本的估计、样本的精确度计算、抽样的随机数字和概率的计算等统计功能。EpiCalc 软件被广泛应用于医学研究尤其是流行病学研究领域。更多详细信息，可通过 http：//www. brixtonhealth. com/epicalc. html 了解。

3. Epi Info 是由美国疾病预防控制中心和世界卫生组织为公共卫生专业人士开发的一系列应用程序。该软件充分考虑了疾病调查数据的特点，能方便地对数据进行录入、存储、核对和连接，该软件还可以最大限度地与其他数据库兼容，包括 Microsoft Access、SQL、ODBC 数据库等不同类型的数据文件。更多信息可通过 http：//wwwn. cdc. gov/epiinfo 了解。

4. Review Manage（RevMan） 由国际 Cochrane 协作网出品的免费 Meta 分析软件，它和 Cochrane 的 Archie 数据库一起组成 Cochrane 信息管理系统，是目前最常用的循证医学软件。利用该软件可以制作和保存 Cochrane 系统评价的计划书或全文，对录入的数据进行 Meta 分析，并且将分析结果以森林图等形式较为直观地进行展示，以及对系统评价进行及时更新。更多详细信息，可通过 http：//tech. cochrane. org/Revman 了解。

5. SPSS 最初软件全称为"社会科学统计软件包"（Solutions Statistical Package for the Social Sciences），随着 SPSS 产品服务领域的扩大和服务深度的增加，于 2000 年正式将英文全称更改为"统计产品与服务解决方案"（Statistical Product and Service Solutions），标志着 SPSS 的战略方向正在做出重大调整。SPSS for Windows 是一个集数据整理、统计分析等功能于一身的组合式软件包，是目前公认最优秀的统计分析软件包之一。更多详细信息可通过 http：//tech. cochrane. org/Revman 了解。

6. Stata 是一个用于分析和管理数据的功能强大又小巧玲珑的实用统计分析软件。该软件具有数据管理软件、统计分析软件、绘图软件、矩阵计算软件等特点，并且占用很少的磁盘空间，软件输出结果简洁，方法先进，内容较齐全，制作的图形精美，可直接被图形处理软件或字处理软件如 WORD 等直接调用，帮助科研工作人员更直观地观测数据。更多详细信息可通过 http：//www. stata. com 了解。

7. SAS（Statistical Analysis System） 是由美国 SAS 公司推出的著名的统计分析系统。该系统是一个集大型数据访问、数据管理、统计分析、报表图形、数据探索分析等多种功能于一体的大型软件系统。目前，该软件已广泛用于医学、社会学、市场学、经济学和自然科学等各个领域的信息处理、定量研究和科研数据分析中，是科研研究的重要工具。更多详细信息可通过 http：//www. sas. com 了解。

第四章   统计描述 ▷▷▷▷

统计描述（statistical description）是统计分析的基础，通过统计指标、图表或数学模型揭示数据资料的分布特征，便于进一步的统计分析。

第一节　频数分布

频数（frequency）是特定范围或组段内某变量值出现的次数，由组段和频数构成的表格称为频数分布表（frequency distribution table），简称频数表；它是大样本统计描述的常用方法。

一、数值变量的频数分布

（一）频数分布表

频数分布表简称频数表（frequency table），指将一组数据按照观测值的大小或类别分为不同组段或组别，然后将各个观测值归纳到各组段或组别中，并清点各组段或组别的观测值个数（即频数）所形成的表格。其编制步骤见【例 4-1】。

【例 4-1】某单位为职工建立职业健康档案，收集 102 名成年男性的血清肌酐（μmmol/L）检测结果如下，试编制其频数分布表。

91	58	80	86	83	78	60	81	89	77	82	85	102	98	79
87	95	79	87	78	81	89	74	86	82	80	90	73	82	72
88	74	83	85	90	75	87	102	81	84	104	83	85	93	89
63	66	91	82	96	64	93	84	104	72	87	66	68	75	95
87	91	76	101	83	94	85	77	89	99	75	82	84	75	85
71	96	76	73	86	77	89	78	80	106	82	90	96	90	69
85	74	68	69	92	72	97	83	93	88	80	99			

1. 计算全距（range, R）　全距又称极差，是最大值与最小值之差。
本例 $R=106-58=48$（μmmol/L）。

2. 确定组段和组距　通常设 8～15 个组段，各组段的起点称为"下限"，终点称为"上限"，相邻两个组段的下限之差即为组距。组距＝全距/组段数。本例 $R=48$，设定组段数＝10，则组距＝48/10＝4.8，为便于计算，取 5 作为组距。

需注意：①第一组段应包含最小值，最后一组段应包含最大值；②除最后一组段，其余组段区间均为左闭右开，即包括下限，不含上限；③尽量采用等组距。

3. 汇总制表　采用手工划记或计算机统计各组段所含的频数，可计算各组段频率、累计频数和累计频率等指标，并制表如下（表 4-1）。

表 4-1　某单位 102 名男性职工血清肌酐（μmmol/L）的频数分布

组段	频数	频率（%）	累计频数	累计频率（%）
58～	2	1.96	2	1.96
63～	4	3.92	6	5.88
68～	8	7.84	14	13.72
73～	14	13.73	28	27.45
78～	18	17.65	46	45.10
83～	22	21.57	68	66.67
88～	15	14.71	83	81.38
93～	10	9.80	93	91.18
98～	6	5.88	99	97.06
103～108	3	2.94	102	100.00
合计	102	100.00	—	—

（二）频数分布图

频数分布图（graph of frequency distribution）又称直方图（histogram），是以横轴表示观察变量（组距）和纵轴表示频数的图形，能更直观和形象地反映样本资料分布特征。根据【例 4-1】资料，绘制频数分布图如下（图 4-1）。

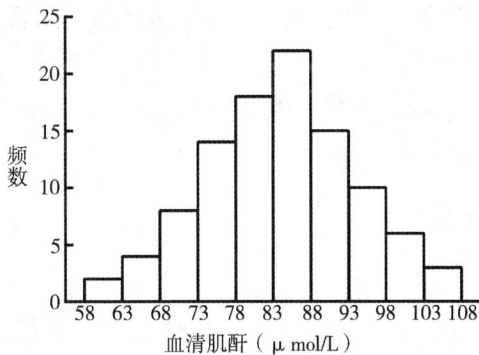

图 4-1　某单位 102 名男性职工血清肌酐的频数分布图

（三） 频数分布表和频数分布图的用途

1. 描述分布类型。频数分布包括对称分布和非对称分布：对称分布是指频数的高峰位于中间，左右两侧频数分布基本对称，如图 4-1 所示，血清肌酐值以组段"83~"为中心左右大致对称。非对称分布或偏态分布是指高峰偏向一侧，频数分布不对称，包括正偏态和负偏态两种类型：正偏态分布又称右偏态分布，其高峰偏向数值小的一侧（左侧），长尾向右延伸，如图 4-2A 所示；负偏态分布又称左偏态分布，其高峰偏向数值大的一侧（右侧），长尾向左延伸，如图 4-2B 所示。资料分布类型是选用统计描述指标的必要条件。

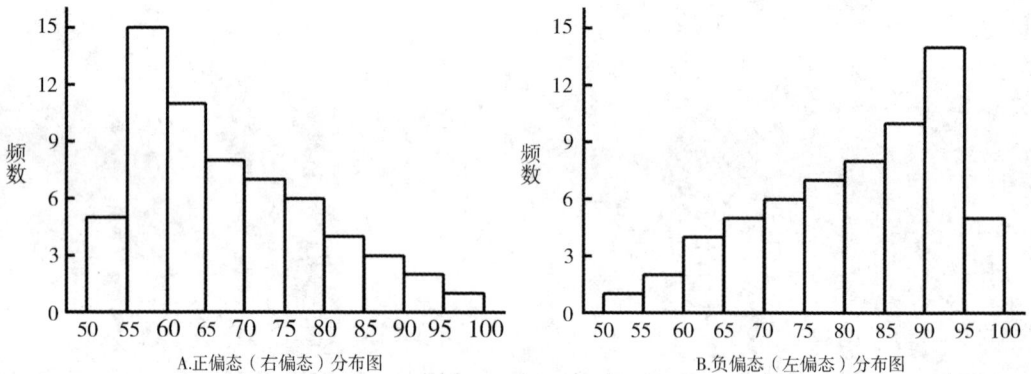

图 4-2 偏态分布示意图

2. 揭示分布特征。①集中趋势：从表 4-1 和图 4-1 可以看出，102 名男性职工的血清肌酐值向中间高峰处集中，即以"83~"这一组段的人数最多；②离散趋势：102 个血清肌酐值参差不齐，且各组段频数由中央向两端逐渐减少，即向范围（58~106μmmol/L）两端值发散。

3. 便于发现异常值。如样本资料中出现特大或特小的异常值或离群值，会影响到样本分布形态，应对这些数据进行核查后进行必要的修正或删除。

4. 用大样本的频率估计概率。如根据表 4-1 资料中的频率数值，近似估计男性血清肌酐值出现在 58~、63~、68~等组段的概率分别为 1.96%、3.92%、7.84%。

5. 计算统计指标及进一步统计分析。

二、分类变量的频数分布

（一） 频数分布表

分类变量包括无序分类和有序分类变量，二者编制频数分布表的方法类似。

【例 4-2】某医学院校开展新生入学信息登记，收集了护理专业 56 名女大学生的血型资料如下，试用频数分布表及图进行描述。

A	A	O	B	O	B	O	A	O	A	O	B	O	AB
O	A	O	A	B	A	O	B	O	A	O	B	B	A
A	O	A	B	A	B	A	B	A	O	B	A	O	O
O	B	AB	O	AB	B	AB	O	AB	A	O	O	AB	O

本例血型资料的频数分布表描述如表 4-2 所示。

表 4-2   56 名女大学生血型的频数分布

血型	频数	频率（%）	累计频数	累计频率（%）
A 型	16	28.57	16	28.57
B 型	13	23.21	29	51.78
O 型	21	37.50	50	89.28
AB 型	6	10.71	56	100.00
合计	56	100.00	—	—

（二） 频数分布图

本例血型资料的频数分布图描述如图 4-3 所示。

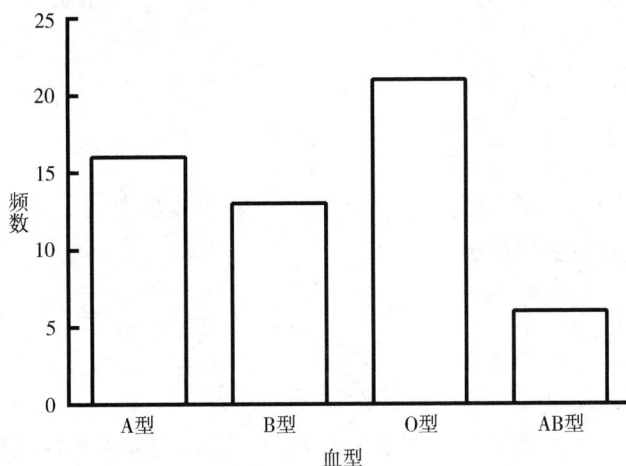

图 4-3   56 名女大学生血型的频数分布图

（三） 频数分布表和频数分布图的用途

分类变量的频数表和频数图用途与数值变量类似，能够清晰地展示各分类观察值出现的频率大小，描述资料的基本特征，便于进一步的统计分析。

第二节 数值变量的统计描述

一、集中趋势描述指标

平均数（average）是数值变量平均水平指标的总称，用于描述一组同质观察值的集中位置即反映集中趋势（central tendency）。常用的平均数包括算术均数、几何均数、中位数等。

（一）算术均数

算术均数（mathematic mean），简称均数（mean），是反映一组观察值平均水平或一般水平的指标。适用于对称分布的资料，尤其是正态和近似正态分布。总体均数用 μ 表示，样本均数用 $\overline{x}$ 表示。均数的计算方法包括直接法和加权法。

1. 直接法 将所有观察值相加后除以观察值的个数，其计算公式如下：

$$\overline{x} = \frac{x_1 + x_2 + \cdots + x_n}{n} = \frac{\sum x}{n} \qquad \text{（公式 4-1）}$$

式中，x_1，x_2，$\cdots$，x_n 为观察值，n 为样本含量，$\sum$ 是希腊字母（读作 sigma），表示求和。

【例 4-3】 用直接法计算【例 4-1】某单位 102 名男性职工血清肌酐的均数。

$$\overline{x} = \frac{91 + 58 + \cdots + 99}{102} = \frac{8515}{102} = 83.48(\mu\text{mmol/L})$$

2. 加权法 对于样本量较大的数据，可以在编制频数表的基础上使用加权法计算均数的近似值。其计算公式如下：

$$\overline{x} = \frac{f_1 x_1 + f_2 x_2 + \cdots + f_k x_k}{f_1 + f_2 + \cdots + f_k} = \frac{\sum fx}{\sum f} = \frac{\sum fx}{n} \qquad \text{（公式 4-2）}$$

式中，k 为频数表的组段数，f_1，f_2，$\cdots$，f_k 及 x_1，x_2，$\cdots$，x_k 为各组段的频数和组中值，组中值＝（某组下限＋下组下限）/2。这时的频数也称"权数"，某个组段的频数越多，权数就越大，其组中值对均数的影响就越大。

【例 4-4】 根据【例 4-1】得到的频数分布表 4-1，采用加权法计算 102 名男性职工血清肌酐的均数。

首先计算各组段的组中值，如第一组段的组中值＝（58＋63）/2＝60.5，第二组段的组中值＝（63＋68）/2＝65.5，以此类推，见表 4-3 第（3）列，然后计算各组段频数与组中值的乘积，将其结果列于表 4-3 第（4）列。

表 4-3　加权法计算 102 名男性职工血清肌酐的均数

组段 (1)	频数 (f_k) (2)	组中值 (x_k) (3)	$f_k x_k$ (4) = (2) × (3)
58～	2	60.5	121
63～	4	65.5	262
68～	8	70.5	564
73～	14	75.5	1057
78～	18	80.5	1449
83～	22	85.5	1881
88～	15	90.5	1357.5
93～	10	95.5	955
98～	6	100.5	603
103～108	3	105.5	316.5
合计	102	—	8566

$$\bar{x} = \frac{2 \times 60.5 + 4 \times 65.5 + \cdots + 3 \times 105.5}{2 + 4 + \cdots + 3} = \frac{8566}{102} = 83.98(\mu mmol/L)$$

从计算结果看，在样本量较大的情况下，加权法与直接法所得均数相近。

（二）几何均数

在医学研究中，有些资料的观察值呈倍数关系，如抗体滴度、血清效价、细菌计数等，此时不宜使用算术均数来描述其平均水平，而应该采用几何均数（geometric mean）。几何均数是 n 个变量值乘积的 n 次方根。一般用 G 表示，适用于呈倍数关系的等比资料，或原始数据不符合正态分布但经对数转换后呈正态分布的资料。几何均数的计算方法包括直接法和加权法。

1. 直接法

$$G = \sqrt[n]{x_1 x_2 \cdots\cdots x_n} \qquad (公式 4\text{-}3)$$

式中，x_1，x_2，$\cdots$，x_n 为变量值或观察值，n 为样本含量。式 4-3 也可改用对数形式：

$$G = \lg^{-1}\left(\frac{\lg x_1 + \lg x_2 + \cdots + \lg x_n}{n}\right) = \lg^{-1}\left(\frac{\sum \lg x}{n}\right) \qquad (公式 4\text{-}4)$$

式中，lg 表示以 10 为底的对数，$\lg^{-1}$ 表示以 10 为底的反对数。

【例 4-5】5 名呼吸道感染患者接受了肺炎支原体抗体检查，其滴度水平分别为：1∶40、1∶80、1∶160、1∶320、1∶640，试计算抗体的平均滴度。

$$G = \sqrt[5]{40 \times 80 \times 160 \times 320 \times 640} = 160$$

或

$$G = \lg^{-1}\left(\frac{\lg 40 + \lg 80 + \lg 160 + \lg 320 + \lg 640}{5}\right) = 160$$

因此，5 名呼吸道感染患者肺炎支原体抗体的平均滴度是 1∶160。

2. 加权法 对于频数表资料，可以采用加权法计算几何均数，公式如下：

$$G = \lg^{-1}\left(\frac{f_1\lg x_1 + f_2\lg x_2 + \cdots + f_k\lg x_k}{f_1 + f_2 + \cdots + f_k}\right) = \lg^{-1}\left(\frac{\sum f\lg x}{\sum f}\right)$$

（公式 4-5）

【例 4-6】某医院风湿免疫科收集了 35 名系统性红斑狼疮患者的抗核抗体滴度资料，结果见表 4-4，试计算其平均滴度。

表 4-4 35 名系统性红斑狼疮患者的抗核抗体滴度

抗体滴度	频数 f	滴度倒数 x	$\lg x$	$f\lg x$
1∶80	3	80	1.9031	5.7093
1∶160	7	160	2.2041	15.4287
1∶320	10	320	2.5051	25.0510
1∶640	9	640	2.8062	25.2558
1∶1280	6	1280	3.1072	18.6432
合计	35	—	—	90.0880

$$G = \lg^{-1}\left(\frac{\sum f\lg x}{\sum f}\right) = \lg^{-1}\left(\frac{90.0880}{35}\right) = 375$$

即 35 名系统性红斑狼疮患者抗核抗体的平均滴度是 1∶375。

计算几何均数时需注意：观察值不能为 0 或同时出现正负值，如果观察值全部为负值，计算时可先将负号省略，在最终的计算结果前面加上负号。

（三）中位数和百分位数

1. 中位数 中位数（median，M）是将一组数据按从小到大或从大到小的顺序排列，位置居于中间的那个数值。适用于各种分布类型的资料，特别是偏态分布资料和开口资料（一端或两端无确切数值）。其计算公式如下：

$$n \text{ 为奇数时，} M = x_{(n+1)/2}$$

（公式 4-6）

$$n \text{ 为偶数时，} M = \frac{1}{2}(x_{n/2} + x_{n/2+1})$$

（公式 4-7）

【例 4-7】某医院护理部观察了 11 名接受输液治疗的患者静脉留置针的留置时间（天）分别为 2、5、7、4、3、6、3、5、8、6、5，试计算其中位数。

将该组数据按从小到大顺序排列如下：2、3、3、4、5、5、5、6、6、7、8。

本例 $n=11$，为奇数，因此根据公式 4-6，$M = x_{(n+1)/2} = x_{(11+1)/2} = x_6 = 5$（天），如果增加 1 例患者静脉留置针的留置时间是 3 天，此时 $n=12$，为偶数，根据公式 4-7，$M = (x_6 + x_7)/2 = (5+5)/2 = 5$（天）。

对于频数表资料，可通过百分位数计算中位数。

2. 百分位数 百分位数（percentile，P_x）是一种位置指标，它将全部观察值分为两部分，理论上有 $x\%$ 的观察值小于某 P_x，$(100-x)\%$ 的观察值大于某 P_x。例如，P_{25} 表示小于该值的观察值个数占总样本数的 25%，大于该值的观察值个数占总样本数的 75%。中位数 $=P_{50}$，其左右两侧的观察值个数相等。P_x 计算公式如下：

$$P_x = L_x + \frac{i_x}{f_x}(nx\% - \sum f_{\mathrm{L}}) \qquad (公式 4\text{-}8)$$

式中，L_x 为第 x 百分位数所在组段的下限，i_x 为组距，f_x 为所在组段频数，n 为样本含量，$\sum f_{\mathrm{L}}$ 为该组段之前的累计频数。

频数表法计算中位数公式，即 $M = P_{50} = L_{50} + \dfrac{i_{50}}{f_{50}}\left(\dfrac{n}{2} - \sum f_{\mathrm{L}}\right)$

【例 4-8】测得某地 300 名正常人尿汞值（$\mu g/L$）见下表 4-5，试计算尿汞值的 P_{50}。

表 4-5　300 例正常人尿汞值（$\mu g/L$）频数分布表

尿汞值	例数	频率（%）	累计频数	累计频率（%）
0~	65	21.67	65	21.67
4~	66	22.00	131	43.67
8~	57	19.00	188	62.67
12~	44	14.67	232	77.34
16~	30	10.00	262	87.34
20~	22	7.33	284	94.67
24~	9	3.00	293	97.67
28~	5	1.67	298	99.34
32~36	2	0.66	300	100.00
合计	300	100.00	—	—

$$P_{50} = 8 + \frac{4}{57}(300 \times 50\% - 131) = 9.33(\mu \mathrm{mmol/L})$$

中位数和百分位数应用时需注意：中位数和百分位数对资料分布特征没有特殊要求，由于中位数不受两端极大值或极小值的影响，因此特别适用于呈偏态分布或频数分布的两端无确定数值的资料。当资料呈正态分布时，原则上使用算术均数和中位数均可，但是算术均数利用了所有数据，因此较中位数更加准确和稳定。所以当资料适合使用算术均数时，不宜用中位数来描述其平均水平。

二、离散趋势描述指标

离散趋势（tendency of dispersion）即变量值的变异（variation）程度，常用的描述指标主要有极差、四分位数间距、方差、标准差和变异系数。

（一）极差

极差（range，R）也称全距，是一组数据的最大值与最小值之差，$R = x_{\max} - x_{\min}$。极差越大，数据的离散程度越大，即数据间的变异程度也越大。

极差的算法简便，容易理解，适合于两端有明确数值的任何分布类型的资料，但是极差只考虑极端值，未考虑到中间数据及其分布情况，不能充分反映所有数据的变异程度。

（二） 四分位数间距

四分位数间距（quartile range，Q）是上四分位数与下四分位数的差值，即 $Q = Q_U - Q_L = P_{75} - P_{25}$。其数值越大，资料的变异程度越大。

四分位数间距不受两端极大值或极小值的影响，因此较极差稳定，常适用于描述偏态分布和开口资料的变异程度。在实际应用中，如果一组资料的集中趋势用中位数描述，其离散趋势常用四分位数间距表示。

【例 4-9】求【例 4-8】中 300 名正常人尿汞值的四分位数间距。

$$P_{25} = 4 + \frac{4}{66}(300 \times 25\% - 65) = 4.61(\mu g/L)$$

$$P_{75} = 12 + \frac{4}{44}(300 \times 75\% - 188) = 15.36(\mu g/L)$$

$$Q = P_{75} - P_{25} = 15.36 - 4.61 = 10.75(\mu g/L)$$

（三） 方差

为了充分利用所有数据，可以通过计算每个观察值与均数的差值（即离均差，用 $x - \mu$ 表示）来反映资料的离散程度。但是由于对称分布资料的所有离均差相加求和，结果为 0，即 $\sum (x - \mu) = 0$，不能反映变异程度，因此通常将离均差平方后再求和，用 $\sum (x - \mu)^2$ 表示，称为离均差平方和（sum of square）。它除了与变异度有关外，还与观察值的例数 N 有关，故将离均差平方和再取平均，其结果称为方差（variance）。方差常用于描述对称分布，特别是正态或近似正态分布资料的离散趋势，方差越大，表明该组资料的变异程度越大。其计算公式如下：

$$\sigma^2 = \frac{\sum (x - \mu)^2}{N} = \frac{\sum x^2 - (\sum x)^2/n}{N} \qquad \text{（公式 4-9）}$$

式中，σ^2 表示总体方差，x 表示观察值，μ 表示总体均数，N 表示观察例数。

在实际工作中，往往总体均数是未知的，需用样本均数来估计。数理统计证明，用 n 代替 N，会低估了 σ^2，因此计算时分母用 $n-1$ 代替 n。其计算公式如下：

$$s^2 = \frac{\sum (x - \bar{x})^2}{n - 1} = \frac{\sum x^2 - (\sum x)^2/n}{n - 1} \qquad \text{（公式 4-10）}$$

式中，s^2 表示样本方差，$\bar{x}$ 代表样本均数，n 表示样本例数。$n-1$ 又称为自由度（degree of freedom，df）。

（四） 标准差

方差的单位是原观察值度量单位的平方，为了统计分析的方便，更常使用标准差

（standard deviation）这一统计指标。标准差是方差的算术平方根，其度量单位与原观察值相同。标准差适用于描述对称分布资料的离散趋势，在实际应用中，如果一组资料的集中趋势用均数描述，其离散趋势常用标准差表示。总体标准差用 σ 表示，样本标准差用 s 表示，其计算公式如下：

$$\sigma = \sqrt{\frac{\sum (x - \mu)^2}{N}} = \sqrt{\frac{\sum x^2 - (\sum x)^2 / n}{N}} \qquad \text{（公式 4-11）}$$

$$s = \sqrt{\frac{\sum (x - \overline{x})^2}{n-1}} = \sqrt{\frac{\sum x^2 - (\sum x)^2 / n}{n-1}} \qquad \text{（公式 4-12）}$$

标准差充分利用了每个数据，因此较极差、四分位数间距更能反映变量的变异程度，通常情况下，标准差越大，说明一组资料的变异程度越大。

【例 4-10】某科室护理人员测量了 16 名住院患者的脉搏（次/分），其结果报告如下：94，85，76，58，72，92，69，81，90，74，70，68，83，56，102，71，试计算其均数、极差、方差和标准差。

$$\overline{x} = \frac{\sum x}{n} = \frac{94 + 85 + \cdots + 71}{16} = 78 \text{（次 / 分）}$$

$$R = x_{\max} - x_{\min} = 102 - 56 = 46 \text{（次 / 分）}$$

$$s^2 = \frac{\sum (x - \overline{x})^2}{n-1} = \frac{(94 - 78)^2 + (85 - 78)^2 + \cdots + (71 - 78)^2}{16 - 1} = \frac{2489}{15}$$
$$= 165.9 \text{（次 / 分）}^2$$

$$s = \sqrt{\frac{\sum (x - \overline{x})^2}{n-1}} = \sqrt{165.9} = 12.88 \text{（次 / 分）}$$

（五）变异系数

变异系数（coefficient of variation，CV）适用于比较度量单位不同的变量之间的变异程度，或者度量单位相同但是均数相差较大的变量间的变异程度，其计算公式如下：

$$CV = \frac{s}{\overline{x}} \times 100\% \qquad \text{（公式 4-13）}$$

式中，s 为样本标准差，$\overline{x}$ 为样本均数。变异系数没有单位，常用百分数表示。变异系数越大，表示离散程度也越大。

【例 4-11】某单位组织职工开展健康体检，结果显示女性的血清甘油三酯均数为 1.16 mmol/L，标准差为 0.22 mmol/L；血红蛋白均数为 128.6 g/L，标准差为 10.5 g/L，试比较女性血清甘油三酯与血红蛋白的变异程度。

血清甘油三酯和血红蛋白是两个不同度量衡单位的指标，不宜直接比较标准差，因此使用变异系数来反映变异程度更加合适。

血清甘油三酯： $$CV = \frac{0.22}{1.16} \times 100\% = 18.97\%$$

血红蛋白：
$$CV = \frac{10.5}{128.6} \times 100\% = 8.16\%$$

结果显示，女性血清甘油三酯的变异程度要大于血红蛋白。

第三节　正态分布及其应用

分布理论是统计学的理论基础，也是选择统计学方法的基础。频数分布表和频数分布图描述了某一随机变量的经验分布，这是针对样本资料来透视数据的分布特征；由于抽样的随机性，样本的经验分布会随着样本的不同而有所变化。当由样本拓展到总体时，随机变量的总体分布即为概率分布（probability distribution）。概率分布是描述随机试验的全部可能结果及各种可能结果发生的概率。

在医学研究中，把研究的指标都可视为一种随机变量（random variable），它是用数值来描述研究结果，它的取值事先不能确定，具有随机性。随机变量按照取值分为离散型和连续性两种类型。取值为有限可数值，称为离散型随机变量（discrete random variable）；取值为一个或多个区间中的任何值，称为连续型随机变量（continuous random variable）。

一、正态分布

正态分布（normal distribution）又称高斯分布（Gauss distribution）是连续型随机变量重要的一种分布，是生物医学和统计学上极其重要的一种分布。统计学中很多分布都是由正态分布导出，同时正态分布又是多种分布的极限分布。正态分布最初由德国数学家 C. F. Gauss 在描述误差分布时发现。

正态分布这种曲线高峰位于中央，两侧逐渐下降并完全对称，曲线两端理论上不与横轴相交的钟形曲线，常称正态分布曲线（normal curve），表示正态曲线的函数称为正态概率密度函数。正如很多数学曲线可以用函数表达式来表示，同样正态分布曲线也具有其对应的函数表达式：

$$f(x) = \frac{1}{\sigma\sqrt{2\pi}} e^{-\frac{(x-\mu)^2}{2\sigma^2}}, \quad -\infty < x < +\infty \qquad \text{（公式 4-14）}$$

由于正态分布曲线的纵坐标为概率密度，故以上函数也称正态分布的概率密度函数，式中 μ 为总体均数，σ 为总体标准差，π 为圆周率，e 为自然对数的底，x 为变量，表示图形上横轴的数值，$f(x)$ 为纵轴数值。μ 和 σ 是正态分布的两个参数，若随机变量 x 服从正态分布，记为 $x \sim N(\mu, \sigma)$。不同的 μ 值和不同的 σ 值对应不同的正态分布曲线，因此正态分布曲线是一簇曲线，通常正态分布表示为 $N(\mu, \sigma^2)$。其概率密度函数所对应的正态曲线如图 4-4 所示。

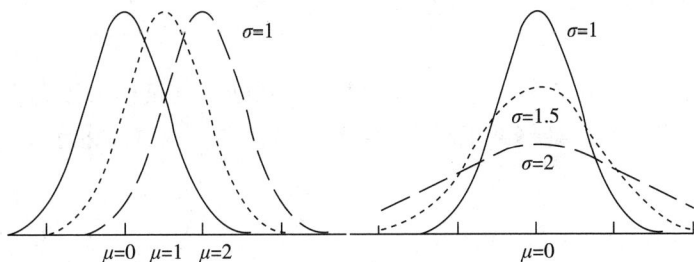

图 4-4 不同的 μ 和 σ 的正态分布曲线

从图 4-4 可以看出正态曲线是以 $x = \mu$ 为对称轴。称 μ 为位置参数，因为它指明了图像的中心位置。称 σ 为形状参数，因为 σ 确定图像的外形，小的 σ 使曲线变得陡峭，而大的 σ 使曲线变得"平坦"。正态分布是由 μ 和 σ 确定的，二者也是正态概率密度函数唯一的两个参数。

正态曲线下方面积是正态随机变量在特定区间上取值的概率，它的分布有一定的规律如图 4-5 所示。

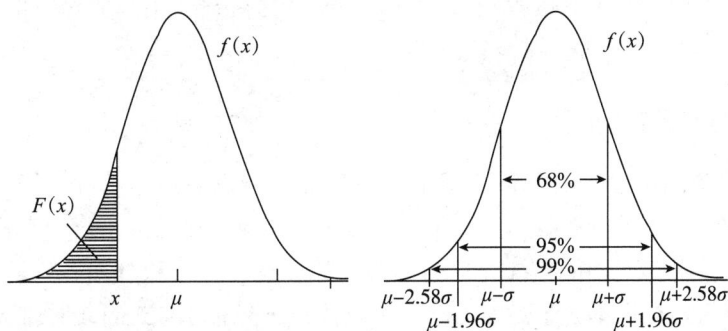

图 4-5 正态分布函数与曲线下的面积分布规律

从图 4-5 左图所示，$F(x)$ 称为分布函数，表示从负无穷大到 x 的曲边梯形面积，是正态随机变量的累积概率。如图 4-5 右图所示，曲线下，$\mu \pm \sigma$ 约占总面积的 68%；$\mu \pm 1.96\sigma$ 约占总面积的 95%；$\mu \pm 2.58\sigma$ 约占总面积的 99%。曲线下方面积总和等于 1。

在医学卫生领域中有许多指标都可以用正态分布来描述。并且正态分布有良好的性质，许多分布可用正态分布近似，还有一些分布可由正态分布导出。

二、标准正态分布

正态分布是一个分布族，对应于不同的参数 μ 和 σ 会产生不同位置和形状的正态分布，为了便于应用，需要将其转换为 $\mu = 0$，$\sigma = 1$ 的标准正态变量。设 X 是具有平均值 μ，标准差为 σ 的正态随机变量。

$$z = \frac{X - \mu}{\sigma}$$

（公式 4-15）

式 4-15 称为 Z 转换，其目的就是把正态随机变量 X 转换为 $\mu = 0$，$\sigma = 1$ 的标准正态变量。

图 4-6 中的阴影部分 $\Phi(z)$ 是标准正态分布函数，它是标准正态随机变量的累积概率。是从负无穷远到 z 处标准正态分布概率密度函数曲线下曲边梯形的面积。

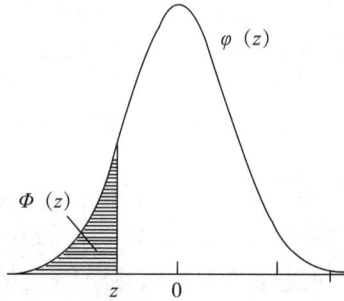

图 4-6　标准正态分布的分布函数示意图

统计学家制定了标准正态分布函数表（附表 1）。因为任何正态随机变量可以进行标准化，所以能用标准正态累积概率即分布函数求其概率（正态曲线下的面积），为解决实际问题带来极大的方便。

三、正态分布的应用

1. 统计方法的理论基础　正态分布是许多统计方法的理论基础，如 t 分布、F 分布、x^2 分布都是在正态分布的基础上推导出来的，u 检验也是以正态分布为基础的。此外，根据中心极限定理，很多统计量的分布（如 t 分布、二项分布、Poisson 分布）的极限为正态分布，在样本含量足够大时，可以按正态分布原理进行统计推断。

2. 制定医学参考值范围　医学参考值（medical reference value）是指包括绝大多数正常人的人体形态、功能和代谢产物等各种解剖、生理、生化、免疫、组织或排泄物中各种成分等生物医学数据。医学参考值范围（medical reference range）是为了减小变异的影响，提高参考值作为判定正常或异常的可靠性所确定的绝大多数正常人医学参考值的波动范围，常简称为参考值范围，传统上称正常值范围（normal range）。制定医学参考值范围的常用方法如下。

（1）正态分布法　适用于正态或近似正态分布的资料。

双侧 $1-\alpha$ 参考值范围：$\overline{x} - u_{\alpha/2}s \sim \overline{x} + u_{\alpha/2}s$

单侧 $1-\alpha$ 参考值范围：$> \overline{x} - u_{\alpha}s$ 或 $< \overline{x} + u_{\alpha}s$

（2）百分位数法　用于偏态分布以及资料中一端或两端无确切数值的资料。

双侧 $1-\alpha$ 参考值范围：$P_{\alpha/2} \sim P_{(100-\alpha/2)}$

单侧 $1-\alpha$ 参考值范围：P_{α} 或 $P_{(100-\alpha)}$

对于服从正态分布的指标适宜采用正态分布法计算，若指标不服从正态分布，首先考虑进行数学变换，如对数变换，变换后如果服从正态分布，按变换后的新指标计算参考值范围，然后再用反函数返回原变量值；若经变换后也不成正态分布，可以采用百分位数法，要注意，百位数法利用样本信息是不充分的。

【例 4-12】 某地调查了 120 名发育正常的 7 岁男童身高，得均数为 120cm，标准差为 4.5cm，试估计该地 7 岁男童身高的 95% 参考值范围。

一般而来说，7 岁男童身高过矮和过高都认为异常，故此参考值范围取双侧范围。又因为该指标近似服从正态，可采用正态分布法求其 95% 参考值范围。

$$下限为：\overline{x} - 1.96s = 120 - 1.96 \times 4.5 = 111.2 \text{(cm)}$$

$$上限为：\overline{x} + 1.96s = 120 + 1.96 \times 4.5 = 128.8 \text{(cm)}$$

即该地 7 岁男童身高的 95% 参考值范围为 111.18~128.82（cm）。

3. 估计正态分布资料的频数分布

【例 4-13】 根据【例 4-1】某单位收集的 102 名成年男性血清肌酐检测结果，算得血清肌酐含量的 $\overline{x} = 83.48 \mu mol/L$，$s = 10.11 \mu mol/L$，已知成年男性的血清肌酐含量符合正态分布。

（1）试估计该单位 102 名成年男性血清肌酐含量在 $88.56 \mu mol/L$ 以下者的人数。

（2）分别求 $\overline{x} \pm 1s$、$\overline{x} \pm 1.96s$、$\overline{x} \pm 2.58s$ 范围内人数占该地正常成人总数的实际百分数，并与理论百分数比较。

解题思路：

问题（1）的计算步骤

①计算 z 值：本例 μ、σ 未知，但 $n = 120$，属于大样本，可用样本均数 $\overline{x}$ 和标准差 s 分别代替 μ 和 σ，得

$$z = (x - \mu)/\sigma = (88.56 - 83.48)/10.11 = 0.5025$$

②查表：先在"附表 1 标准正态分布曲线下左侧面积 $\varphi(u)$ 值"左侧找到 -0.5，再从表上方找到 0.00，两者相交处 $\varphi(-0.50) = 0.3085$，故 $\varphi(0.50) = 1 - \varphi(-0.50) = 0.6915$，即该单位成年男性血清肌酐含量在 $88.56 \mu mol/L$ 以下者占总人数的 69.15%。

③该单位 102 名成年男性血清肌酐含量在 $88.56 \mu mol/L$ 以下者的人数为 $102 \times 69.15\% = 70$（人）。

问题（2）的计算步骤

102 名成年男性血清肌酐观测值的实际百分数与理论百分数结果见表 4-6，可看出实际分布基本接近理论分布。

表 4-6　某单位 102 名成年男性血清肌酐含量的实际分布与理论分布

$\overline{x} \pm s$	血清肌酐范围（$\mu mol/L$）	实际分布 人数	实际分布 百分比（%）	理论分布（%）
$\overline{x} \pm 1s$	73.37~93.59	70	68.6	68.27
$\overline{x} \pm 1.96s$	63.66~103.30	96	94.1	95.00
$\overline{x} \pm 2.58s$	57.40~109.56	102	100.00	99.00

4. 质量控制　质量控制领域常提到"3σ"原则，意指正常情况下检测误差服从正态分布。根据正态分布的曲线面积或概率分布理论可知，3σ 之外的观察值出现的概率

不到 3‰，否则提示测量或产品质量有问题。故规定：以 $\bar{x}$ 为中心线，$\bar{x}\pm 2s$ 为警戒线，$\bar{x}\pm 3s$ 为控制线，根据以上的规定还可以绘制出质量控制图。

第四节　分类变量的统计描述

相对数（relative number）是两个有关的数据之比，用于描述分类变量资料特征的指标。常用的相对数指标包括率、构成比、相对比等。

一、分类变量描述指标

1. 率（rate）　是最常用的一种频率型指标，表示在一定范围内某现象实际发生数与可能发生数之比，说明某现象发生的频率或强度。常用百分率（%）、千分率（‰）、万分率（1/万）、十万分率（1/10 万）表示，计算公式如下：

$$率 = \frac{某时期内发生某现象的观察单位数}{同期可能发生某现象的观察单位总数} \times K \qquad （公式2-16）$$

式中，K 表示比例基数，可以取 100%、1000‰、10000/万、100000/10 万，根据具体情况选用。医学中常用的率有发病率、患病率、死亡率、病死率、生存率、感染率等。

2. 构成比（proportion）　表示某事物内部各组成部分在总体中所占的比重，常用百分数（%）表示，计算公式如下：

$$构成比 = \frac{某一组成部分的观察单位数}{同一事物各组成部分的观察单位总数} \times 100\%$$

$$（公式2-17）$$

构成比有两个特点：①各组成部分的构成比之和为 100%；②各组成部分相互影响：某一组成部分的构成比发生变化，其他部分的构成比也相应的发生变化。

【例4-14】 我国第 6 次全国人口普查资料显示，大陆 31 个省、自治区、直辖市和现役军人的人口总数为 1339724852，其中男性人数为 686852572，女性人数为 652872280，试计算男女性别所占的比重。

男性所占构成比：686852572/1339724852×100%＝51.27%

女性所占构成比：652872280/1339724852×100%＝48.73%

3. 相对比简称比（ratio）　是两个有关联指标 A 和 B 之比。计算公式如下：

$$相对比 = \frac{A}{B} \qquad （公式2-18）$$

式中，A、B 两个指标可以是绝对数，也可以是相对数或平均数；可以性质相同，也可以性质不同。计算时，如果 A 数值大于 B，结果用倍数表示；如果 A 小于 B，结果可用百分数（%）表示。

我国第 6 次全国人口普查的资料中，男女性别的相对比＝686852572/652872280＝1.05，即男性人口数是女性人口数的 1.05 倍。

二、应用相对数的注意事项

1. 计算相对数时分母不宜过小 如果观察例数过少，即相对数分母较小，会导致计算结果的不稳定。在观察例数较少时，最好采用绝对数来进行描述。但在进行动物实验时，如果设计方案严谨、质量控制严格，则观察例数可适当少一些。

2. 注意区分构成比与率 构成比表示事物内部各组成部分所占的比例，不能反映事物发生的频率与强度。

3. 正确计算平均率 平均率即合计率，不能简单地将几个率直接相加求其平均率。

4. 相对数之间的差异比较应注意资料的可比性 由于影响相对数的因素很多，因此在比较两个或多个相对数时，除了研究因素不同外，其他因素应尽可能保持相同或相近。如果两组样本内部构成不同，则可考虑分组计算频率指标或标准化后再进行比较。

5. 考虑抽样误差 在比较两个或多个样本率、构成比时，应考虑到抽样误差的存在，不能仅凭数值大小进行判断，需要进行假设检验。

三、率的标准化法

（一）标准化的基本思想

在比较两个人群发病率、患病率、死亡率等资料时，如果这两类人群的内部构成上存在差异，比如年龄、性别、病情严重程度不同，直接比较其差异是不合理的，会产生错误的结论。此时，应设法消除这种内部构成上的差异，才能进行比较，统计学上将这种方法称为率的标准化法，采用统一的标准对内部构成不同的各组率进行调整，调整后的率称为标准化率（standardized rate）。

【例4-15】甲、乙两所医院治疗某病的疗效，见表4-7，数据可以看出，甲医院不同病情患者的治愈率均高于乙医院，但是为何乙医院的合计治愈率（50.8%）却高于甲医院（43.3%），能否据此认为乙医院的医疗水平高于甲医院？

解析：两所医院患者的病情程度构成存在明显不同，甲医院以病情重的患者为主，而乙医院以病情轻的患者为主，病情轻的治愈率自然要高于病情重的，这就是导致乙医院治愈率高的原因，因此，须对两所医院患者的病情构成按统一标准进行调整，计算标准化率后再进行比较。

表4-7 甲、乙两所医院治疗某病的疗效

病情	甲医院			乙医院		
	治疗人数	治愈人数	治愈率（%）	治疗人数	治愈人数	治愈率（%）
轻	100	65	65.0	1000	550	55.0
中	400	200	50.0	200	80	40.0
重	800	300	37.5	100	30	30.0
合计	1300	565	43.3	1300	660	50.8

（二） 标准化率的计算方法

标准化率的计算方法包括直接法和间接法，这里主要介绍常用的直接法。

1. 共同标准的选择 可以是：①选取有代表性、较稳定且数量较大的人群作为"标准"，如全国或某省、某地区的数据作为标准构成；②将相互比较资料的各组例数合并作为标准构成；③以相互比较组中的任意一组作为标准构成。研究者在实际操作过程中可根据需要和具体情况选择合适的标准构成。

2. 标准人口的标化率计算 计算公式如下：

$$P' = \frac{N_1 P_1 + N_2 P_2 + \cdots + N_k P_k}{N} = \frac{\sum N_i P_i}{N} \qquad \text{（公式 4-19）}$$

式中，N_1，N_2，…，N_k 为某一影响因素（如病情）标准构成的每层例数；P_1，P_2，…，P_k 为原始数据中每层的率；N 为标准构成的总观察人数。表 4-8 是根据表 4-7 的资料进行某地甲、乙两医院标准化治愈率计算与比较。

表 4-8 某地甲、乙两医院标准化治愈率计算

病情	标准治疗人数	甲医院		乙医院	
		原治愈率（%）	预期治愈数	原治愈率（%）	预期治愈数
轻	1100	65.0	715	55.0	605
中	600	50.0	300	40.0	240
重	900	37.5	338	30.0	270
合计	2600	43.3	1353	50.8	1115

具体步骤如下：

（1）计算甲医院和乙医院治疗的不同病情的患者总数 N。

（2）求预期治愈人数：将每组的标准治疗人数（N_k）乘以每组的原治愈率（P_k），即求得甲、乙两所医院不同病情患者的预期治愈数。

（3）计算两所医院的标准化治愈率。

甲医院的标准化治愈率：1353/2600×100%＝52.0%

乙医院的标准化治愈率：1115/2600×100%＝42.9%

经过标准化后，甲医院的治愈率要高于乙医院，与分层比较的治愈率结论一致，校正了标准化前甲医院治愈率低于乙医院的不合理结论。

3. 采用标准人口构成的标化率计算 计算公式如下：

$$P' = C_1 P_1 + C_2 P_2 + \cdots + C_k P_k = \sum C_i P_i \qquad \text{（公式 2-19）}$$

式中，C_1，C_2，…，C_k 为某一影响因素（如病情）的标准人口构成比；P_1，P_2，…，P_k 为原始数据中每层的率。表 4-9 是采用标准人口构成比计算的标准化治愈率。

表 4-9 某地甲、乙两医院标化治愈率的标准人口构成计算法

病情	标准人口构成比	甲医院		乙医院	
		原治愈率	分配治愈率	原治愈率	分配治愈率
轻	42.3	65.0	27.5	55.0	23.3
中	23.1	50.0	11.6	40.0	9.2
重	34.6	37.5	13.0	30.0	10.4
合计	100.0	43.3	52.1	50.8	42.9

具体步骤如下：

（1）将甲医院和乙医院治疗的不同病情的患者总数的构成比看作100%，分别计算不同病情患者所占的构成比（C_k）。

（2）计算分配治愈率：将每组的标准人口构成比（C_k）乘以每组的原治愈率（P_k），即求得甲、乙两医院不同病情患者的分配治愈率。

（3）计算两医院的标准化治愈率：即甲、乙两医院不同病情患者的分配治愈率直接相加求和。结果如下：

甲医院的标准化治愈率：27.5%＋11.6%＋13.0%＝52.1%

乙医院的标准化治愈率：23.3%＋9.2%＋10.4%＝42.9%

由此可见，甲医院的治愈率高于乙医院。

（三）应用标准化率的注意事项

1. 标准化法的目的是为了消除不同群组间内部构成的差异，使资料具有可比性。当选择的标准不同时，计算出的标准化率也不相同，但是比较的结论一致。

2. 标准化率反映的是相互比较资料间的相对水平，不代表实际状况，仅在比较时使用，未标准化的率才反映事物的真实水平。

3. 两个或多个样本标准化率进行比较时，应考虑到抽样误差问题，需要进行假设检验。

第五节 统计资料的图表表达

统计表（statistical table）与统计图（statistical chart）是统计描述的重要工具，也是统计结果表述的一种重要形式。统计表是将数据资料的结果以表格形式展示，一个合理的统计表可以将大量信息浓缩在表格中，代替冗长的文字叙述，使资料条理化，便于统计指标计算、对比和分析。统计图是将数据资料的结果用点的位置、线段的升降、面积的大小及不同颜色等构成的图形方式表达出来，具有鲜明、形象、直观和易理解等优点，使人一目了然。

一、统计图表的绘制

（一）统计表

1. 编制原则

（1）简明扼要，重点突出　一张表一般只表达一个主题，包含一个中心内容，在篇幅允许的情况下，不同的中心内容尽可能用多个表格加以描述。

（2）主谓分明，层次清楚　即主谓语的位置准确，标目的安排及分组要合理，符合专业。

（3）客观准确，结论可靠　保证数据的真实无误和分析结果的可靠。

2. 统计表的结构

（1）标题　位于统计表的上方正中央，应简明扼要地概括表的主要内容，包括时间、地点、主要事件；如有多个表格，在标题前需标上编号，按照顺序用表1、表2等表示，如文中只有1个表，可写作"附表"。

（2）标目　包括横标目和纵标目。横标目位于表的左侧，说明横行数字的特征，相当于主语；纵标目位于表的右侧，说明纵列数字的特征，相当于谓语或宾语。纵、横标目的安排应具逻辑性和专业合理性。

（3）线条　一般采用三线表，即顶线、底线和纵标目分隔线。如表中有合计项时，可加一条横线隔开。线条不宜过多，表的左上角不宜有斜线，表内不能有纵线。

（4）数字　表内数字一律用阿拉伯数字表示，同一个指标的数字精确度应当一致，且按小数点对齐，如果表内出现"±"或"～"等符号，则以其为中心对齐。表内不宜有空格，无数字用"—"表示，数字缺失或未记录用"…"表示，数值为0的要填"0"。

（5）备注　表格一般不列备注或其他文字说明，如有需要注释时可用"＊"等符号在表中标出，将文字说明列在表格的下面。

3. 统计表的种类

（1）简单表　只有一种主要标志，即主、谓语只按一个级别标志分组。如表4-10，将护理人员按职称进行分组。

表4-10　某医院护理人员的职称构成情况

职称	人数	构成比（%）
护士	205	45.6
护师	116	25.8
主管护师	104	23.1
副主任护师	19	4.2
主任护师	6	1.3
合计	450	100.0

（2）复合表　主语或谓语按两个及以上级别标志分组。如表4-11，是按死亡原因和

性别两个特征进行分析的。

表 4-11 2012 年我国农村居民前 5 位疾病死亡原因分析

死亡原因	男性		女性		合计	
	死亡率 (1/10 万)	位次	死亡率 (1/10 万)	位次	死亡率 (1/10 万)	位次
恶性肿瘤	198.65	1	102.78	3	151.47	1
脑血管病	150.62	2	120.80	1	135.95	2
心脏病	123.51	3	115.36	2	119.50	3
呼吸系疾病	114.53	4	92.93	4	103.90	4
损伤和中毒	78.92	5	38.17	5	58.86	5

（二）统计图

1. 绘制原则 简明扼要，通俗易懂；根据不同的资料类型和分析目的，选择合适的统计图；满足视觉美观的要求。

2. 统计图的结构

（1）标题 简明扼要地说明资料的内容、时间和地点，一般写在图的下方正中央。如有多个统计图，在标题前需标上编号。

（2）标目 包括横标目和纵标目，分为表示横轴和纵轴数字刻度的意义及度量单位。从美观角度出发，横轴和纵轴的比例以 7:5 或 5:7 为宜，但为了说明问题也可灵活掌握。

（3）坐标 指横轴和纵轴上的坐标尺度。刻度数值按由小到大的顺序排列，横轴自左向右，纵轴自下而上，分别标在横轴下方和纵轴外侧。绘图时需根据资料特征，选择适当的坐标原点和刻度间隔。

（4）图例 图中用不同线条、图案或颜色区别不同事物时，需要附图例说明，图例一般放在右上角空隙处或下方中间位置。

3. 统计图的种类 统计图的种类很多。常用的统计图有线图、半对数线图、直方图、直条图、百分条图、圆图、散点图等。

二、数值变量的图表表达

在实际工作中，由于所收集到的数值型资料往往有多个数据，一般需要用统计表和统计图来进行表达。

（一）统计表

对搜集到的数值型资料，欲了解其分布规律，可对其进行分组整理，编制频数分布表（frequency distribution table）来描述。频数分布表的图形表示即为频数分布图。频数分布表和频数分布图可直观显示资料的分布类型和分布特征。

在频数分布表中，通常包括各组段或组别及其相应的频数、频率、累计频数和累计频率。频数指各组段或组别中观测值的个数。频率表示该组段或组别的频数在总例数中所占的比例，各组的频率之和为100%。某组段或组别的累计频数为该组及之前各组的频数之和。累计频率则为各组累计频数在总例数中所占的比例，最后一个组段或组别的累计频率为100%。

1. 连续型数值变量的频数表 详细见【例4-1】。

2. 离散型数值变量的频数表

【例4-16】某妇幼保健院对2013年住院分娩的100名产妇调查了产前检查次数，数据如下，试对产前检查次数编制频数分布表。

5	7	3	2	7	6	4	3	7	8
8	0	7	6	3	2	1	4	7	6
1	1	2	3	5	4	7	6	5	9
7	4	8	10	3	4	6	8	9	8
5	5	7	8	4	7	10	9	8	5
2	6	6	7	5	9	6	10	9	3
0	2	8	8	9	4	5	7	8	1
6	6	7	8	10	5	6	8	7	0
6	4	10	4	7	9	8	9	5	10
7	5	3	2	6	7	9	6	3	7

离散型数值变量的取值不连续，可直接清点各变量值及相同变量值出现的频数并列于表4-12的（1）、（2）列，并在此基础上计算相应的频率、累计频数和累计频率，分别列于表4-12的（3）、（4）、（5）列。从表4-12可看出，产前检查数为5～8次的产妇最多，不检查或检查次数少的孕妇人数较少，产前检查次数>8次的孕妇也不多。

表4-12 2013年某妇幼保健院100名产妇产前检查次数频数分布

产前检查次数 (1)	频数 (2)	频率（%） (3)	累计频数 (4)	累计频率（%） (5)
0	3	3.0	3	3.0
1	4	4.0	7	7.0
2	6	6.0	13	13.0
3	8	8.0	21	21.0
4	9	9.0	30	30.0
5	11	11.0	41	41.0
6	14	14.0	55	55.0
7	17	17.0	72	72.0
8	13	13.0	85	85.0
9	9	9.0	94	94.0
10	6	6.0	100	100.0
合计	100	100.0	—	—

（二）统计图

描述数值型资料常用的统计图有以下类型：

1. 线图（line chart） 通过线段的升降来表示事物随时间的变化趋势，或某现象随另一现象变化的情况，适用于连续型资料。横轴通常是某一连续型变量（如时间或年龄），纵轴是某统计指标。根据纵轴尺度的不同，又可分为普通线图和半对数线图（semi-logarithmic line graph）。

普通线图：其横轴、纵轴均为算术尺度，侧重表示事物的变化趋势和变化幅度。纵轴尺度一般从 0 开始，也可不从 0 开始；且纵轴尺度必须等距（或具有规律性）。可按时间或年龄等顺序确定各坐标点，并用短线依次连接各点即可，如图 4-7 所示。注意，图线一般应按实际数字绘制成折线，不能任意改为光滑的曲线。半对数线图：其横轴为算术尺度，纵轴则为对数尺度，侧重表达事物的变化速度。若两组或多组数据数量相差悬殊，宜选择半对数线图。

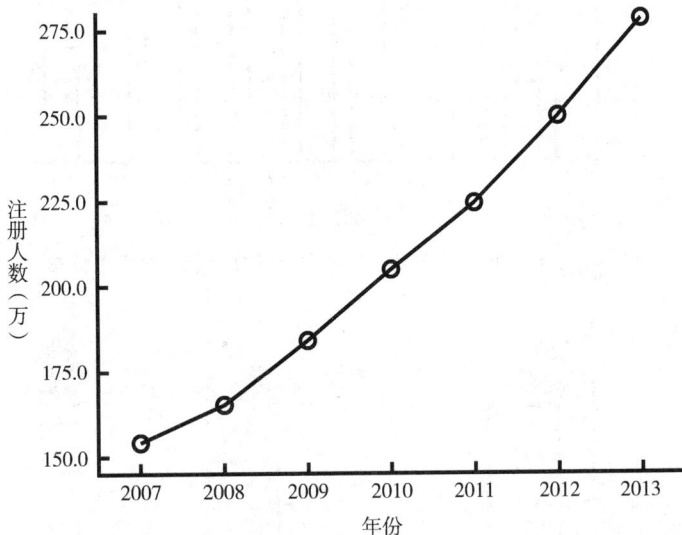

图 4-7 我国 2007～2013 年注册护士人数变化情况

2. 直方图（histogram） 主要用于描述连续型数值变量的频数分布。直方图的横轴表示数值变量的组段，纵轴表示各组段的频率密度（频率/组距）。由于频率直方图的纵坐标为频率密度，所以频率直方图的总面积为 100%。直方图的纵坐标可以是频数、频率、频率密度等，形成不同的直方图。如前述图 4-1 某单位 102 名男性职工血清肌酐的频数分布图即为直方图。注意：①直方图的纵轴尺度应从 0 开始，中间不宜折断，否则会改变各组段的数量关系；②直方图的各直方之间紧密衔接，不应留有空隙。

3. 直条图（bar chart） 用于反映相互独立的事物之间的数量对比关系，适用于离散型数值变量和分类变量。直条图是用等宽直条的长短表示相互独立的若干事物某项指标值的大小。所比较的指标可以是绝对数，也可以是相对数。横轴表示事物的类别，纵轴表示对应的指标值。根据研究对象的分组是单一层次还是两层次（或多层次），可分为单式条图和复式条图两种：①单式条图：研究对象按照一个层次分组，横轴上只有一个分组变量，此时图中有多少个等宽直条，就代表该分组变量有多少个水平。如用图4-8表示2013年某妇幼保健院100名产妇产前检查次数的频数分布，该图即为单式条图。②复式条图：研究对象按照两个（或多个）层次分组，横轴上有两个（或多个）分组变量。此时图中有多少个直条组合，就代表这些分组变量有多少种水平组合。如根据表4-9中的分配治愈率数据作图4-9，表示甲、乙两所医院治疗某病的疗效，属于复式条图。

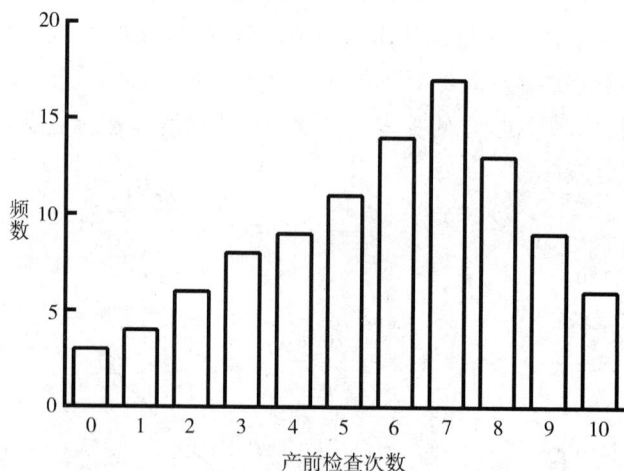

图4-8　2013年某保健院100名产妇产前检查次数频数分布

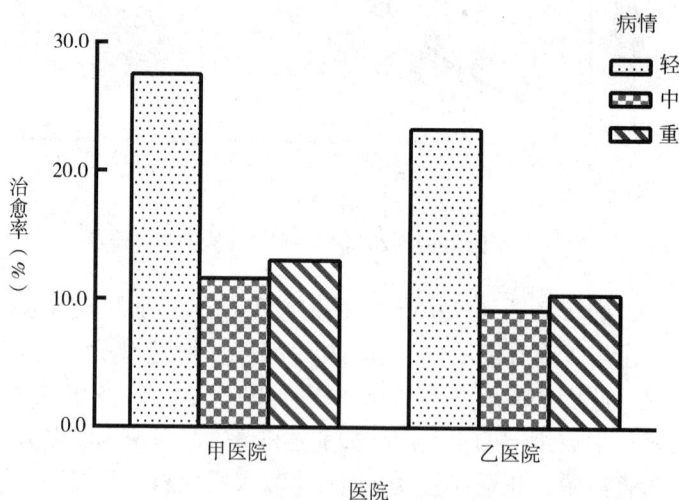

图4-9　甲、乙两所医院治疗某病的疗效

注意：①直条图的纵轴尺度必须从0开始，中间不宜折断，否则不能正确反映各类别事物指标值的实际比例；②各直条的宽度应相等，直条的间隔也应相等，间隔的宽度常与直条宽度相等或为直条宽度的 1/2；③直条的排列可按指标值的大小排列，也可按分组的习惯顺序排列，以便比较。

4. 箱式图（box plot） 综合描述数值变量的平均水平和变异程度，可用于同类资料之间分布特征的直观比较，还可显示数据中的离群值（常用"○"表示）或极端值（常用"＊"表示）。箱式图使用了变量的 5 个指标，即最小值、下四分位数（P_{25}）、中位数（P_{50}）、上四分位数（P_{75}）和最大值。P_{25} 和 P_{75} 对应"箱子"的两端，"箱子"的中间横线是 P_{50}，P_{25} 和最小值之间、P_{75} 和最大值之间则分别构成"箱子"的上下两条"触须"。有时还可在箱式图的"触须"外标出远离大部分观测值的离群值或极端值。箱式图中，"箱子"越长，显示数据的变异程度越大。若中间横线在"箱子"的中点，且"箱子"的上下两条"触须"等长，则表明数据为对称分布，否则为偏态分布。箱式图特别适用于多组数据分布的比较。

如图 4-10 所示为某班 50 名男女学生人体解剖学课程成绩分布的箱式图。可以看出，男女生的成绩可能都是偏态分布；但男生成绩的平均水平低于女生，变异程度高于女生；男生成绩箱体下方出现一个离群值，为 1 号数据。

5. 散点图（scatter diagram） 主要用于双变量资料的相关分析，以判断两变量间是否存在相关关系，以及相关的方向和密切程度。散点图的横轴和纵轴各代表一个变量；以直角坐标系中的点表示各研究对象，每个点的横坐标和纵坐标分别对应两个变量数值的大小；通过直角坐标系中各点的密集程度和趋势来表示两变量间的关系。横轴和纵轴尺度的起点不一定从 0 开始，可根据资料实际情况而定。如图 4-11 显示 10 名高血压病患者治疗前收缩压水平与收缩压下降值之间的关系。

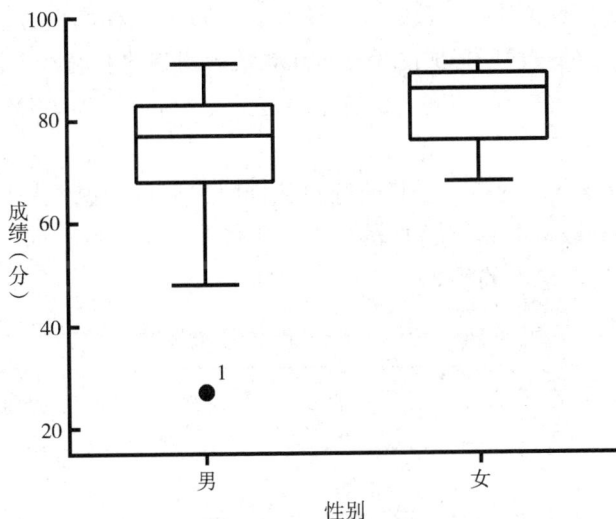

图 4-10 50 名男女学生人体解剖学课程成绩分布

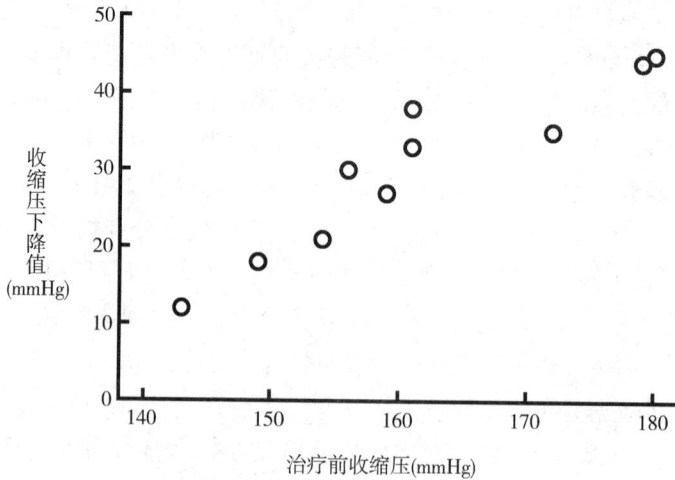

图 4-11　10 名高血压患者治疗前收缩压与收缩压下降值的关系

三、分类变量的图表表达

与数值型资料的描述方法相似，分类型资料的数据特征与分布也常通过统计表和统计图的方式来展示。本部分主要介绍分类型资料常用的图表表达方法。

（一）统计表

分类型资料常用的统计表类型有以下两种：

1. 频数表　分类型资料的频数表是将研究对象按照某种属性分为不同类别，并清点各类别中研究对象的频数所形成的表格。在频数表的基础上也可绘制频数图。二者可直观显示资料的分布特征。如前表 4-2 描述的是护理专业 56 名女大学生的血型的频数分布情况。

2. 列联表　对分类型资料，若将研究对象同时按照两种属性加以划分，并清点各类别中研究对象的频数，由此形成的表格即为列联表。详见第八章。如表 4-13 显示两种疗法治疗 200 名乙肝患者的疗效。

表 4-14　两种疗法治疗乙肝患者的疗效

治疗方法	治疗效果		合计
	有效	无效	
甲方法	60	40	100
乙方法	69	31	100
合计	129	71	200

（二）统计图

描述分类型资料常用的统计图有以下类型：

1. 线图 同样适用于连续型分类资料。普通线图侧重表示事物的变化趋势和变化幅度，见图 4-12；半对数线图侧重表达事物的变化速度，见图 4-13，虽然原始数据与图 4-12 完全相同，横轴仍为时间，但纵轴发病率取的是以 10 为底的对数。若两组或多组数据数量相差悬殊，宜选择半对数线图。

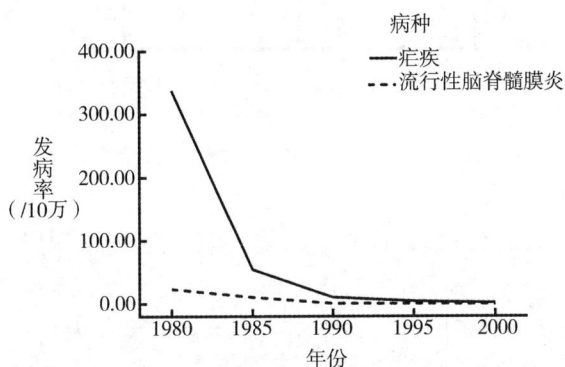

图 4-12　1980～2000 年我国疟疾和流行性脑脊髓膜炎发病率（/10 万）

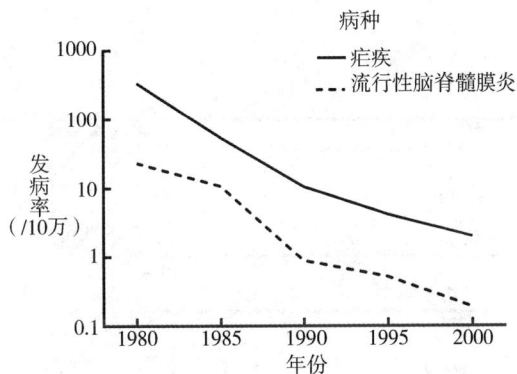

图 4-13　1980～2000 年我国疟疾和流行性脑脊髓膜炎发病率（/10 万）

2. 直条图 用于反映相互独立的事物之间的数量对比关系。如图 4-14 表示某地区中小学生近视患病率大小。

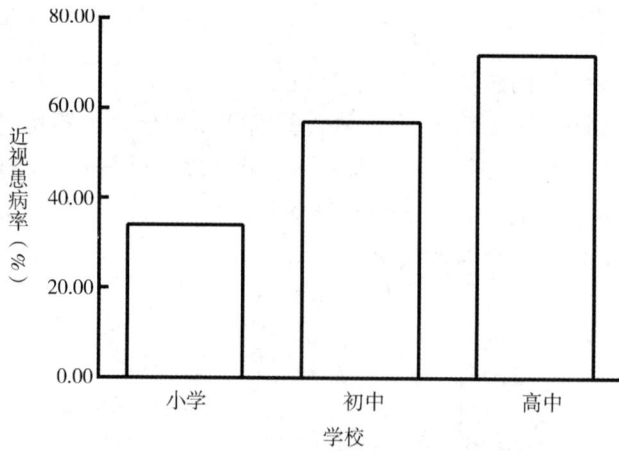

图 4-14　某地区中小学生近视患病率

3. 百分条图（percent bar chart） 用于表示事物的内部构成，可直观显示各部分所占的比例或比重。百分条图以直条总长度作为 100%，以直条中不同长度的段表示各部分所占的比例。绘制百分条图时，先绘制一个标尺，尺度为 0～100（%），标尺可绘制在直条的上方或下方。再绘制一直条，长度与标尺一致，以直条内各段的长度表示各部分的百分比。直条各部分用线分开，各段需用不同颜色或图形表示，并标出所占的百分比，必要时附图例加以说明。百分条图特别适用于性质相同的多组资料内部构成的比较，可在同一标尺上绘制两个或两个以上直条，以便于分析比较。见图 4-15。

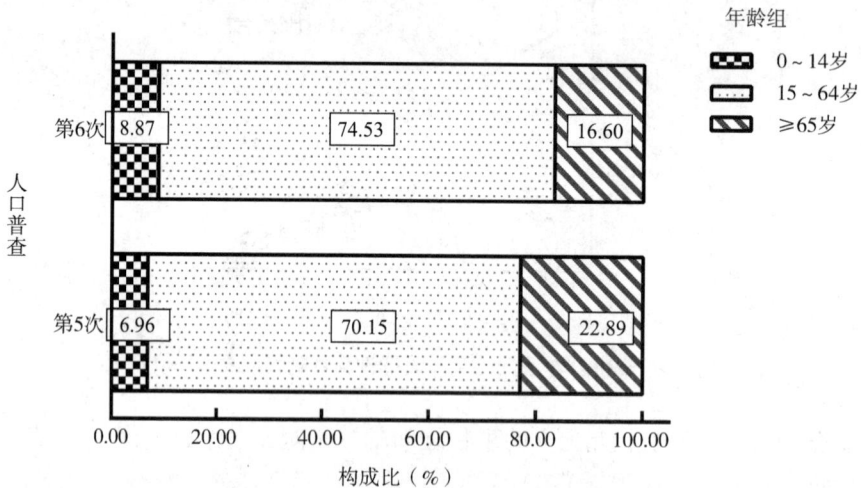

图 4-15　两次全国人口普查年龄构成比较

4. 圆图（pie chart） 用途与百分条图相同。以圆形总面积作为事物的整体，即 100%，以圆内各扇形的面积表示事物内部各部分所占的比重。见图 4-16。圆图的绘制以圆形的 360°角为 100％，1‰相当于 3.6°角，将各部分的百分比乘以 3.6 即得相应的圆周角度数。圆图中各部分按事物的习惯顺序或百分比的大小排列，一般从相当于 12 点或 9 点的位置开始，顺时针方向排列。圆图中各部分用线分开，并简要注明文字或百分比，也可用不同颜色或花纹区别，需附以图例说明各种颜色或花纹所代表的类别。若比较性质相同的多组资料的内部构成，应绘制直径相同的圆，并使各圆中各部分的排列顺序一致，以便于比较。

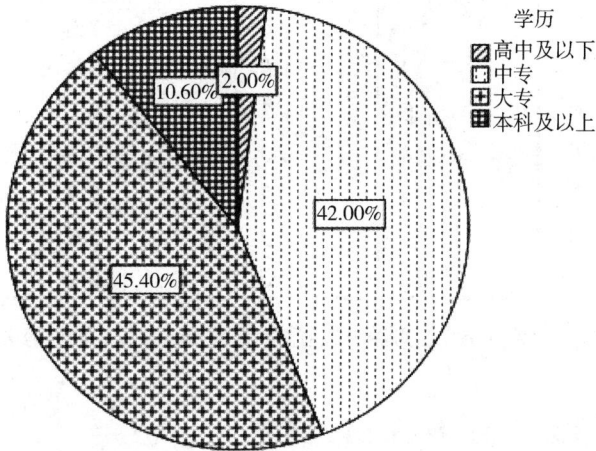

图 4-16 2012 年我国注册护士学历构成情况

第六节 SPSS 软件操作与分析

一、用 SPSS 实现频数分布表的编制

以【例 4-1】资料为例编制频数分布表。

1. 建立数据集 启动 SPSS 软件，以"血清肌酐"为变量名，录入数据并建立数据集 sj0401. sav，见图 4-17。

	血清肌酐
1	91
2	58
⋮	⋮
101	80
102	99

4-17 sj0401. sav

2. 分析步骤

（1）Transform→Record into Different Variables→血清肌酐→入 Numeric Variable→"组段"键入 Output Variable Name→ Change→Old and New Values→Old Value→Range→58 →through 62.9→New Values→58→add→63→ through 67.9→New Values→63，以此类推，直到 103 through 108 →New Values→103→Continue→OK。

（2）Analyze→Descriptive Statistics→Frequencies→组段→入 Variables→Display frequency tables→OK。

3. 结果及解释 编制成的频数分布表见图 4-18。

		Frequency	Percent	Valid Percent	Cumulative Percent
Valid	58.00	2	2.0	2.0	2.0
	63.00	4	3.9	3.9	5.9
	68.00	8	7.8	7.8	13.7
	73.00	14	13.7	13.7	27.5
	78.00	18	17.6	17.6	45.1
	83.00	22	21.6	21.6	66.7
	88.00	15	14.7	14.7	81.4
	93.00	10	9.8	9.8	91.2
	98.00	6	5.9	5.9	97.1
	103.00	3	2.9	2.9	100.0
	Total	102	100.0	100.0	

图 4-18 某单位 102 名男性职工血清肌酐 (μmmol/L) 的频数分布表

二、用 SPSS 实现数值资料的统计描述

(一) 均数及百分位数

用【例 4-1】数据计算血清肌酐的均数、P_{25}、P_{50}、P_{75} 和四分位数间距。

1. 建立数据集 使用已建立的数据库文件 sj0401. sav。

2. 分析步骤 Analyze → Descriptive Statistics → Frequencies → 血清肌酐 → 入 Variables→Statistics →Percentile Values→Quartiles→Percentile→依次键入 25 add，50 add，75 add，→Central Tendency→Mean→Median→Continue→OK。

3. 结果及解释 结果见图 4-19，算得均数、P_{25}、P_{50}、P_{75} 和四分位数间距分别为 83.48、76.75、83.50、90.00、90.00－76.75＝13.25。

N	Valid	102
	Missing	0
Mean		83.48
Median		83.50
Percentiles	25	76.75
	50	83.50
	75	90.00

图 4-19 血清肌酐 (μmmol/L) 指标分析结果

（二） 直接法计算几何均数

以【例 4-5】资料为例。

1. 建立数据集 启动 SPSS 软件，以"抗体滴度倒数"为变量名，录入数据并建立数据集 sj0402.sav，见图 4-20。

2. 分析步骤 Analyze → Reports → Case Summaries→抗体滴度倒数→入 Variables→Statistics→ Geometric Mean→入 Cell Statistics→Continue→OK。

3. 结果及解释 5 名呼吸道感染患者肺炎支原体抗体平均滴度为 1∶160，见图 4-21。

	抗体滴度倒数
1	40
2	80
3	160
4	320
5	640

图 4-20 sj0402.sav

		抗体滴度倒数
1		40
2		80
3		160
4		320
5		640
Total	Geometric Mean	160.00

图 4-21 五名呼吸道感染患者肺炎支原体抗体的平均滴度

（三） 加权法计算几何均数

以【例 4-6】资料为例。

1. 建立数据集 启动 SPSS 软件，以"抗体滴度倒数"和"频数"为变量名，录入数据并建立数据库集 sj0403.sav，见图 4-22。

2. 分析步骤

（1）频数加权 Data→Weight cases→Weight cases by→频数→Frequency Variable→OK。

（2）计算 Analyze→Reports→Case Summaries →抗体滴度倒数→入 Variables→Statistics→Geometric Mean→入 Cell Statistics→Continue→OK。

3. 结果及解释 35 名系统性红斑狼疮患者抗核抗体平均滴度为 1∶375，见图 4-23。

	抗体滴度倒数	频数
1	80	3
2	160	7
3	320	10
4	640	9
5	1280	6

图 4-22 sj0403.sav

	抗体滴度倒数
1	80
2	160
3	320
4	640
5	1280
Total　Geometric Mean	374.94

图 4-23　35 名系统性红斑狼疮患者抗核抗体的平均滴度

（四）极差、方差、标准差

以【例 4-10】资料为例。

1. 建立数据集　启动 SPSS 软件，以"脉搏"为变量名，录入数据并建立数据集 sj0404.sav，见图 4-24。

2. 分析步骤　Analyze → Descriptive Statistics→Descripitves→脉搏→入 Variables→ Options→Mean→Dispersion→Std. deviation→ Variance→Range→ Continue→OK。

3. 结果及解释　得 16 名住院患者脉搏的极差、方差、标准差分别为 46、165.73、12.87，见图 4-25。

	脉搏
1	94
2	85
3	76
⋮	⋮
15	102
16	71

图 4-24　sj0404.sav

	N	Range	Mean	Std. Deviation	Variance
脉搏	16	46	77.56	12.874	165.729

图 4-25　16 名患者脉搏（次/分）的变异程度指标

三、用 SPSS 实现统计图的制作

（一）线图的制作

【例 4-17】根据表 4-14 资料绘制普通线图。

表 4-14 我国 2007～2013 年注册护士人数变化情况（万）

年份	注册人数	累计增长量	逐年增长量
2007	154.3	—	—
2008	165.3	11.0	11.0
2009	184.1	29.8	18.8
2010	204.8	50.5	20.7
2011	224.4	70.1	19.6
2012	249.7	95.4	25.3
2013	278.3	124.0	28.6

1. 建立数据集 启动 SPSS 软件，分别以 "年份" 和 "注册人数" 为变量名，录入数据并建立数据集 sj0405.sav，见图 4-26。

2. 分析步骤 Graph→Legacy Dialogs→Line→Simple→Define→Line Represents→Other statistic（e.g.，mean）→ 注册人数 → 入 Variable→年份→入 Category Axis→OK。后续可双击线图打开 Chart editor 窗口，根据需要修图。如在 Chart editor 窗口中选中线条→单击鼠标右键→Add Makers→Close。

3. 结果及解释 见第五节图 4-7。

	年份	注册人数
1	2007	154.30
2	2008	165.30
3	2009	184.10
4	2010	204.80
5	2011	224.40
6	2012	249.70
7	2013	278.30

图 4-26 sj0405.sav

（二）半对数线图的制作

【例 4-18】根据表 4-15 资料绘制半对数线图。

表 4-15 1980～2000 年我国疟疾和流行性脑脊髓膜炎发病率（/10 万）

年份	疟疾发病率	流行性脑脊髓膜炎发病率
1980	337.83	23.44
1985	54.39	10.73
1990	10.56	0.89
1995	4.19	0.52
2000	2.02	0.19

1. 建立数据集 启动 SPSS 软件，分别以 "年份"，"病种"（1＝疟疾、2＝流行性脑脊髓膜炎）和 "发病率" 为变量名，录入数据并建立数据集 sj0406.sav，见图 4-27。

	年份	病种	发病率
1	1980	1	337.83
2	1985	1	54.39
3	1990	1	10.56
⋮	⋮	⋮	⋮
9	1995	2	.52
10	2000	2	.19

图 4-27　sj0406. sav

3. 结果及解释　分别见第五节图 4-8。

（三）　直方图的制作

【例 4-19】根据表 4-1 资料绘制直方图。

1. 建立数据集　使用已建立的数据库文件 sj0401. sav，按第六节例 4-1 资料的分析步骤（1）设置组段，并另存为数据集 sj0407. sav，见图 4-28。

2. 分析步骤　Graph→Legacy Dialogs→Histogram→组段→入 Variable→OK。双击直方图→打开 Chart editor→双击横坐标轴→Properties→Scale → Range → Minimum 58，Maximum 108，Major Increment 5→Apply→Close。双击直条→Properties→Binging→X Axis→√ Custom value for anchor：58→Apply→Close。此外，还可根据其他需求修图。

3. 结果及解释　见第一节图 4-1。

	血清肌酐	组段
1	91	88.00
2	58	58.00
⋮	⋮	⋮
101	80	78.00
102	99	98.00

图 4-28　sj0407. sav

（四）　单式条图的制作

【例 4-20】根据表 4-16 资料绘制单式条图。

2. 分析步骤

（1）先绘制普通线图　Graph→Legacy Dialogs→Line→Multiple→Define→Lines Represent→Other statistic（e. g.，mean）→发病率→入 Variable→年份→入 Category Axis→病种→入 Define Lines by→OK。

（2）半对数线图　双击已绘制的普通线图→打开 Chart editor→双击纵坐标轴→Properties → Scale → Type → 选中 Logarithmic，Base：10→Apply→Close。此外，还可根据其他需求修图。

表 4-16　某地区中小学生近视患病率调查

学校类别	受检学生	近视学生数	近视患病率（%）
小学	2980	1012	33.96
初中	3688	2103	57.02
高中	3128	2260	72.25
合计	9796	5375	54.87

1. 建立数据集 启动 SPSS 软件，以"学校"（1＝小学、2＝初中、3＝高中）和"近视患病率"为变量名，录入数据并建立数据集 sj0408. sav，见图 4-29。

2. 分析步骤 Graph→Legacy Dialogs→Bar→Simple→Define→BarsRepresent→Other statistic（e. g.，mean）→近视患病率→入 Variable→学校→入 Category Axis→OK。后续根据需求修图。

3. 结果及解释 见第五节图 4-14。

	学校	近视患病率
1	1	33.96
2	2	57.02
3	3	72.25

图 4-29 sj0408. sav

（五） 复式条图的制作

【例 4-21】 根据表 4-9 的分配治愈率资料绘制复式条图。

1. 建立数据集 启动 SPSS 软件，分别以"病情"（1＝轻、2＝中、3＝重），"医院"（1＝甲医院、2＝乙医院），"治愈率"为变量名，录入数据并建立数据集 sj0409. sav，见图 4-30。

	病情	医院	治愈率
1	1	1	27.5
2	1	2	23.3
3	2	1	11.6
4	2	2	9.2
5	3	1	13.0
6	3	2	10.4

图 4-30 sj0409. sav

2. 分析步骤 Graph→Legacy Dialogs→Bar→Clustered→Define→Bars Represent→Other statistic（e. g.，mean）→治愈率→入 Variable→医院→入 Category Axis→病情→入 Define Clusters by→OK。后续根据需求修图。

3. 结果及解释 见第五节图 4-9。

（六） 箱式图的制作

【例 4-22】 某班 50 名男女学生人体解剖学课程成绩（分）如下，试绘制成绩分布的箱式图。

男 27, 77, 77, 71, 70, 60, 48, 87, 85, 84, 82, 75, 68, 82, 79, 77, 77, 64, 60, 81, 77, 70, 69, 68, 64, 91, 91, 87, 87

女 91, 89, 89, 83, 75, 73, 91, 89, 87, 70, 68, 90, 90, 89, 86, 80, 77, 89, 77, 70, 77

	性别	成绩
1	1	27
2	1	77
⋮	⋮	⋮
49	2	70
50	2	77

图 4-31　sj0410. sav

1. 建立数据集　启动 SPSS 软件，分别以"性别"（1＝男、2＝女），"成绩"为变量，录入数据并建立数据集 sj0410. sav，见图 4-31。

2. 分析步骤　Graph→Legacy Dialogs→Boxplot→Simple→Define→成绩→入 Variable→性别→入 Category Axis→OK。后续根据需求修图。

3. 结果及解释　见第五节图 4-10。

（七）散点图的制作

【例 4-23】对 10 名高血压患者测量治疗前、后的收缩压水平（见数据集 sj0411. sav），试绘制治疗前收缩压与收缩压下降值的散点图。

1. 建立数据集　启动 SPSS 软件，分别以"治疗前收缩压""收缩压下降值"为变量，录入数据并建立数据集 sj0411. sav，见图 4-32。

	治疗前收缩压	收缩压下降值
1	143	12
2	149	18
⋮	⋮	⋮
9	179	44
10	180	45

图 4-32　sj0411. sav

2. 分析步骤　Graph→Legacy Dialogs → Scatter → Simple Scatter → Define→治疗前收缩压→入 Y Axis→收缩压下降值→入 X Axis→OK。后续根据需求修图。

3. 结果及解释　见第五节图 4-11。

（八）百分条图的制作

【例 4-24】根据表 4-17 资料绘制百分比条图。

表 4-17　我国第 5 次和第 6 次全国人口数（亿）普查年龄构成情况

全国人口普查	0～14 岁		15～64 岁		65 岁及以上	
	人数	构成比（%）	人数	构成比（%）	人数	构成比（%）
第 5 次	2.90	22.89	8.88	70.15	0.88	6.96
第 6 次	2.22	16.60	9.99	74.53	1.19	8.87

1. 建立数据集　启动 SPSS 软件，分别以"人口普查"（1＝第 5 次、2＝第 6 次），"年龄组"（1＝0～14 岁、2＝15～64 岁、3＝≥65 岁）和"构成比"为变量，录入数据并建立数据集 sj0412. sav，见图 4-33。

	人口普查	年龄组	构成比
1	1	1	22.89
2	1	2	70.15
3	1	3	6.96
4	2	1	16.60
5	2	2	74.53
6	2	3	8.87

图 4-33　sj0412.sav

2. 分析步骤　Graph→Legacy Dialogs→Bar→Stacked→Define→Bars Represent→Other statistic（e.g.，mean）→构成比→入 Variable→人口普查→入 Category Axis→年龄组→入 Define Stacks by→OK。后续根据需求修图。

3. 结果及解释　见第五节图 4-15。

（九）　圆图的制作

【例 4-25】 2012 年我国医疗机构共有注册护士 200 多万，其中高中及以下占 2.0%，中专占 42.0%，大专占 45.4%，本科及以上占 10.6%，绘制护士学历构成情况的圆图。

1. 建立数据集　启动 SPSS 软件，分别以"学历"（1=高中及以下、2=中专、3=大专、4=本科及以上）、"构成比"为变量名，录入数据并建立数据集 sj0413.sav，见图 4-34。

2. 分析步骤　Graph→Legacy Dialogs→Pie→Data in Chart Are→Summaries for groups of cases→Define→Slices Represent → Sum of variable → 构成比 → 入 Variable→学历→入 Define Slices by→OK。后续根据需求修图。

3. 结果及解释　见第五节图 4-16。

	学历	构成比
1	1	2.0
2	2	42.0
3	3	45.4
4	4	10.6

图 4-34　sj0413.sav

第五章　参数估计与假设检验 ▷▷▷▷

医学研究往往是从总体中随机抽取一定含量的样本进行研究，目的是通过样本的信息推断总体的特征，这一过程称为统计推断（statistical inference）。其内容包括参数估计（parameter estimation）和假设检验（hypothesis test）。本章思维框架见图 5-1、图 5-2。

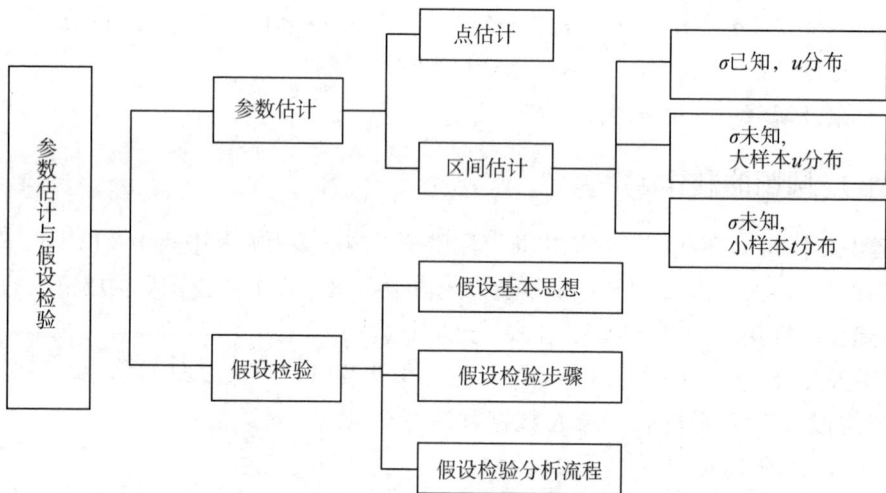

图 5-1　参数估计与假设检验的基本分析思路

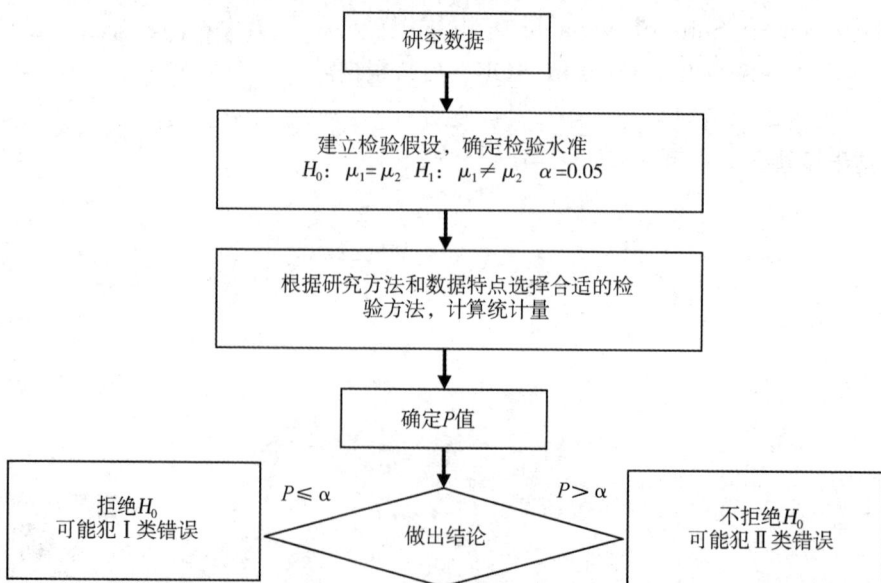

图 5-2　假设检验分析流程图

第一节　抽样分布与抽样误差

了解总体特征最好的办法就是对总体所包含的全部个体逐一进行观察。然而，一方面由于多数情况下研究的总体为无限总体，不可能做到逐一观察；另一方面由于受到人力、物力、财力、时间等限制，不可能也没必要做到逐一研究，因此需要借助于抽样研究。

一、样本均数的抽样分布与抽样误差

1. 抽样分布　同质总体中抽取样本含量相等的若干样本均数的频数分布，称为抽样分布。样本均数的抽样分布具有以下特点：①各样本均数未必等于总体均数；②各样本均数之间未必相等；③样本均数的分布具有一定的规律：围绕着总体均数，"中间多、两边少"，左右基本对称，也服从正态分布；④样本均数之间的变异比较原变量明显缩小。

2. 抽样误差　从某总体中随机抽取一个样本来进行研究，所得样本统计量与总体参数值不同，这种由抽样引起的样本统计量与总体参数间的差异称为抽样误差（sampling error），其本质是由于生物个体变异的客观存在，所以是抽样研究中不可避免的，但又是有规律可循的。

抽样误差有两种表现形式，其一是：样本统计量与总体参数间的差异；其二是：样本统计量间的差异。

3. 标准误　虽然均数的抽样误差可表现为样本均数与总体均数之差值，但由于总体均数往往是未知的，这个差值实际上是得不到的。如何衡量抽样误差的大小，揭示抽样误差的规律呢？中心极限定理（central limit theorem）概括了其规律性：

设从均值为 μ、方差为 σ^2 的任意一个总体中随机抽取样本量为 n 的样本，当 n 充分大时，样本均值的抽样分布近似服从均值为 μ、方差为 σ^2 的正态分布。

此时，抽样分布中的样本均数的标准差称为标准误（standard error，SE），用 $\sigma_{\bar{x}}$ 表示，是衡量抽样误差大小的总体指标。其计算公式为：

$$\sigma_{\bar{x}} = \frac{\sigma}{\sqrt{n}} \qquad\qquad （公式 5\text{-}1）$$

可见，总体标准误与总体标准差 σ 成正比，与样本含量 n 的平方根成反比。

实际工作中，σ 往往是未知的，一般可用样本标准差 s 代替，求得 $\sigma_{\bar{x}}$ 的估计值 $s_{\bar{x}}$，即样本标准误：

$$s_{\bar{x}} = \frac{s}{\sqrt{n}} \qquad\qquad （公式 5\text{-}2）$$

因为标准差 s 随样本含量的增加而趋于稳定，故增加样本含量可以减少抽样误差。

中心极限定理还揭示：即使从非正态总体或分布不清楚的总体中随机抽样，只要样本含量足够大，样本均数的分布也趋于正态分布。因此，在很多统计分析中，当样本含量较大时，可以用近似正态分布的原理进行分析。

二、样本率的抽样分布与抽样误差

前面介绍了数值资料的抽样分布与标准误。对于分类资料，同样存在总体率抽样分布与标准误的问题。样本率用英文字母 p 表示，总体率用希腊字母 π 表示。

从同一研究总体中随机抽取样本含量为 n 的样本 k 个，则可得到 k 个样本率（p_1，p_2，…，p_i，…，p_k），k 个样本率相互之间，以及样本率 p 和总体率 π 之间存在差别，这种差别是由于抽样造成的，称为率的抽样误差。率的抽样误差可用率的标准误 σ_p 来表示，其公式为：

$$\sigma_p = \sqrt{\frac{\pi(1-\pi)}{n}} \qquad \text{（公式 5-3）}$$

当总体率 π 未知时，可用样本率 p 作为 π 的估计值，率的标准误的估计值 S_p 表示，其公式为：

$$S_p = \sqrt{\frac{p(1-p)}{n}} \qquad \text{（公式 5-4）}$$

率的标准误越小，说明率的抽样误差越小，用样本推论总体时，可信程度越高。

【例 5-1】抽查某地医护人员 260 人的血清标本，检出乙肝表面抗体（HBs-Ab）阳性 153 人，求其标准误。

$$S_p = \sqrt{\frac{\frac{153}{260} \times (1 - \frac{153}{260})}{260}} = 0.0305$$

故该地医护人员乙肝表面抗体阳性率的抽样误差，即标准误为 3.05%。

第二节　t 分布

一、t 分布的概念

从抽样分布研究中，英国统计学家 W. S. Gosset 导出了样本均数的 t 分布，并于 1908 年用笔名 "Student"，在生物统计杂志 *Biometrics* 上发表了该论文。t 分布又称 Student's t 分布，是 t 值的分布，而 t 值是：

$$t = \frac{\overline{x} - \mu}{s_{\overline{X}}} = \frac{\overline{x} - \mu}{s/\sqrt{n}} \qquad \text{（公式 5-5）}$$

则 t 值服从自由度为 $n-1$ 的 t 分布（t-distribution）。

二、t 分布的特征

t 分布曲线是以 t 值为横坐标 $f(t)$ 值为纵坐标的一簇曲线，自由度 ν 是其唯一参数。它与标准正态分布的关系见图 5-3 所示。

t 分布有以下的特征：

1. t 分布为一簇单峰分布曲线，以 0 为中心，左右对称。

2. t 分布与自由度 ν 有关，自由度越小，t 分布的峰越低，而两侧尾部翘得越高。

3. 自由度逐渐增大时，t 分布逐渐逼近标准正态分布；当自由度趋向无穷大时，t 分布趋近标准正态分布，故标准正态分布是 t 分布的特例。

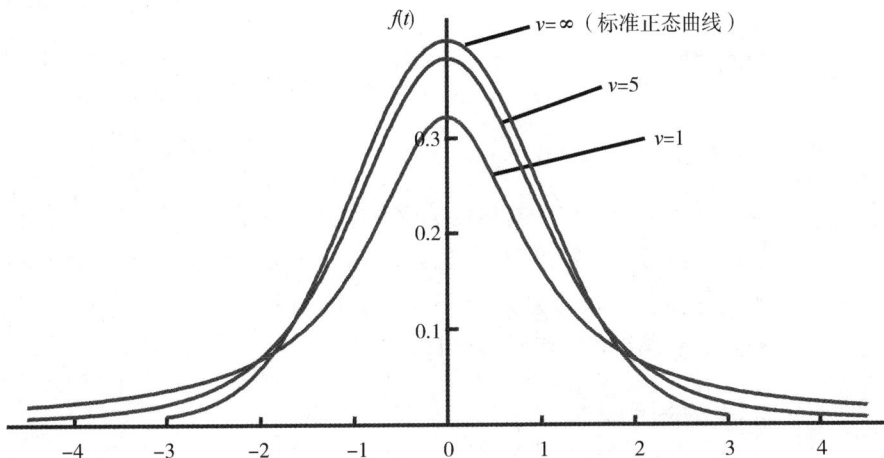

图 5-3　自由度分别为 1、5、∞时的 t 分布

三、t 分布的应用

t 分布理论是总体均数估计和假设检验的理论基础，揭示了样本含量较小时（如 $n<30$）的抽样分布状态及其与标准正态分布的关联。由于 t 分布是一簇曲线，曲线下的面积为 95％或 99％时对应的界值不是一个常量，而是随着自由度的变化而变化。为了便于使用，统计学家编制了 t 界值表（请参阅附表 2）。该表的横标目为自由度 ν，纵标目为尾端概率 P，表中的数值表示给定的自由度 ν 和概率 α 所对应的单侧概率及双侧概率的 t 界值。一般与单侧概率对应的 t 界值记作 $t_{\alpha,\nu}$，与双侧概率对应的 t 界值记作 $t_{\alpha/2,\nu}$。如单侧 $t_{0.05,30}=1.697$，表示 $\nu=30$ 时，$t\geqslant1.697$ 的概率或者 $t\leqslant-1.697$ 的概率为 0.05，记作 $P(t\geqslant1.697)=0.05$ 或 $P(t\leqslant-1.697)=0.05$。当自由度相同时，t 绝对值越大，P 值越小；t 绝对值越小，P 值越大。而在相同的 t 值下，双侧概率 P 为单侧概率 P 的 2 倍，如 $t_{0.05,30}=t_{0.10/2,30}=1.697$。其通式为：

$$单侧：P(t\leqslant-t_{\alpha,\nu})=\alpha \text{ 或 } P(t\geqslant t_{\alpha,\nu})=\alpha \qquad （公式 5-6）$$

$$双侧：P(t\leqslant-t_{\alpha/2,\nu})+P(t\geqslant t_{\alpha/2,\nu})=\alpha, P(-t_{\alpha/2,\nu}<t<t_{\alpha/2,\nu})=1-\alpha$$

$$（公式 5-7）$$

第三节 总体均数与总体率的估计

由样本信息估计总体参数称为参数估计（parameter estimation），是统计推断的重要内容。参数估计包括点估计（point estimation）和区间估计（interval estimation）两种方法。

一、总体均数的估计

（一） 总体均数点估计

点估计是直接用样本统计量作为对应的总体参数的估计值。如用样本均数 $\bar{x}$ 作为总体均数 μ 的一个估计，用样本的标准差 s 作为总体标准差 σ 的一个估计，例如，抽样调查某地 120 名男子的血清铁含量均数为 $18.57\mu\text{mol/L}$，标准差为 $4.37\mu\text{mol/L}$，以此来估计该地所有男子血清铁含量，这就是点估计。

（二） 总体均数的区间估计

因点估计的精确度高但准确度很低，故常用区间估计。区间估计是按一定的概率 $1-\alpha$ 确定的包含总体参数的一个范围，这个范围称作置信度为 $1-\alpha$ 的置信区间（confidence interval，CI），又称可信区间。这种估计方法称为区间估计法，包括 t 分布法和正态近似法。

1. t 分布法 当 σ 未知且 n 较小时，按 t 分布原理计算其置信区间。在置信度设定为 $(1-\alpha)$ 时，总体均数的双侧置信区间计算公式为：

$$(\bar{x}-t_{\alpha/2,\nu}s_{\bar{x}}, \bar{x}+t_{\alpha/2,\nu}s_{\bar{x}}) \qquad \text{（公式 5-8）}$$

当 $\alpha=0.05$ 时，为 μ 的 95% 置信区间。置信区间通常由两个可信限（confidence limit）构成，其中较小者称为下限，记为 CL，较大者称为上限，记为 CU。置信区间是一开区间，不包括上、下两个可信限的数值。

同理：总体均数 μ 的单侧 $1-\alpha$ 置信区间计算通式为：

$$\mu>\bar{x}-t_{\alpha,\nu}s_{\bar{x}} \quad \text{或} \quad \mu<\bar{x}+t_{\alpha,\nu}s_{\bar{x}} \qquad \text{（公式 5-9）}$$

2. 正态近似法 当 σ 已知或未知但样本含量较大时，例如 $n>100$，按正态分布原理估计总体均数的可信区间。总体均数 μ 的双侧 $1-\alpha$ 置信区间为：

$$(\bar{x}-z_{\alpha/2}\sigma_{\bar{x}}, \bar{x}+z_{\alpha/2}\sigma_{\bar{x}}) \qquad \text{（公式 5-10）}$$

或

$$(\bar{x}-z_{\alpha/2}s_{\bar{x}}, \bar{x}+z_{\alpha/2}s_{\bar{x}}) \qquad \text{（公式 5-11）}$$

同理，相对应于公式 4-10、4-11，总体均数 μ 的单侧 $1-\alpha$ 置信区间分别为：

$$\mu>\bar{x}-z_{\alpha}\sigma_{\bar{x}} \quad \text{或} \quad \mu>\bar{x}-z_{\alpha}s_{\bar{x}} \qquad \text{（公式 5-12）}$$

$$\mu<\bar{x}-z_{\alpha}\sigma_{\bar{x}} \quad \text{或} \quad \mu<\bar{x}-z_{\alpha}s_{\bar{x}} \qquad \text{（公式 5-13）}$$

其中，z_{α} 为标准正态离差，即双侧概率为 α 的标准正态分布的分位数。$\alpha=0.05$

时，$z_a = 1.960$；$\alpha = 0.10$ 时，$z_a = 1.645$。

【例 5-2】 随机抽取某地 25 名正常成年男子，测得该样本的脉搏均数为 73.6 次/分，标准差为 6.5 次/分，求该地正常成年男子脉搏总体均数 95% 的置信区间。

本例自由度 $\nu = 25 - 1 = 24$，经查表得 $t_{0.05, 24} = 2.064$，则：

$$\overline{x} - t_{0.05, 24} \times s_{\overline{x}} = 73.6 - 2.064 \times 6.5 / \sqrt{25} = 70.9 \text{（次 / 分）}$$

$$\overline{x} + t_{0.05, 24} \times s_{\overline{x}} = 73.6 + 2.064 \times 6.5 / \sqrt{25} = 76.3 \text{（次 / 分）}$$

即该地正常成年男子脉搏总体均数的 95% 置信区间为：70.9～76.3（次/分）。

【例 5-3】 某市 2015 年 120 名 8 岁男童的身高 $\overline{x} = 123.62$（cm），标准差 $s = 4.75$（cm），计算该市 8 岁男童总体均数 90% 的置信区间。

因 $n = 120 > 100$，故可以用标准正态分布代替 t 分布，$z_{0.10} = 1.645$，

$$\overline{x} - z_a s_{\overline{x}} = 122.91 \text{（cm）}$$

$$\overline{x} + z_a s_{\overline{x}} = 124.33 \text{（cm）}$$

即该市 8 岁男童平均身高的 90% 置信区间为：122.91～124.33（cm）。

区间估计应用时需要强调：$1 - \alpha$ 置信区间的含义是如果重复若干次样本含量相同的抽样，每个样本均按同一方法构建 $100(1 - \alpha)\%$ 置信区间，则在这些置信区间中，理论上有 $100(1 - \alpha)$ 个包含了总体参数，还有 100α 个未估计到总体均数。

区间估计的准确性（度）由置信度 $1 - \alpha$ 的大小反映，如置信度为 90%、95% 和 99% 中，99% 的置信度较 90% 和 95% 的准确度高，但精确度相对较低。区间估计的精确性（度）由置信的长度大小反映。实际工作中常用 95% 置信区间，能较好地兼顾准确性和精确性。

二、总体率的估计

同总体均数的估计一样，总体率的估计也包括点估计和区间估计。点估计即直接用样本率来估计总体率。区间估计是根据样本提供的信息、按照一定概率 $1 - \alpha$（即置信度）来估计总体率的可能范围。总体率置信区间的估计方法包括：

（一）正态近似法

当 n 足够大，p 和 $1 - p$ 均不太小时 [np 与 $n(1 - p)$ 均大于 5]，样本率 p 近似服从正态分布，这时可以利用正态分布理论来估计总体率的置信区间。

置信度为 $1 - \alpha$ 的置信区间：

$$(p - z_a s_p, \ p + z_a s_p) \tag{公式 5-14}$$

其中，z_a 是标准正态分布双侧临界值，估计 95% 置信区间时 $z_a = 1.96$，估计 99% 置信区间时 $z_a = 2.58$。

【例 5-4】 某医院用复方丹参滴丸治疗冠心病患者 201 例，其中显效 127 例，试估计复方丹参滴丸显效率的 95% 和 99% 置信区间。

本例，$n = 201$，$p = 127/201 = 0.6318$

$$s_p = \sqrt{\frac{p(1-p)}{n}} = \sqrt{\frac{0.6318 \times (1-0.6318)}{201}} = 0.034$$

故复方丹参滴丸显效率的95%的置信区间为：

$(0.6318 - 1.96 \times 0.034, \ 0.6318 + 1.96 \times 0.034) = (56.51\%, \ 69.84\%)$

复方丹参滴丸显效率的99%的置信区间为：

$(0.6318 - 2.58 \times 0.034, \ 0.6318 + 2.58 \times 0.034) = (54.40\%, \ 71.96\%)$

（二）查表法

如果 n，p 不符合上述要求，即当 $n \leqslant 50$，特别是 p 很接近 0 或 1 时，这时需要采用二项分布原理来估计总体率的置信区间，计算较为繁杂。为了方便应用，附表 3 列出了在样本含量不同时，总体率的 95% 和 99% 置信区间。

【例 5-5】某市某年确诊某罕见肿瘤 31 例，1 年内死亡 9 例。试估计该病 1 年病死率的 95% 置信区间。

本例 $n=31$，$x=9$，查附表 3 的置信度为 95% 的置信区间为（14%，48%）。即该地该罕见肿瘤病死率的 95% 置信区间为（14%，48%）。

注意：附表 3 中 x 值只列出 $x \leqslant \frac{n}{2}$ 的部分，当 $x > \frac{n}{2}$ 时，可以用 $n-x$ 查表，然后以 100% 减去查得的区间即为所求的置信区间。

【例 5-6】某医生采用中西医结合疗法对 10 例肾病综合征患者进行治疗，一个疗程后，8 名患者病情缓解，求该疗法治疗肾病综合征的缓解率的 95% 置信区间。

本例，$n=10$，$x=8$，$x > \frac{n}{2}$，故以 $n-x=2$ 查表，得到 3%～56%，再以 100% 减去该区间得到该疗法治疗肾病综合征的缓解率的 95% 置信区间为（44%，97%）。

第四节 假设检验概述

统计推断的另一个重要内容是假设检验（hypothesis test）。假设检验是先对所估计的总体提出一个假设，然后通过样本信息去推断是否拒绝这一假设的判别方法，称为假设检验。

一、假设检验的基本思想

【例 5-7】大规模调查表明健康成年女血红蛋白的均数为 13.6g/dL，今随机调查某餐饮单位成年女性服务员 25 名，测得血红蛋白均数为 12.1g/dL，标准差为 4.88g/dL，试问该单位成年女性服务员血红蛋白的均数与健康成年女子血红蛋白的均数有无差别？

本例中已知一个总体 $\mu_0 = 13.6$g/dL，一个样本：$n=25$，$\bar{x}=12.1$g/dL，$s=4.88$g/dL。现有的样本均数和总体均数不同，其差别可能有两个方面的原因造成，抽样误差所致的差别或非抽样误差所致的本质差异（即样本所来自的未知总体与已知总体不同）。为识别这两种可能，我们对其做假设检验。

假设检验的基本原理包括小概率思想和反证法思想。

1. 小概率思想　小概率事件（发生概率很小的事件）在一次试验中被认为基本上不发生。

2. 反证法思想　首先提出一个假设，用适当的统计方法确定当假设成立时，获得现有样本的概率大小，如果是小概率事件，则推断假设是假的，因此拒绝它；如果不是小概率事件，则不能认为假设是假的，于是不能拒绝它。

二、假设检验的基本步骤

对【例 5-7】进行假设检验的步骤如下：

1. 建立假设和确定检验水准　首先建立零假设（null hypothesis），亦称原假设，记为 H_0；同时设立相应的备择假设（alternative hypothesis），记为 H_1。两者是互斥的，非此即彼。

确定检验水准（size of test）实际上就是确定拒绝 H_0 时的最大允许误差，用 α 表示，检验水准可选择 0.05 或 0.01。常用 $\alpha=0.05$，本例也用此。

本例属于单样本检验。建立以下假设：

H_0：$\mu=\mu_0$；H_1：$\mu\neq\mu_0$；$\alpha=0.05$。即

H_0：$\mu=13.6\mathrm{g/dL}$；H_1：$\mu\neq13.6\mathrm{g/dL}$；$\alpha=0.05$。

2. 计算检验统计量　检验统计量（statistics for hypothesis test）是衡量样本与总体间的差别或偏离程度的一个统计指标。各种检验方法大多需按相应的公式计算检验统计量。样本与总体间的差别常用 t 统计量来衡量：

$$t=\frac{\overline{x}-\mu_0}{s_{\overline{x}}}=\frac{\overline{x}-\mu_0}{s/\sqrt{n}}，\nu=n-1 \qquad （公式 5\text{-}15）$$

统计量 t 表示：在标准误的尺度下，样本均数与总体均数的偏离。本例中统计量 t 的当前值为：

$$t=\frac{\overline{x}-\mu_0}{s_{\overline{x}}}=\frac{\overline{x}-\mu_0}{s/\sqrt{n}}=\frac{12.1-13.6}{4.88/\sqrt{25}}=1.54$$

3. 确定 P 值和作推断结论　$t=1.54$，这个差别是大还是小？当前样本是否支持 H_0 假设？需根据抽样分布计算与统计量对应的概率即 P 值判断。P 值的大小表示：在 H_0 成立的前提下，获得现有这么大 t 离差及更大 t 离差即 $t\geq1.54$ 的可能性，即：

$$P=P\ (t\geq1.54)$$

由 $\nu=25\text{-}1=24$ 查附表 2 的 t 界值表得 $t_{0.10,24}=1.711$，则 $t<t_{0.10,24}$，故 $P>0.01$。

若 $P\leq\alpha$，则拒绝 H_0，接受 H_1，可以认为样本与总体的差别不仅仅是抽样误差造成的，可能存在本质上的差别，属"非偶然的（significant）"，差别有统计学意义。若 $P>\alpha$，则样本与总体间的差别尚不能排除纯粹由抽样误差造成，属"偶然的（non-significant）"，故尚不能拒绝 H_0，差别无统计学意义。

本例推断结论：$t=1.54$，$\nu=24$，$P>0.10$，故按 $\alpha=0.05$ 水准，不拒绝 H_0，差

别无统计学意义，尚不能认为该餐饮单位成年女性服务员血红蛋白与健康成年女子血红蛋白之间有差异。

三、假设检验两类错误

假设检验是由样本推断总体，由局部去认识总体，因此所得出的结论并不是绝对正确的；另外，假设性检验的依据是"小概率事件原理"，其本身就存在不足，并不是百分之百正确，小概率事件我们是基于认为在一次试验中不会发生的假设，但并不是说没有发生的可能性，仅仅是发生概率较小而已。小概率事件原理是我们进行假设检验的唯一依据，这就决定了假设检验结论只是概率性质的，有其犯错误的可能性。

统计上约定，如果 H_0 实际为真，而判断 H_0 为假。这类"弃真"错误称为第一类错误，犯错误的概率就是显著水平 α。如果 H_0 实际不真，而接受 H_0，这类"取伪"错误称为第二类错误，犯错误的概率为 β，α 与 β 的关系如图 5-4 所示。

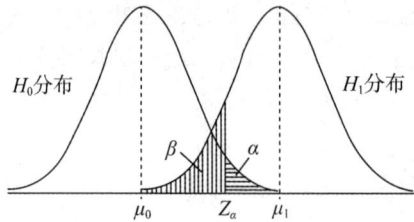

图 5-4 α 与 β 的关系示意图

四、应用假设检验的注意事项

1. 假设检验应注意资料的可比性 保证比较组间的可比性是假设检验的前提。为了保证资料的可比性，必须要有严密的抽样设计。

2. 要注意选用的假设检验方法的应用条件 资料性质不同，设计类型不同，样本含量大小不同，检验方法也不同。

3. 结论不能绝对化 由于假设检验是根据抽得的样本资料对总体的某种特征作出判断，而样本只反映总体的部分特征，由它来推断总体的特征就不能有百分之百的把握，因此假设检验得出的判断有可能是错误的。

4. 正确区分统计意义与专业上的实际意义 差别有统计意义只说明相应的总体均数有差别，并不一定说明差别的大小，即专业上的实际意义的大小，其判断方法要参考图 5-5。

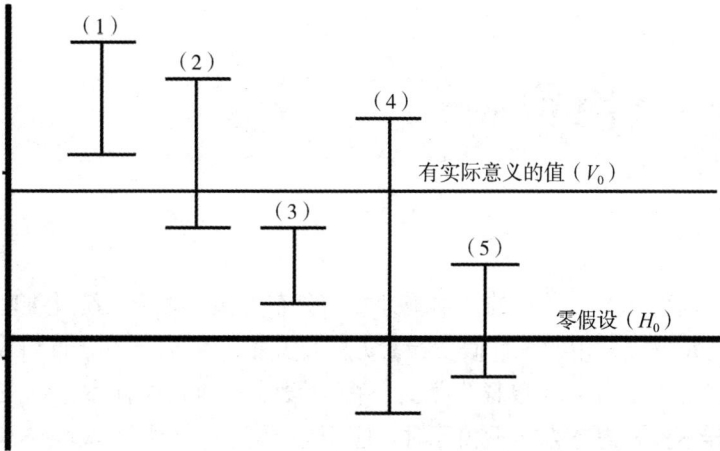

图 5-5 统计意义与实际意义判断图

第六章 t 检验 ▷▷▷

本章将利用前面章节已学过的样本统计量的分布规律，来介绍统计推断的常用方法之一 t 检验。它是一类常用的统计假设检验方法，其推论依据是 t 分布和假设检验的基本思想。依据设计方案可分为单样本设计、配对设计和两独立样本设计三种 t 检验方法；在两独立样本资料总体方差不相等时，应用 t' 检验。同时，t 检验还可广泛地应用于相关系数、回归系数等多种参数的统计推断中。思维框架如下：

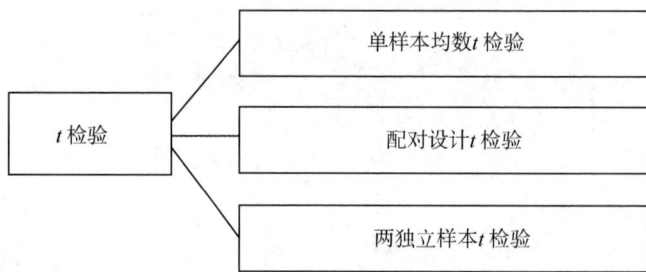

```
                        ┌──────────────────────┐
                        │    单样本均数 t 检验   │
                        └──────────────────────┘
┌─────────┐             ┌──────────────────────┐
│  t 检验  │─────────────│    配对设计 t 检验     │
└─────────┘             └──────────────────────┘
                        ┌──────────────────────┐
                        │    两独立样本 t 检验   │
                        └──────────────────────┘
```

图 6-1 t 检验知识框架图

第一节 单样本均数比较 t 检验

单样本计量资料的 t 检验（one-simple t-test），是推断样本均数所来自总体均数与已知总体均数有无差别（或表述为样本是否来自已知总体）。

一、基本原理

单样本均数比较 t 检验要求样本所来自的总体资料服从正态分布，同时，样本资料必须有代表性，即样本数据是从总体中随机抽取。适用于已知样本的含量 n、样本均数 $\bar{x}$ 和标准差 s；已知的一个总体均数 μ_0（一般为标准值，理论值或经大量观察得到的稳定数值），但总体的标准差未知。

单样本 t 检验统计量计算公式及自由度为：

$$t = \frac{\bar{x} - \mu_0}{s_{\bar{x}}} = \frac{\bar{x} - \mu_0}{s/\sqrt{n}}, \quad \nu = n - 1 \qquad \text{（公式 6-1）}$$

二、案例与分析思路

【例 6-1】已知健康成年男子脉搏的均数为 72 次/分钟，某医生在一次社区调查中随机测量了 12 名成年男子脉搏数，分别为：78、81、70、66、85、87、73、71、69、74、82、70，问能否认为该社区成年男子的脉搏数与一般健康成年男子脉搏数不同？

分析思路：本例属于一个样本与已知总体比较，样本指标脉搏数属于计量资料，对样本资料进行正态性检验，结果为 $W = 0.930, P = 0.382, P > 0.05$，资料服从正态分布。可以采用单样本资料 t 检验。

已知 $\mu_0 = 72, n = 12$，可求得：$\overline{x} = 75.08, s = 7.49$，总体标准差未知，$n = 12$ 为小样本。单样本资料 t 检验具体步骤如下：

1. 建立检验假设，确定检验水准

$H_0: \mu = \mu_0$ 该社区成年男子的脉搏数与一般健康成年男子脉搏数相同

$H_1: \mu \neq \mu_0$ 该社区成年男子的脉搏数与一般健康成年男子脉搏数不同

$\alpha = 0.05$

2. 计算检验统计量

$$t = \frac{\overline{x} - \mu_0}{s_{\overline{x}}} = \frac{\overline{x} - \mu_0}{s / \sqrt{n}} = \frac{75.08 - 72}{7.49 / \sqrt{12}} = 1.426$$

$$\nu = n - 1 = 12 - 1 = 11$$

3. 根据 P 值，作出推断结论　查附表 2，得 $t_{0.05/2, 11} = 2.201$，$t < t_{0.05/2, 35}$，$P > 0.05$，按 $\alpha = 0.05$ 水准，不拒绝 H_0，差异无统计学意义，尚不能认为该社区成年男子的脉搏数与一般健康成年男子脉搏数不同。

第二节　配对设计均数比较 t 检验

配对设计资料均数 t 检验简称配对 t 检验（paired simples t-test），又称非独立两样本均数 t 检验，适用于配对设计计量资料均数的比较，其目的是比较两相关样本均数所代表的未知总体均数是否有差别。

一、基本原理

配对设计是将受试对象按照某些（个）重要特征相近或相同的原则配成对子，每对中的两个个体随机分配到不同的处理组。按一些重要特征或可能影响研究指标的因素进行同质配对，可将这些特征在相互配对的两组之间均衡，其目的是消除混杂因素的影响，从而提高统计检验效能。

配对设计资料主要有 3 种情况：①两种同质受试对象分别接受两种不同处理，如把性别、体重、月龄、窝别相近的动物配成一对，或把同性别、年龄、体重、病情程度相同的患者配成一对。②同一受试对象或同一样本的两个部分，分别接受两种不同处理。③自身对比（self-contrast），即将同一受试对象接受某种处理前后的结果进行比较，如对患者服用某降糖药前后的空腹血糖值进行比较，眼科实验散瞳药效果比较时，每个受试对象两眼之一用散瞳药，另一眼作对照。

配对 t 检验的基本原理是假设两种处理的效应相同，t 即配对对子的差值均数 t 的总体均数 t 。这就将配对设计计量资料的 t 检验变成了单样本 $\sigma_1^2 = \sigma_2^2$ 检验，应用条件是研究变量的差值 $\sigma_1^2 \neq \sigma_2^2$ 总体服从正态分布。

配对 t' 检验的检验统计量公式为：

$$t = \frac{\overline{d} - \mu_d}{s_{\overline{d}}} = \frac{\overline{d} - \mu_0}{s_d / \sqrt{n}} , \nu = 对子数 - 1 \qquad (公式 6-2)$$

式中 d 为各对子数据的差值，$\overline{d}$ 为样本差值 d 的均数，s_d 为样本差值 d 的标准差，$s_{\overline{d}}$ 为样本差值 d 的标准误，n 为对子数。

二、案例与分析思路

【例 6-2】某制药公司为了解某种新药治疗糖尿病的临床疗效，从某医院随机抽取若干糖尿病患者，按年龄相近、体重相近、性别相同配成 8 对对子，每对分别给以常规药物和新药，测量两组的血糖下降幅度如表 6-1 所示，试问两药的治疗效果是否相同？

表 6-1 使用不同药物治疗后的血糖下降幅度 （mmol/L）

配对号	新药组	常规药物组	差值 d	d^2
1	7.8	2.1	5.7	32.49
2	8.9	3.9	5.0	25.00
3	10.5	2.8	7.7	59.29
4	7.4	3.9	3.5	12.25
5	9.7	3.8	5.9	34.81
6	8.8	4.5	4.3	18.49
7	9.1	4.2	4.9	24.01
8	10.7	3.3	7.4	54.76
合计			44.4	261.10

分析思路：本例采用配对设计，疗效评价指标血糖下降幅度为定量资料，采用 SPSS 软件对差值进行正态性检验，结果：$W = 0.951$，$P = 0.722$，$P > 0.05$，认为差值服从正态分布，满足配对 t 检验的条件，宜采用配对设计比较 t 检验。

1. 建立检验假设，确定检验水准

H_0：$\mu_d = 0$ 两药的治疗效果相同，即血糖下降值相同

H_1：$\mu_d \neq 0$ 两药的治疗效果不同，即血糖下降值不同

$\alpha = 0.05$

2. 计算检验统计量 先计算各对数据的差值 d 和差值的平方 d^2，并求合计值。

$$\sum d = 44.4, \sum d^2 = 261.1$$

$$\overline{d} = \frac{\sum d}{n} = \frac{44.4}{8} = 5.55$$

$$s_d = \sqrt{\frac{\sum d^2 - (\sum d)^2/n}{n-1}} = \sqrt{\frac{261.1 - (44.4)^2/8}{8-1}} = 1.448$$

$$t = \frac{\overline{d} - \mu_d}{s_d/\sqrt{n}} = \frac{5.55 - 0}{1.448/\sqrt{8}} = 10.841, \quad \nu = 对子数 - 1 = 8 - 1 = 7$$

3. 根据 P 值，作出推断结论 查附表 2，得 $t_{0.05/2,7} = 2.365$，因为 $t > t_{0.05/2,7}$，$P <$ 0.05，拒绝 H_0，接受 H_1，认为差异有统计学意义，可以认为两药的血糖下降值不同，即治疗效果不同，且新药的治疗效果优于常规药物组。

【例 6-3】 对某医院患类风湿关节炎的 10 例患者采取某种治疗手段，分别记录了治疗前后患者的类风湿因子的含量，如表 6-2 所示，试比较治疗前后患者体内类风湿因子的含量有无差别？

表 6-2　10 例患者治疗前后患者体内类风湿因子的含量（IU/mL）

编号	治疗前	治疗后	差值 d	d^2
1	189.3	139.0	50.3	2530.09
2	98.1	92.1	6.0	36.00
3	154.9	135.8	19.1	364.81
4	230.2	110.2	120.0	14400.00
5	210.6	129.1	81.5	6642.25
6	311.9	100.3	211.6	44774.56
7	269.0	209.4	59.6	3552.16
8	198.9	135.5	63.4	4019.56
9	403.4	290.3	113.1	12791.61
10	193.2	125.6	67.6	4569.76
合计			792.2	93680.80

分析思路：本例属于自身治疗前后对比，属于配对设计。对差值进行正态性检验，结果：$W = 0.907$，$P = 0.261$，$P > 0.05$，认为差值服从正态分布，满足配对 t 检验的条件，宜采用配对设计比较 t 检验。

1. 建立检验假设，确定检验水准

H_0：$\mu_d = 0$　即治疗前后患者体内类风湿因子的含量无差别

H_1：$\mu_d \neq 0$　即治疗前后患者体内类风湿因子的含量有差别

$\alpha = 0.05$

2. 计算检验统计量

$$\sum d = 792.2, \quad \sum d^2 = 93680.8$$

$$\overline{d} = \frac{\sum d}{n} = \frac{792.2}{10} = 79.22$$

$$S_d = \sqrt{\frac{\sum d^2 - (\sum d)^2/n}{n-1}} = \sqrt{\frac{93680.8 - (792.2)^2/10}{10-1}} = 58.616$$

$$t = \frac{\overline{d} - \mu_d}{S_d / \sqrt{n}} = \frac{79.22 - 0}{58.616 / \sqrt{10}} = 4.274, \quad \nu = \text{对子数} - 1 = 10 - 1 = 9$$

3. 根据 P 值，作出推断结论 查附表 2，得 $t_{0.05/2, 9} = 2.262$，因为 $t > t_{0.05/2, 9}$，故 $P < 0.05$，拒绝 H_0，接受 H_1，认为差异有统计学意义，即治疗前后患者体内类风湿因子的含量有差别，且治疗后患者体内的类风湿因子的含量比治疗前低。

第三节 两独立样本均数比较 t 检验

两个独立样本均数的 t 检验（two independent sample t-test），又称成组设计 t 检验，成组设计是将受试对象完全随机地分配到两组中，两组分别接受不同的处理，比较两种处理效应指标的差别。

一、基本原理

两独立样本均数比较 t 检验目的通过两样本均数差别去推断各自所代表的总体均数是否不同，从而回答两组处理效果有无差别。两个独立样本均数的 t 检验应用时，需满足前面 t 检验要求的同时，两样本所代表总体均服从正态分布，并且还要求两样本所代表的总体方差相等，即 $\sigma_1^2 = \sigma_2^2$。若 $\sigma_1^2 \neq \sigma_2^2$，可采用下节 t' 检验。

两个独立样本均数的 t 检验，其检验假设为两样本所代表总体均数相等，即 H_0：$\mu_1 = \mu_2$，可以表述为 $\mu_1 - \mu_2 = 0$，将 $\overline{x}_1 - \overline{x}_2$ 看作一个统计量，$s_{\overline{x}_1 - \overline{x}_2}$ 为两样本差值的标准误，则统计量计算公式为：

$$t = \frac{(\overline{x}_1 - \overline{x}_2) - 0}{s_{\overline{x}_1 - \overline{x}_2}} = \frac{\overline{x}_1 - \overline{x}_2}{s_{\overline{x}_1 - \overline{x}_2}} \qquad \text{（公式 6-3）}$$

$$\nu = n_1 + n_2 - 2 \qquad \text{（公式 6-4）}$$

$$s_{\overline{x}_1 - \overline{x}_2} = \sqrt{s_c^2 \left(\frac{1}{n_1} + \frac{1}{n_2} \right)} \qquad \text{（公式 6-5）}$$

$$s_c^2 = \frac{\sum x_1^2 - (\sum x_1)^2 / n_1 + \sum x_2^2 - (\sum x_2)^2 / n_2}{n_1 + n_2 - 2} = \frac{(n_1 - 1)s_1^2 + (n_2 - 1)s_2^2}{(n_1 - 1) + (n_2 - 1)}$$

$$\text{（公式 6-6）}$$

s_c^2 为合并方差，这里的统计量 t 服从自由度为 $\nu = n_1 + n_2 - 2$ 的 t 分布。根据公式 6-3 计算出统计量，利用 t 分布得出 P 值，与给定的检验水准 α 比较做出统计结论。

二、案例与分析思路

【例 6-4】 某医院欲比较两种药物治疗贫血的临床疗效，从两个社区中分别随机抽取一定数量患者进行治疗，分别给予药物 A 和药物 B。疗程结束后测量两组患者治疗前后血红蛋白的增加量，数据如表 6-3 所示，问两种药物疗效是否相同？

表 6-3　两组患者治疗前后血红蛋白增加量（g/L）

| 药物 A | 11.1 | 7.3 | 10.8 | 13.1 | 10.1 | 16.8 | 14.2 | 9.7 | 11.5 |
| 药物 B | 9.2 | 11.8 | 15.5 | 12.1 | 15.2 | 15.9 | 14.1 | 9.2 | 10.3 |

分析思路：先进行两组正态性检验，结果：药物 A：$W = 0.970$，$P = 0.899$，$P > 0.05$；药物 B：$W = 0.894$，$P = 0.220$，$P > 0.05$，认为两组总体服从正态分布。再 Levene 方差齐性检验：$F = 0.131$，$P = 0.722$，$P > 0.05$，认为两样本所代表的总体方差相等。故宜采用两独立样本设计比较 *t* 检验。

1. 建立检验假设，确定检验水准

H_0：$\mu_1 = \mu_2$ 即两组患者治疗前后血红蛋白增加量无差别

H_1：$\mu_1 \neq \mu_2$ 即两组患者治疗前后血红蛋白增加量有差别

$\alpha = 0.05$

2. 计算检验统计量

$$n_1 = 9, \quad \sum x_1 = 104.6, \quad \overline{x}_1 = 11.62, \quad s_1 = 2.77, \quad s_1^2 = 7.67$$

$$n_2 = 9, \quad \sum x_2 = 113.3, \quad \overline{x}_2 = 12.59, \quad s_2 = 2.68, \quad s_2^2 = 7.18$$

$$s_c^2 = \frac{(n_1-1)s_1^2 + (n_2-1)s_2^2}{(n_1+n_2-2)} = \frac{(9-1) \times 2.77^2 + (9-1) \times 2.68^2}{(9+9-2)} = 7.428$$

$$s_{\overline{x}_1 - \overline{x}_2} = \sqrt{s_c^2 \left(\frac{1}{n_1} + \frac{1}{n_2}\right)} = \sqrt{7.428 \times \left(\frac{1}{9} + \frac{1}{9}\right)} = 1.285$$

$$t = \frac{(\overline{x}_1 - \overline{x}_2) - 0}{s_{\overline{x}_1 - \overline{x}_2}} = \frac{11.62 - 12.59}{1.285} = -0.755$$

$$\nu = n_1 + n_2 - 2 = 9 + 9 - 2 = 16$$

3. 根据 *P* 值，作出推断结论　查附表 2，得 $t_{0.05/2, 16} = 2.120$，因 $|t| < t_{0.05/2, 16}$，故 $P > 0.05$，按 $\alpha = 0.05$ 水准，不拒绝 H_0，差异无统计学意义，尚不能认为两种药物治疗贫血的疗效有差别。

第四节　正态性检验与方差齐性检验

一、正态性检验

正态分布是许多检验的基础，比如 F 检验、t 检验、卡方检验等统计学检验方法，在总体不是正态分布时，是没有任何意义的。因此，对一个样本是否来自正态总体的检验是至关重要的。当然，当我们无法证明某个数据的确来自正态总体时，如果使用效率高的检验方法都无法否认其总体是正态的检验，我们就没有理由否认那些和正态分布有关的检验有意义，下面将对正态性检验方法进行简单的归纳和比较。

（一）图示法

1. P-P 图　以样本的累计频率作为横坐标，以按照正态分布计算的相应累计概率作为纵坐标，以样本值表现为直角坐标系的散点。如果数据服从正态分布，则样本点应围绕第一象限的对角线分布。

2. Q-Q 图　以样本的分位数作为横坐标，以按照正态分布计算的相应分位点作为纵坐标，把样本表现为直角坐标系的散点。如果数据服从正态分布，则样本点应围绕第一象限的对角线分布。

以上两种方法以 Q-Q 图为佳，效率较高。

3. 直方图　以是否符合钟型分布来判断，可以同时选择输出正态性曲线。

4. 箱线图　观察矩形位置和中位数，若矩形位于中间位置且中位数位于矩形的中间位置，则分布较为对称，否则是偏态分布。

5. 茎叶图　判断观察图形的分布状态，是否是对称分布。

（二）　偏度与峰度检验法

1. 偏度系数与峰度系数　样本偏度系数用 S 表示，峰度系数用 K 来表示，其计算方法如下。

$$样本偏度系数 S = \frac{B_3}{(B_2)^{\frac{3}{2}}} \qquad （公式 6-7）$$

该系数用于检验对称性，$S>0$ 时，分布呈正偏态，$S<0$ 时，分布呈负偏态。

$$样本峰度系数 K = \frac{B_4}{(B_2)^2} - 3 \qquad （公式 6-8）$$

该系数用于检验峰态，$K>0$ 时为尖峰分布，$K<0$ 时为扁平分布；当 $S=0$，$K=0$ 时分布呈正态分布。

H_0：$F(x)$ 服从正态分布

H_1：$F(x)$ 不服从正态分布

当原假设为真时，检验统计量

$$\frac{S}{\sqrt{6/n}} \sim N(0,1) \qquad \frac{K}{\sqrt{24/n}} \sim N(0,1)$$

对于给定的 α　$R = \{|\frac{S}{\sqrt{6/n}}| > \lambda \bigcup |\frac{K}{\sqrt{24/n}}| > \lambda\}$　其中 $\lambda = u_{1-\frac{\alpha}{4}}$

2. Jarque-Bera 检验　偏度和峰度的联合分布检验法，检验统计量为

$$JB = \frac{n-k}{6}\left(S^2 + \frac{1}{4}K^2\right) \sim \chi^2(2) \qquad （公式 6-9）$$

JB 过大或过小时，拒绝原假设。

（三）　非参数检验方法

1. Kolmogorov-Smirnov 正态性检验　为基于经验分布函数（ECDF）的检验。

$$D = \max |F_n(x) - F_0(x)| \qquad （公式 6-10）$$

$F_n(x)$ 表示一组随机样本的累计概率函数，$F_0(x)$ 表示分布的分布函数。

当原假设为真时，D 的值应较小，若过大，则怀疑原假设，从而拒绝域为 $R = \{D > d\}$。

对于给定的 α　　$p = P\{D > d\} = \alpha$　　又 $p = P\{D_n \geqslant \hat{D}_n\}$

2. Lilliefor 正态性检验　该检验是对 Kolmogorov-Smirnov 检验的修正，参数未知时，由 $\hat{\mu} = \overline{x}$，$\hat{\sigma}^2 = S^2$ 可计算得检验统计量 $\hat{D}_n$ 的值。

3. Shapiro-Wilk（W 检验）　检验统计量为：

$$W = \frac{\left[\sum_{i=1}^{n} (a_i - \overline{a})(X_{(i)} - \overline{X}) \right]^2}{\sum_{i=1}^{n} (a_i - \overline{a})^2 \sum_{i=1}^{n} (X_{(i)} - \overline{X})^2} \qquad \text{(公式 6-11)}$$

当原假设为真时，W 的值应接近于 1，若值过小，则怀疑原假设，从而拒绝域为 $R = \{W \leqslant c\}$。

在给定的 α 水平下　$P\{W \leqslant c\} = \alpha$

4. χ^2 拟合优度检验　也是基于经验分布函数（ECDF）的检验，检验统计量为：

$$\chi^2 = \sum_{i=1}^{k} \frac{n}{p_i} \left(\frac{f_i}{n} - p_i \right)^2 = \sum_{i=1}^{k} \frac{(f_i - np_i)^2}{np_i} \sim \chi(k-1)$$

$$\text{(公式 6-12)}$$

$$\chi^2 = \sum_{i=1}^{k} \frac{n}{\hat{p}_i} \left(\frac{f_i}{n} - \hat{p}_i \right)^2 = \sum_{i=1}^{k} \frac{(f_i - n\hat{p}_i)^2}{n\hat{p}_i} \sim \chi(k-r-1)$$

$$\text{(公式 6-13)}$$

式中：r 是被估参数的个数。

若原假设为真时，χ^2 应较小，否则就怀疑原假设，从而拒绝域为 $R = \{\chi^2 \geqslant d\}$，对于给定的 α，$P\{\chi^2 \geqslant d\} = \alpha$，又 $p = P\{\chi^2 \geqslant \hat{\chi}^2\}$。

（四）　几种方法的比较

1. 图示法相对于其他方法而言，比较直观，方法简单，从图中可以直接判断，无需计算，但这种方法效率不是很高，它所提供的信息只是正态性检验的重要补充。

2. 经常使用的 χ^2 拟合优度检验和 Kolmogorov-Smirnov 检验的检验功效较低，在许多计算机软件的 Kolmogorov-Smirnov 检验无论是大小样本都用大样本近似的公式，很不精准，一般使用 Shapiro-Wilk 检验和 Lilliefor 检验。

3. Kolmogorov-Smirnov 检验只能检验是否一个样本来自于一个已知样本，而 Lilliefor 检验可以检验是否来自未知总体。

4. Shapiro-Wilk 检验和 Lilliefor 检验都是进行大小排序后得到的，所以易受异常值影响。

5. Shapiro-Wilk 检验只适用于小样本场合（$3 \leqslant n \leqslant 50$），其他方法的检验功效一般随样本容量的增大而增大。

6. χ^2 拟合优度检验和 Kolmogorov-Smirnov 检验都采用实际频数和期望频数进行检验，前者既可用于连续总体，又可用于离散总体，而 Kolmogorov-Smirnov 检验只适用于连续和定量数据。

7. χ^2 拟合优度检验的检验结果依赖于分组，而其他方法的检验结果与区间划分无关。

8. 偏度和峰度检验易受异常值的影响，检验功效就会降低。

9. 假设检验的目的是拒绝原假设，当 P 值不是很大时，应根据数据背景再作讨论。

二、两样本方差齐性检验

两样本方差齐性检验方法用 F 检验，要求两样本来自正态总体，检验统计量为 F 值，公式如下：

$$F = \frac{s_1^2(较大)}{s_2^2(较小)}, \quad \nu_1 = n_1 - 1, \quad \nu_2 = n_2 - 1 \qquad (公式 6\text{-}14)$$

式中 s_1^2 为数值较大的样本方差，s_2^2 为数值较小的样本方差，检验统计量 F 服从自由度为 ν_1 与 ν_2 的 F 分布。若两总体方差相等，则两样本方差之比不应该很大（不很大于 1），是不是很大，查附表 4 的值来做出决定。若 $F \geqslant F_{0.05(\nu_1, \nu_2)}$，$P \leqslant 0.05$ 拒绝 H_0，接受 H_1，认为两总体方差不相等，若 $F < F_{0.05(\nu_1, \nu_2)}$，$P > 0.05$，不拒绝 H_0，可认为两总体方差齐。

【例 6-5】某医院选择所在区同龄婴儿共 17 例，其中母乳喂养 8 人，配方奶粉喂养 9 人，经过一段时间喂养以后，各婴儿增重千克数如表 6-4 所示，问检验两总体方差是否相等？

表 6-4 不同的喂养方案婴儿的增重千克数（kg）

母乳喂养		配方奶粉喂养	
编号	增重	编号	增重
1	1.9	1	3.03
2	3.11	2	2.54
3	2.82	3	2.46
4	2.67	4	1.94
5	1.81	5	2.98
6	2.53	6	2.51
7	2.39	7	2.23
8	2.87	8	2.19
		9	2.80

分析思路：先进行两组正态性检验，结果：母乳喂养：$W = 0.930$，$P = 0.519$，$P > 0.05$；配方奶粉喂养：$W = 0.957$，$P = 0.768$，$P > 0.05$。因此，认为两组总体服从正态分布。再对两组体重增重量作方差齐性检验。检验步骤如下：

1. 建立检验假设，确定检验水准

$H_0: \sigma_1^2 = \sigma^2$ 即两组婴儿的体重增重量总体方差相等

$H_1: \sigma_1^2 \neq \sigma_2^2$ 即两组婴儿的体重增重量总体方差不相等

$\alpha = 0.05$

2. 计算检验统计量

$n_1 = 8$, $s_1^2 = 0.21$；$n_2 = 9$, $s_2^2 = 0.14$

$$F = \frac{s_1^2 (较大)}{s_2^2 (较小)} = \frac{0.21}{0.14} = 1.5$$

$\nu_1 = n_1 - 1 = 8 - 1 = 7$, $\nu_2 = n_2 - 1 = 9 - 1 = 8$

3. 根据 P 值，作出推断结论　查附表 4，得 $F_{0.05(7, 8)} = 4.53$，因 $F < F_{0.05(7, 8)}$，故 $P > 0.05$，按 $\alpha = 0.05$ 水准，不拒绝 H_0，差异无统计学意义，尚不能认为两组婴儿的体重增重量总体方差不相等。如若总体方差不相等，则不可以直接进行 t 检验，而应使用 t' 检验。

第五节　SPSS 软件实现与结果分析

一、用 SPSS 实现正态性检验

以【例 6-4】资料为例实现正态性检验。

1. 建立数据集　定义变量，以"血红蛋白增加量"为变量，录入【例 6-4】中药物 A 血红蛋白增加量数据并建数据库文件 sj0601. sav，见图 6-2。

2. 分析步骤

（1）P-P 图　Analyze→Descriptive Statistics→P-P Plots→血红蛋白增加量→Variables→OK。结果见图 6-3。

（2）Q-Q 图　Analyze→Descriptive Statistics→Q-Q Plots→血红蛋白增加量→Variables→OK。结果见图 6-4。

	血红蛋白增加量
1	11.1
2	7.3
⋮	⋮
8	9.7
9	11.5

图 6-2　sj0601. sav

（3）W 法和 D 法　Analyze→Descriptive Statistics→Explore→血红蛋白增加量→Dependent List→单击 Plots→选择 Normality plots with tests→Continue→OK。结果见图 6-5。

3. 结果及解释　从 P-P 图、Q-Q 图可以看出，数据点基本分布在对角线上，说明资料服从正态分布。W 法正态性检验结果显示 $W = 0.970$，$P = 0.899$，$P > 0.05$，可以认为资料服从正态分布。

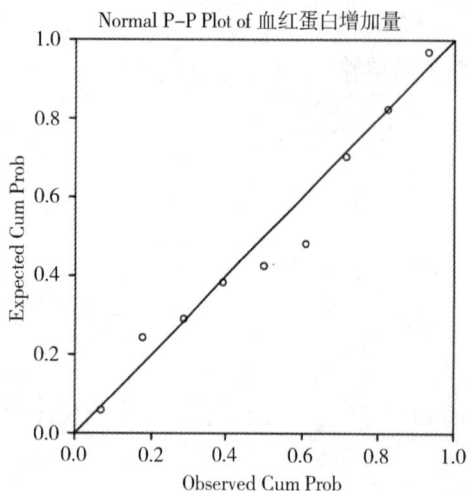

图 6-3 正态 P-P 图

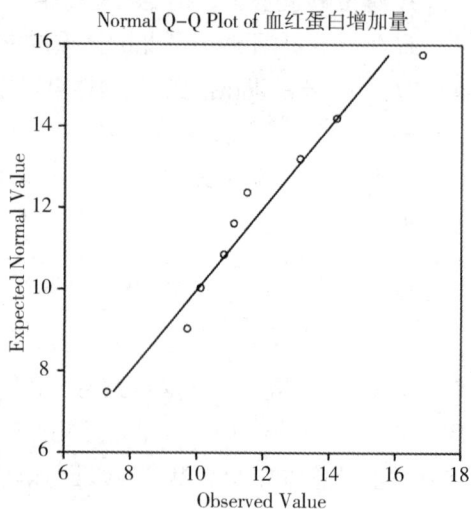

图 6-4 正态 Q-Q 图

Tests of Normality

	Kolmogorov-Smirnov[a]			Shapiro-Wilk		
	Statistic	df	Sig.	Statistic	df	Sig.
血红蛋白增加量	.184	9	.200[*]	.970	9	.899

*. This is a lower bound of the true significance.

a. Lilliefors Significance Correction

图 6-5 W 法和 D 法正态性检验结果

二、用 SPSS 实现配对设计均数比较 t 检验

1. 以【例 6-2】资料进行配对设计比较 t 检验

（1）建立数据集 定义变量，以"新药组"和"常规药物组"为变量名，输入数据并建数据库文件 sj0602. sav。见图 6-6。

（2）分析步骤

1）求差值，对差值进行正态性检验。

①Analyze→Descriptive Statistics→Explore→将"差值"移入 Dependent List →单击 Plots→选择 Normality plots with tests→continue→OK。

②结果及解释：见图 6-7，结果：$W = 0.951$，$P = 0.722$，$P > 0.05$，认为差值服从正态分布，宜采用配对设计比较 t 检验。

新药组	常规药物组
7.8	2.1
8.9	3.9
⋮	⋮
9.1	4.2
10.7	3.3

图 6-6 sj0602. sav

Tests of Normality

	Kolmogorov-Smirnov[a]			Shapiro-Wilk		
	Statistic	df	Sig.	Statistic	df	Sig.
差值	.155	8	.200*	.951	8	.722

*. This is a lower bound of the true significance.

a. Lilliefors Significance Correction

图 6-7　正态性检验结果

2）配对设计均数 t 检验　Analyze→Compare means→Paired-samples T Test→新药组和常规药物组→选入 Paired Variables→OK。

3. 结果及解释　见图 6-8，差值总体均数的 95％可信区间为（4.3393，6.7607）；$t=10.840$，$P=0.000$，因此，可以认为新药组与常规药物组的血糖下降值不同，即治疗效果不同。

Paired Samples Test

		Paired Differences							
					95% Confidence Interval of the Difference				
		Mean	Std. Deviation	Std. Error Mean	Lower	Upper	t	df	Sig. (2-tailed)
Pair 1	新药组 - 常规药物组	5.5500	1.4482	.5120	4.3393	6.7607	10.840	7	.000

图 6-8　配对资料 t 检验结果

2. 以【例 6-3】资料进行配对设计比较 t 检验。

（1）建立数据集　定义变量，以"治疗前"和"治疗后"为变量名，输入数据并建数据库文件 sj0603.sav。见图 6-9。

治疗前	治疗后
189.3	139.0
98.1	92.1
⋮	⋮
403.4	290.3
193.2	125.6

图 6-9　sj0603.sav

（2）分析步骤

1）求差值　对差值进行正态性检验。

① Analyze→Descriptive Statistics→Explore→将"差值"移入 Dependent List→单击 Plots→选择 Normality plots with tests→continue→OK。

② 结果及解释：见图 6-10，结果：$W=0.907$，$P=0.261$，$P>0.05$，认为差值服从正态分布，宜采用配对设计比较 t 检验。

Tests of Normality

	Kolmogorov-Smirnov[a]			Shapiro-Wilk		
	Statistic	df	Sig.	Statistic	df	Sig.
差值	.184	10	.200*	.907	10	.261

*. This is a lower bound of the true significance.

a. Lilliefors Significance Correction

图 6-10　正态性检验结果

2）配对设计均数 t 检验 Analyze→Compare means→Paired-samples T Test→治疗前和治疗后→选入 Paired Variables→OK。

（3）结果及解释 配对设计均数 t 检验；$t = 4.274$，$P = 0.002$，差异有统计学意义。因此，可以认为治疗前后患者体内类风湿因子的含量有差别。见图 6-11。

Paired Samples Test

		Paired Differences							
				Std. Error	95% Confidence Interval of the Difference				
		Mean	Std. Deviation	Mean	Lower	Upper	t	df	Sig. (2-tailed)
Pair 1	治疗前 - 治疗后	79.2200	58.6162	18.5361	37.2885	121.1515	4.274	9	.002

图 6-11 配对资料 t 检验结果

三、用 SPSS 实现两独立样本均数比较 t 检验

以【例 6-4】资料进行两独立样本比较 t 检验。

1. 建立数据集 定义变量，以"组别"（1＝药物 A、2＝药物 B），"血红蛋白增加量"为变量名，输入数据并建数据库文件 sj0604. sav 见图 6-12。

2. 分析步骤

（1）分别对两组数据进行正态性检验

① Analyze→Descriptive Statistics→Explore→将"血红蛋白增加量"移入 Dependent List → 将"分组"移入 Factor List→单击 Plots→选择 Normality plots with tests→ continue→OK。

组别	血红蛋白增加量
1	11.1
1	7.3
⋮	⋮
2	9.2
2	10.3

图 6-12 sj0604. sav

②结果及解释：见图 6-13，结果：分组 1：$W = 0.970$，$P = 0.899$，$P > 0.05$；分组 2：$W = 0.894$，$P = 0.220$，$P > 0.05$。因此，认为两组总体服从正态分布，宜采用两独立样本设计比较 t 检验。

Tests of Normality

	组别	Kolmogorov-Smirnov[a]			Shapiro-Wilk		
		Statistic	df	Sig.	Statistic	df	Sig.
血红蛋白增加量	1	.184	9	.200*	.970	9	.899
	2	.168	9	.200*	.894	9	.220

*. This is a lower bound of the true significance.

a. Lilliefors Significance Correction

图 6-13 两独立样本资料正态性检验结果

（2）两独立样本设计均数 t 检验 Analyze→Compare means→Independent - samples T Test→血红蛋白增加量→Test Variable（s）→组别→Grouping Variable→Define Groups⋯→ Groups 1→1→Groups 2→2→continue→OK。

3. 结果及解释

（1）方差齐性检验　即图 6-14 中"Levene's Test for Equality of Variances"栏的两列内容，本例 $F = 0.131$，$P = 0.722$，$P > 0.05$，认为两样本所代表的总体方差相等。见图 6-13。

（2）t 检验　图中"Equal variances assumed"行的内容是 t 检验结果，"Equal variances not assumed"行的内容是 t' 检验结果。本例总体方差齐，$t = -0.752$，$P = 0.463$，$P > 0.05$，与 95% 置信区间判断结果一致，差异无统计学意义，尚不能认为两种药物治疗贫血的疗效有差别。见图 6-14。

Independent Samples Test

		Levene's Test for Equality of Variances		t-test for Equality of Means					95% Confidence Interval of the Difference	
		F	Sig.	t	df	Sig. (2-tailed)	Mean Difference	Std. Error Difference	Lower	Upper
血红蛋白增加量	Equal variances assumed	.131	.722	-.752	16	.463	-.9667	1.2851	-3.6909	1.7576
	Equal variances not assumed			-.752	15.985	.463	-.9667	1.2851	-3.6911	1.7578

图 6-14　两独立样本均数的 t 检验结果

四、用 SPSS 实现两样本方差齐性检验

以【例 6-5】资料进行方差齐性检验。

1. 建立数据集　定义变量，以"分组"（1＝母乳喂养、2＝配方奶粉喂养），"婴儿增重克数"为变量名，输入数据并建数据库文件 sj0605. sav。见图 6-15。

2. 分析步骤　Analyze→Compare means→One-Way ANOVA→婴儿增重克数→Dependent List→分组→Factors→Options→勾选"Homogeneity of variance test"→Continue→OK。

3. 结果及解释　见图 6-16，sig 值等于 0.508，因此，尚不能认为两组婴儿的体重增重量总体方差不相等。

分组	婴儿增重克数
1	1.90
1	3.11
⋮	⋮
2	2.19
2	2.80

图 6-15　sj0605. sav

Test of Homogeneity of Variances

婴儿增重克数

Levene Statistic	df1	df2	Sig.
.460	1	15	.508

图 6-16　两组数据方差齐性检验结果

第七章　方差分析 ▷▷▷

前一章已介绍两个总体均数比较的 t 检验，实际研究中经常遇到多个总体均数比较的问题，此时不适宜采用 t 检验。如果采用 t 检验进行多次两两比较，一是破坏了研究设计的整体性，二是会增大犯第一类错误的概率。例如，设 $\alpha=0.05$，那么对 3 组均数（$k=3$）进行两两 t 检验，需要比较 $C_k^2=k$ $(k-1)$ $/2=3$ 次，此时犯第一类错误的概率为 $1-$ $(1-0.05)^3=0.14$，远大于先前规定的 0.05 检验水准。对于多个总体均数间比较可以采用方差分析进行检验。

方差分析（analysis of variance，ANOVA）由英国著名统计学家 R. A. Fisher 提出，主要用于多个均数之间的比较，目的是推断多个样本所代表的总体均数是否不等。方差分析有多种设计类型，本章主要介绍完全随机设计资料的方差分析、随机区组设计资料的方差分析、拉丁方设计资料的方差分析、交叉设计资料的方差分析、析因设计资料的方差分析、重复测量资料的方差分析，实际应用中研究者应根据设计类型和资料特征选择恰当的方差分析方法，知识框架如下：

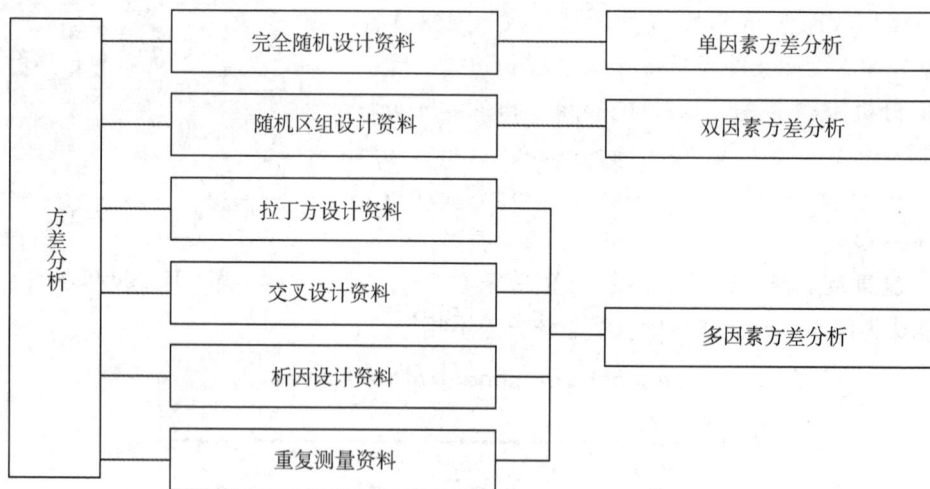

图 7-1　方差分析知识框架图

第一节 方差分析概述

一、方差分析的基本思想

方差（variance）又称为均方（mean of square，MS），反映一组数据变异程度大小的统计指标，计算公式为 $MS = SS/\nu$，其中 SS 称为离均差平方和（sum of square of deviations from mean，SS），ν 为自由度。

方差分析的基本思想就是利用方差的概念对变异进行分解，即根据研究目的和设计类型不同，将所有观察值的总变异分解为两个或多个部分，同时自由度也做相应分解，然后将各部分的变异与随机误差产生的变异进行比较，以推断各部分变异中的处理因素是否存在影响效应（即均数间差别有无统计学意义）。下面以完全随机设计方差分析为例进行具体说明。

【例 7-1】某中医药研究机构采用中药治疗缺铁性贫血，将 24 只缺铁性贫血大鼠随机分为 3 组，每组 8 只，分别服用中药 A、中药 B、中药 C，一定时间后测量大鼠血红蛋白含量，结果如表 7-1 所示，问三种中药的治疗效果是否相同？

表 7-1　三组大鼠血红蛋白含量（g/L）

指标	中药 A	中药 B	中药 C	合计
x_{ij}	94	75	139	
	112	82	125	
	109	103	95	
	96	74	116	
	106	99	107	
	123	115	113	
	119	85	98	
	111	109	122	
n_i	8	8	8	24 (n)
$\overline{x}_i$	108.75	92.75	114.38	105.29 $(\overline{x})$
s_i	10.08	15.79	14.54	16.09 (s)

（一）变异的分解

1. 总变异　由表 7-1 可以看出，24 只大鼠用药后血红蛋白含量各不相同，这种变异称为总变异。总变异的大小用所有个体值总的离均差平方和表示，记为 $SS_{总}$，它反映了所有个体值之间总的变异程度，该变异来源于随机误差和处理因素可能产生的作用。计算公式如下：

$$SS_{总} = \sum_{i=1}^{k} \sum_{j=1}^{ni} (x_{ij} - \overline{x})^2 \qquad \text{（公式 7-1）}$$

公式中 x_{ij} 表示第 i 组中第 j 个个体值，$\overline{x}$ 为所有个体值的总均数，k 为处理组数，n_i 代表第 i 组的样本量。

2. 组间变异　由表 7-1 可以看出，三组大鼠血红蛋白含量的均数 $\overline{x}_i$ 各不相同，这种变异称为组间变异，记为 $SS_{组间}$，它反映了各处理组间的变异程度。该变异一方面来源于随机误差，另一方面有可能来源于处理因素（如果处理因素确实在各组间产生了影响的话）。计算公式如下：

$$SS_{组间} = \sum_{i=1}^{k} n_i (\overline{x}_i - \overline{x})^2 \qquad (公式7\text{-}2)$$

3. 组内变异　由表 7-1 可以看出，同一处理组内，8 只大鼠血红蛋白含量也存在差异，这种变异称为组内变异，记为 $SS_{组内}$，它反映了同一处理组内个体的变异程度，该变异仅来源于随机误差。计算公式如下：

$$SS_{组内} = \sum_{i=1}^{k} \sum_{j=1}^{n_i} (x_{ij} - \overline{x}_i)^2 \qquad (公式7\text{-}3)$$

以上三种变异成立以下关系：总变异可以分解为组间变异和组内变异两个部分，即：

$$SS_{总} = SS_{组间} + SS_{组内} \qquad (公式7\text{-}4)$$

（二） 自由度的分解

同理，自由度也进行相应的分解，总变异、组间变异、组内变异的自由度分别为：

$$\nu_{总} = n - 1, \quad \nu_{组间} = k - 1, \quad \nu_{组内} = n - k$$

相应地有：

$$\nu_{总} = \nu_{组间} + \nu_{组内} \qquad (公式7\text{-}5)$$

其中，n 为总例数。

（三） 变异的比较

上述分析中使用离均差平方和（SS）计算得到的变异是变异的总和，它受到组数和个体数的影响，在进行不同类型变异的比较时，SS 并不能在真正意义上体现变异程度，我们需要考虑平均变异情况，即将各类型的离均差平方和除以相应的自由度，该值称为均方（mean square，MS）。组间均方和组内均方分别为：

$$MS_{组间} = \frac{SS_{组间}}{\nu_{组间}} \quad MS_{组内} = \frac{SS_{组内}}{\nu_{组内}} \qquad (公式7\text{-}6)$$

将组间均方与组内均方相比，其比值为 F 值，即：

$$F = \frac{MS_{组间}}{MS_{组内}} = \frac{SS_{组间}/\nu_{组间}}{SS_{组内}/\nu_{组内}} \qquad (公式7\text{-}7)$$

根据 F 值的大小可以推断各处理组是否存在差异。方差分析的零假设为 H_0：$\mu_1 = \mu_2 = \cdots = \mu_k$，即各组样本所来自的总体均数相等；备择假设 H_1：各组样本所来自的总体均数不全相等。如果 H_0 成立，则各处理组间总体均数相等，处理因素对各组没有产生影响，那么组间变异仅来源于随机误差，它和组内变异大小应该相同或者相差不大（考虑到抽样误差的存在)，所以理论上 F 值应该等于1或者接近于1。如果 F 值远大于1，那么就有理由怀疑 H_0 不成立。根据数理统计理论，统计量 F 服从 F 分布，F 值越大，相应的 P 值越小。当 F 值大于 F 分布界值（附表5）时，则拒绝 H_0，提示各处理组存在差异。

综上，完全随机设计方差分析中变异的分解及其计算公式可以整理为如表 7-2 所示的样式。

表 7-2　完全随机设计资料方差分析表

变异来源	SS	ν	MS	F
总变异	$\displaystyle\sum_{i=1}^{k}\sum_{j=1}^{n_i}(x_{ij}-\overline{x})^2$	$n-1$		
组间变异	$\displaystyle\sum_{i=1}^{k}n_i\,(\overline{x}_i-\overline{x})^2$	$k-1$	$\dfrac{SS_{组间}}{\nu_{组间}}$	$\dfrac{MS_{组间}}{MS_{组内}}$
组内变异	$\displaystyle\sum_{i=1}^{k}\sum_{j=1}^{n_i}(x_{ij}-\overline{x}_i)^2$	$n-k$	$\dfrac{SS_{组内}}{\nu_{组内}}$	

二、方差分析的应用条件

方差分析的 F 值服从基于正态分布理论的 F 分布，因此方差分析需要满足下列基本条件。

1. 独立性　各样本是相互独立的随机样本。

2. 正态性　各样本所来自的总体服从正态分布。

3. 方差齐性　各样本所来自的总体方差相等，即方差齐。

通常，样本的独立性可通过研究设计和实验观察来判断，数据是否服从正态分布可通过正态性检验进行判断（参见第六章），方差是否相等可通过方差齐性检验判断。但是，当样本量较小时，正态性检验和方差齐性检验功效不高，需要借助经验和专业知识进行判断。如果资料不满足方差分析的基本条件，一般采取两种方法解决：①进行数据转换，将数据转换为符合条件的资料在进行方差分析；②采用非参数检验方法进行分析（参见第九章）。

三、多个样本的方差齐性检验

多个样本的方差齐性检验常用的方法有 Bartlett 检验和 Levene 检验等。Bartlett 检验的应用条件是数据服从正态分布，而 Levene 检验不要求资料服从正态分布，适用于任意分布资料，更为稳健，在统计软件中使用较多。这里主要介绍 Levene 检验。

Levene 检验的实质是对原始数据进行变量转换，然后对转换后的数据进行单因素方差分析。Levene 检验统计量计算公式为：

$$F=\frac{(N-k)\displaystyle\sum_{i=1}^{k}n_i\,(\overline{Z}_i-\overline{Z})^2}{(k-1)\displaystyle\sum_{i=1}^{k}\sum_{j=1}^{n_i}(Z_{ij}-\overline{Z}_i)^2} \qquad\text{（公式 7-8）}$$

Z_{ij}可根据资料选择下列三种计算方法：

(1) $Z_{ij} = |X_{ij} - \overline{X}_i|$ ($i=1, 2, \cdots, k$; $j=1, 2, \cdots, n_i$)。

(2) $Z_{ij} = |X_{ij} - M_{di}|$ 其中M_{di}为第i个样本的中位数

(3) $Z_{ij} = |X_{ij} - X'_i|$，其中X'_i为第i个样本截除样本含量10%后的均数。

按α检验水准，当$F < F_{a, (k-1, n-k)}$时，$P > \alpha$，可推断各总体方差齐。反之，则认为总体方差不齐。

第二节　完全随机设计资料的方差分析

完全随机设计是医学研究中较常用的一种设计方法，它是按随机化的原则将受试对象随机分配到处理因素的不同水平组（处理组），各组分别接受不同的处理，通过比较处理因素各个水平组间均数差异有无统计学意义来分析处理因素的效应。这种设计仅涉及一个处理因素，该因素可以有两个或多个水平，因此又称为单因素方差分析（one-way ANOVA）。各个水平组的实验例数可以相等也可以不等，相等时各组均衡可比性较好。

一、基本原理

按照方差分析的基本思想，完全随机设计中研究对象的总变异包含了各处理组之间的变异和各组内部的变异，将各处理组之间的变异与组内变异（误差）进行比较，以推断处理因素是否存在影响效应。其总变异和总自由度均分解为组间和组内两个部分，即：

$$SS_总 = SS_{组间} + SS_{组内} \qquad \nu_总 = \nu_{组间} + \nu_{组内}$$

具体计算方法及公式如表7-3所示。

表7-3　完全随机设计方差分析表

变异来源	SS	ν	MS	F
总变异	$\sum_{i=1}^{k}\sum_{j=1}^{n_i}(x_{ij}-\overline{x})^2$	$n-1$		
组间变异	$\sum_{i=1}^{k}n_i(\overline{x}_i-\overline{x})^2$	$k-1$	$\dfrac{SS_{组间}}{\nu_{组间}}$	$\dfrac{MS_{组间}}{MS_{组内}}$
组内变异	$\sum_{i=1}^{k}\sum_{j=1}^{n_i}(x_{ij}-\overline{x}_i)^2$	$n-k$	$\dfrac{SS_{组内}}{\nu_{组内}}$	

注：k为处理组数，n_i为第i组的样本量，n为总例数。

二、案例与分析思路

对上述【例7-1】资料进行完全随机设计方差分析。

分析思路：①判断资料类型：该案例中大鼠血红蛋白含量属于定量资料。②判断设计类型：大鼠随机分配到 3 个处理组中，属于完全随机设计。③判断符合的条件：根据研究设计可知资料满足独立性。采用 SPSS 软件对各组进行正态性检验和方差齐性检验（操作过程见本章第九节），结果如下，正态性检验：中药 A：$W=0.949$，$P=0.702$；中药 B：$W=0.918$，$P=0.414$；中药 C：$W=0.974$，$P=0.925$，三组均有 $P>0.05$，可以认为 3 组总体服从正态分布。Levene 方差齐性检验：$F=1.659$，$P=0.214$，$P>0.05$，可以认为 3 组总体方差齐。④选择统计方法：采用完全随机设计的单因素方差分析，具体步骤如下：

1. 建立假设，确定检验水准

H_0：$\mu_1=\mu_2=\mu_3$，即各组大鼠血红蛋白含量的总体均数相等

H_1：μ_1、μ_2、μ_3 不等或不全相等

$\alpha=0.05$

2. 选择检验方法，计算检验统计量

（1）变异和自由度的分解

总变异：

$$SS_{总}=\sum_{i=1}^{k}\sum_{j=1}^{n_i}(x_{ij}-\overline{x})^2$$
$$=(94-105.29)^2+(112-105.29)^2+\cdots+(122-105.29)^2=5950.958$$

$\nu_{总}=n-1=24-1=23$

组间变异：

$$SS_{组间}=\sum_{i=1}^{k}n_i(\overline{x}_i-\overline{x})^2$$
$$=8\times(108.75-105.29)^2+8\times(92.75-105.29)^2+8\times(114.38-105.29)^2$$
$$=2014.083$$

$\nu_{组间}=k-1=3-1=2$

组内变异：

$$SS_{组内}=SS_{总}-SS_{组间}=5950.958-2014.083=3936.875$$

$\nu_{组内}=n-k=24-3=21$

（2）计算均方和检验统计量 F 值

$$MS_{组间}=\frac{SS_{组间}}{\nu_{组间}}=\frac{2014.083}{2}=1007.042$$

$$MS_{组内}=\frac{SS_{组内}}{\nu_{组内}}=\frac{3936.875}{21}=187.470$$

$$F=\frac{MS_{组间}}{MS_{组内}}=\frac{1007.042}{187.470}=5.372$$

上述结果可以整理成方差分析表，如表 7-4 所示。

表 7-4　完全随机设计资料方差分析表

变异来源	SS	ν	MS	F	P
总变异	5950.958	23			
组间变异	2014.083	2	1007.042	5.372	<0.05
组内变异	3936.875	21	187.470		

3. 确定 P 值，做出统计推断　根据 $\nu_{组间}=2$ 和 $\nu_{组内}=21$，查附表 5 得 $F_{0.05(2,21)}=3.47$，$5.372>3.47$，$P<0.05$，按 $\alpha=0.05$ 检验水准，拒绝 H_0，接受 H_1，差异有统计学意义，提示 3 组大鼠血红蛋白总体均数不全相等，三种中药的治疗效果不同。

需要注意的是，当方差分析的结果为拒绝 H_0、接受 H_1 时，提示各组总体均数有差异，若要分析每两组均数间是否有差异，则需进一步作均数间的多重比较（参见本章第四节）。

第三节　随机区组设计资料的方差分析

随机区组设计（randomized block design）又称配伍组设计，是配对设计的扩展，是将全部研究对象按某种或某些影响实验结果的非处理因素（如动物的窝别、体重，病人的性别、病情等）分为若干个区组（block），每个区组内研究对象的特征相同或相近，再将每个区组中的研究对象随机分配到各个处理组，从而比较各处理组之间的差异有无统计学意义。此种设计使混杂因素在各处理组间均衡，减少其对实验结果的影响，增强了可比性，检验效率高于完全随机设计。随机区组设计中各组的研究对象数量相等。

一、基本原理

与完全随机设计相比，随机区组设计除处理因素外还存在区组因素，能同时对此两个因素进行分析，属于双因素方差分析（two-way ANOVA）。随机区组设计方差分析将区组变异从组内变异中分离出来，从而减小误差平方和，提高统计检验效率。因此，随机区组设计的方差分析把总变异和总自由度分解为处理组间、区组间和随机误差三部分，即：

$$SS_{总}=SS_{处理}+SS_{区组}+SS_{误差} \qquad \nu_{总}=\nu_{处理}+\nu_{区组}+\nu_{误差}$$

具体计算方法及公式如表 7-5 所示。

表 7-5　随机区组设计方差分析表

变异来源	SS	ν	MS	F
总变异	$\displaystyle\sum_{i=1}^{k}\sum_{j=1}^{b}(x_{ij}-\overline{x})^2$	$n-1$		

变异来源	SS	ν	MS	F
处理组间变异	$\sum_{i=1}^{k} n_i (\overline{x}_i - \overline{x})^2$	$k-1$	$\dfrac{SS_{处理}}{\nu_{处理}}$	$\dfrac{MS_{处理}}{MS_{误差}}$
区组间变异	$\sum_{j=1}^{b} n_j (\overline{x}_j - \overline{x})^2$	$b-1$	$\dfrac{SS_{区组}}{\nu_{区组}}$	$\dfrac{MS_{区组}}{MS_{误差}}$
误差	$SS_{总} - SS_{处理} - SS_{区组}$	$(k-1)(b-1)$	$\dfrac{SS_{误差}}{\nu_{误差}}$	

注：k 为处理组数，b 为区组数，n 为总例数。

二、案例与分析思路

【例 7-2】某研究者欲研究某中药复方制剂对肿瘤的作用，将 30 只接种肿瘤细胞的小白鼠按照体重配成 10 个区组，然后将每个区组中的 3 只小白鼠随机分配到 3 个处理组：对照组不加任何处理，另外 2 组分别给予 0.5g/kg、1g/kg 的中药复方制剂，一段时间后称量瘤重，结果如表 7-6 所示，试比较各处理组和各区组瘤重是否有差异？

表 7-6 三组小白鼠瘤重（g）

区组	0.5g/kg 制剂	1g/kg 制剂	对照组	$\overline{x}_j$
1	3.1	2.1	4.6	3.27
2	2.2	1.3	3.5	2.33
3	2.4	0.5	4.0	2.30
4	1.9	1.7	3.9	2.50
5	2.0	2.8	4.5	3.10
6	3.6	3.1	6.7	4.47
7	2.8	1.6	7.1	3.83
8	1.3	0.6	4.4	2.10
9	2.5	1.0	5.6	3.03
10	1.7	1.9	4.3	2.63
n_i	10	10	10	30 (n)
$\overline{x}_i$	2.35	1.66	4.86	2.96 ($\overline{x}$)
s_i	0.69	0.86	1.21	1.67 (s)

分析思路：①判断资料类型：该案例中小白鼠瘤重属于定量资料。②判断设计类型：属于随机区组设计。③判断符合的条件：采用 SPSS 软件对处理组和区组分别进行正态性检验和方差齐性检验（操作过程见本章第九节）。结果：处理组正态性检验：0.5g/kg 制剂、1g/kg 制剂、对照组的 W 统计量分别为 0.987、0.960、0.862，P 值分别为 0.992、0.782、0.080，均有 $P > 0.05$，可以认为 3 个处理组总体服从正态分布；处理组 Levene 方差齐性检验：$F = 1.759$，$P = 0.191 > 0.05$，可以认为 3 个处理组总体方差齐。区组正态性检验：10 个区组的 W 统计量分别为 0.987、0.989、0.998、0.818、0.959、0.852、0.904、0.883、0.961、0.807，P 值分别为 0.780、0.800、

0.906、0.157、0.609、0.246、0.399、0.332、0.622、0.132，均有 $P>0.05$，可以认为 10 个区组总体服从正态分布；区组 Levene 方差齐性检验：$F=1.029$，$P=0.451>0.05$，可以认为 10 个区组总体方差齐。④选择统计方法：采用随机区组设计的双因素方差分析，具体步骤如下：

1. 建立假设，确定检验水准

处理因素：H_0：$\mu_1=\mu_2=\mu_3$，即各处理组小白鼠瘤重的总体均数相等

$\qquad\qquad H_1$：μ_1、μ_2、μ_3 不等或不全相等

区组因素：H_0：各区组小白鼠瘤重的总体均数相等

$\qquad\qquad H_1$：各区组小白鼠瘤重的总体均数不等或不全相等

$\alpha=0.05$

2. 选择检验方法，计算检验统计量

（1）变异和自由度的分解　处理组数记为 k，区组数记为 b，总例数为 n。

总变异：

$$SS_{总}=\sum_{i=1}^{k}\sum_{j=1}^{b}(x_{ij}-\overline{x})^2=(3.1-2.96)^2+(2.2-2.96)^2+\cdots+(4.3-2.96)^2=80.794$$

$\nu_{总}=n-1=30-1=29$

处理组间变异：

$$SS_{处理}=\sum_{i=1}^{k}n_i\,(\overline{x_i}-\overline{x})^2$$
$$=10\times(2.35-2.96)^2+10\times(1.66-2.96)^2+10\times(4.86-2.96)^2=56.721$$

$\nu_{处理}=k-1=3-1=2$

区组间变异：

$$SS_{区组}=\sum_{j=1}^{b}n_j\,(\overline{x_j}-\overline{x})^2$$
$$=3\times(3.27-2.96)^2+3\times(2.33-2.96)^2+\cdots+3\times(2.63-2.96)^2=15.114$$

$\nu_{区组}=b-1=10-1=9$

误差：

$$SS_{误差}=SS_{总}-SS_{处理}-SS_{区组}=8.959$$

$\nu_{误差}=(k-1)(b-1)=(3-1)(10-1)=18$

（2）计算均方和检验统计量 F 值

$$MS_{处理}=\frac{SS_{处理}}{\nu_{处理}}=\frac{56.721}{2}=28.360$$

$$MS_{区组}=\frac{SS_{区组}}{\nu_{区组}}=\frac{15.114}{9}=1.679$$

$$MS_{误差}=\frac{SS_{误差}}{\nu_{误差}}=\frac{8.959}{18}=0.498$$

$$F_{处理}=\frac{MS_{处理}}{MS_{误差}}=\frac{28.360}{0.498}=56.978$$

$$F_{区组} = \frac{MS_{区组}}{MS_{误差}} = \frac{1.679}{0.498} = 3.374$$

上述结果可以整理成方差分析表，如表 7-7。

表 7-7 方差分析表

变异来源	SS	ν	MS	F	P
总变异	80.794	29			
处理组间变异	56.721	2	28.360	56.978	<0.001
区组间变异	15.114	9	1.679	3.374	0.013
误差	8.959	18	0.498		

3. 确定 P 值，做出统计推断 处理因素 $F = 56.978$，$P < 0.001$，按 $\alpha = 0.05$ 检验水准，拒绝 H_0，接受 H_1，差异有统计学意义，提示 3 个处理组小白鼠瘤重的总体均数不等或不全相等；区组因素 $F = 3.374$，$P = 0.013$，按 $\alpha = 0.05$ 检验水准，拒绝 H_0，接受 H_1，差异有统计学意义，提示 10 个区组小白鼠瘤重的总体均数不等或不全相等。

第四节 多个样本均数的多重比较

多个样本均数比较的方差分析，如果结果是拒绝 H_0、接受 H_1，得到的是多个总体均数不等或者不全相等的推断。但要明确具体哪两组总体均数之间有差异，则需要进一步对多个样本均数作两两比较，即多重比较（multiple comparisons）。多重比较的方法有多种，本节介绍最常用的 4 种方法：SNK-q 检验、LSD-t 检验、Dunnett-t 检验、Bonfeeroni 检验。

一、SNK-q 检验

（一）适用范围和公式

SNK-q 检验适用于多个样本均数间任意两组的比较，如果有 k 个样本均数，则需要进行 $C_k^2 = \frac{k(k-1)}{2}$ 次两两比较。本法的检验统计量为 q 值，其计算公式为：

$$q = \frac{|\overline{x}_A - \overline{x}_B|}{s_{\overline{x}_A - \overline{x}_B}}, \quad \nu = \nu_{误差} \qquad （公式 7-9）$$

其中，$s_{\overline{x}_A - \overline{x}_B} = \sqrt{\frac{MS_{误差}}{2}(\frac{1}{n_A} + \frac{1}{n_B})}$

注：$\overline{X}_A$ 和 $\overline{X}_B$ 为两个对比组的样本均数，$MS_{误差}$ 为方差分析中误差（或组内）的均方，n_A 和 n_B 分别为两对比组的样本含量。

（二）分析步骤

【例 7-3】对【例 7-1】资料进行 SNK-q 检验。

1. 建立假设，确定检验水准

用 A 与 B 表示任意两组

H_0：$\mu_A = \mu_B$，A 与 B 两对比组的总体均数相等

H_1：$\mu_A \neq \mu_B$，A 与 B 两对比组的总体均数不等

$\alpha = 0.05$

2. 计算检验统计量 q 值

（1）将所有样本均数按从大到小排序，并编组号，见表 7-8。

表 7-8 【例 7-1】中 3 个样本均数排序表

组别	中药 C	中药 A	中药 B
均数	114.38	108.75	92.75
组号	1	2	3

（2）计算 q 值。本例共 3 组，进行两两比较需比较 $3 \times (3-1) / 2 = 3$ 次，计算 3 个 q 值。结果见表 7-9。

表 7-9 【例 7-1】资料两两比较的 q 检验计算表

对比组 （A 与 B）	均数差值 （$\overline{x}_A - \overline{x}_B$）	组数（a）	q 值	q 界值 $\nu=20$	P
1 与 2	5.625	2	1.16	2.95	>0.05
1 与 3	21.625	3	4.47	3.58	<0.05
2 与 3	16	2	3.31	2.95	<0.05

3. 确定 P 值，作出统计推断

计算出 q 值后，与 q 界值比较，确定 P 值并作出统计推断。q 界值不但与自由度有关，还与对比组均数的秩次差有关。均数秩次差用组数 a 表示，且 $a = |$两对比组组号之差$| + 1$。本例自由度 $\nu = \nu_{\text{误差}} = 21$，由 q 界值表（见附表12）可查得相应界值（取接近的 $\nu = 20$），结果见表 7-9。由此可推断，组 1 和组 3 比较、组 2 和组 3 比较，均有 $P < 0.05$，拒绝 H_0，接受 H_1，提示中药 C 和中药 B、中药 A 和中药 B 大鼠血红蛋白含量总体均数不等。组 1 和组 2 比较，$P > 0.05$，不拒绝 H_0，尚不能认为中药 A 和中药 C 大鼠血红蛋白含量总体均数不等。

二、LSD-t 检验

（一）适用范围和公式

LSD-t 检验又称最小显著差异（least significant different）t 检验，适用于多组中某一对或几对在专业上有特殊意义的均数进行比较。其检验统计量为 LSD-t 值，计算公式为：

$$\text{LSD} - t = \frac{|\overline{x}_A - \overline{x}_B|}{s_{\overline{x}_A - \overline{x}_B}} \quad \nu = \nu_{\text{误差}} \qquad （公式 7-10）$$

其中，$s_{\overline{x}_A - \overline{x}_B} = \sqrt{MS_{误差}(\dfrac{1}{n_A} + \dfrac{1}{n_B})}$

注：$\overline{X}_A$ 和 $\overline{X}_B$ 为两个对比组的样本均数，$MS_{误差}$ 为方差分析中误差（或组内）的均方，n_A 和 n_B 分别为两对比组的样本含量。

（二）分析步骤

【例7-4】 对【例7-1】资料进行 LSD-t 检验。

1. 建立假设，确定检验水准

用 A 与 B 表示任意两组

H_0：$\mu_A = \mu_B$，A 与 B 两对比组的总体均数相等

H_1：$\mu_A \neq \mu_B$，A 与 B 两对比组的总体均数不等

$\alpha = 0.05$

2. 计算检验统计量 LSD-t 值

结果见表 7-10。

表 7-10　【例7-1】资料的 LSD-t 检验计算表

对比组 （A 与 B）	均数差值 $(\overline{x}_A - \overline{x}_B)$	LSD-t 值	P
中药 A 和中药 C	5.625	0.82	>0.05
中药 B 和中药 C	21.625	3.16	<0.05
中药 A 和中药 B	16	2.34	<0.05

3. 确定 P 值，作出统计推断

LSD-t 检验依据的界值表即 t 界值表（附表 2），自由度 $\nu = \nu_{误差} = 21$，查表得 $t_{0.05/2, 21} = 2.08$。由此可推断，中药 B 和中药 C、中药 A 和中药 B 比较，均有 $P < 0.05$，拒绝 H_0，接受 H_1，提示中药 B 和中药 C、中药 A 和中药 B 大鼠血红蛋白含量总体均数不等。中药 A 和中药 C 比较，$P > 0.05$，不拒绝 H_0，尚不能认为中药 A 和中药 C 大鼠血红蛋白含量总体均数不等。

三、Dunnett-t 检验

（一）适用范围和公式

Dunnett-t 检验适用于多个实验组与一个对照组均数的两两比较，检验统计量为 t_D，计算公式为：

$$t_D = \frac{|\overline{x}_T - \overline{x}_C|}{s_{\overline{x}_T - \overline{x}_C}} \qquad \nu = \nu_{误差} \qquad \text{（公式 7-11）}$$

其中，$s_{\overline{x}_T - \overline{x}_C} = \sqrt{MS_{误差}(\dfrac{1}{n_T} + \dfrac{1}{n_C})}$，式中 T 代表各实验组，C 为对照组。

注：$\overline{x}_T$ 和 $\overline{x}_C$ 分别为实验组和对照组样本均数，$MS_{误差}$ 为方差分析中误差（或组内）的均方，n_T 和 n_C 分别为实验组和对照组的样本含量。

（二） 分析步骤

【例 7-5】 在【例 7-1】资料中，将中药 C 作为对照组，进行 Dunnett-t 检验。

1. 建立假设，确定检验水准

H_0：$\mu_T = \mu_C$，任一实验组与对照组的总体均数相等

H_1：$\mu_T \neq \mu_C$，任一实验组与对照组的总体均数不等

$\alpha = 0.05$

2. 计算检验统计量 t_D 值

结果见表 7-11。

表 7-11　【例 7-1】资料的 Dunnett-t 检验计算表

对比组 （T 与 C）	均数差值 （$\overline{x}_T - \overline{x}_C$）	t_D 值	P
中药 A 和中药 C	5.625	0.82	>0.05
中药 B 和中药 C	21.625	3.16	<0.05

3. 确定 P 值，作出统计推断

将计算所得的 t_D 值与 Dunnett-t 检验界值比较（附表 6-2），自由度 $\nu = \nu_{误差} = 21$，Dunnett-t 界值大小除与 $\nu_{误差}$ 有关外，还与处理组数（即对照组与实验组组号之差的绝对值）有关。中药 A 和中药 C 比较时组数为 1，查表得界值约为 2.09，$P > 0.05$，不拒绝 H_0，尚不能认为中药 A 和中药 C 大鼠血红蛋白含量总体均数不等。中药 B 和中药 C 比较时组数为 2，查表得界值约为 2.38，$P < 0.05$，拒绝 H_0，接受 H_1，提示中药 B 和中药 C 大鼠血红蛋白含量总体均数不等。

四、Bonferroni 检验

Bonferroni 检验是根据两两比较的次数对检验水准进行调整的一种方法，若比较次数为 m，为控制多次比较时所犯第一类错误的累计概率不大于 a，则将检验水准调整为 $a' = a/m$。比如【例 7-1】资料中，两两比较次数为 3，则调整后的检验水准 $a' = 0.05/3 = 0.017$。其检验统计量为 t 值，计算公式为：

$$t = \frac{|\overline{x}_A - \overline{x}_B|}{s_{\overline{x}_A - \overline{x}_B}} \qquad \nu = \nu_{误差} \qquad \text{（公式 7-12）}$$

其中，$s_{\overline{x}_A - \overline{x}_B} = \sqrt{MS_{误差}(\frac{1}{n_A} + \frac{1}{n_B})}$

Bonferroni 检验的分析步骤与上述 3 种方法类似，不再赘述。需要注意的是，当比较的次数过多时，比如 >10 次，调整后的检验水准会过低，使用此法会出现不拒绝 H_0 的假阴性结果，也就是会增大犯第二类错误的概率，不建议采用此法。

第五节 拉丁方设计资料的方差分析

拉丁方（Latin square），即拉丁方阵，是一种由 r 个拉丁字母组成的 $r \times r$ 的方阵，在这种 $r \times r$ 的方阵里，恰有 r 种不同的元素，每一种不同的元素在同一行或同一列里只出现一次。在医学研究中，如果需要控制两个非处理因素，可选择拉丁方设计，该设计是在随机区组设计的基础上发展的适合于三因素分析的实验设计。拉丁方设计（Latin square design）是按拉丁字母组成的方阵来安排实验的三因素，一般是一个为处理因素，另外两个是需要加以控制的非处理因素。试验处理数＝行单位组数＝列单位组数＝试验处理的重复数，见图 7-2，常用的拉丁方有：3×3，4×4，5×5 拉丁方。行、列代表非处理因素的水平；方阵中的字母代表处理因素的水平。

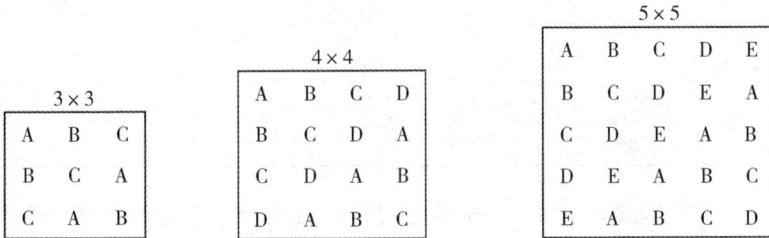

图 7-2 3×3、4×4、5×5 拉丁方阵

一、基本原理

拉丁方设计是在随机区组设计的基础上发展的适合于三因素分析的实验设计，即一个处理因素和两个配伍组因素（非处理因素）。拉丁方设计资料的方差分析中，总变异被分解成四个部分：处理组变异、行区组变异、列区组变异及误差，总自由度也作相应分解，见表 7-12。

$$SS_{总} = SS_{行区组} + SS_{列区组} + SS_{处理} + SS_{误差} \qquad \text{（公式 7-13）}$$

$$\nu_{总} = \nu_{行区组} + \nu_{列区组} + \nu_{处理} + \nu_{误差} \qquad \text{（公式 7-14）}$$

表 7-12 拉丁方设计方差分析计算表

变异来源	SS	ν	MS	F
总变异	$\sum X_{ij}^2 - C$	$r^2 - 1$		
行区组变异	$\dfrac{1}{r} \sum X_i^2 - C$	$r-1$	$\dfrac{SS_{行}}{r-1}$	$\dfrac{MS_{行}}{MS_{误差}}$
列区组变异	$\dfrac{1}{r} \sum X_j^2 - C$	$r-1$	$\dfrac{SS_{列}}{r-1}$	$\dfrac{MS_{列}}{MS_{误差}}$
处理因素间	$\dfrac{1}{r} \sum X_k^2 - C$	$r-1$	$\dfrac{SS_{处理}}{r-1}$	$\dfrac{MS_{处理}}{MS_{误差}}$
误差	$SS_{总} - SS_{行区组} - SS_{列区组} - SS_{处理}$	$(r-1)(r-2)$	$\dfrac{SS_{误差}}{(r-1)(r-2)}$	

X_i：第 i 行的合计；X_j：第 j 列的合计；X_k：第 k 种处理的合计；X_{ij}：第 i 行第 j 列的观察值；r：拉丁方的阶；$C = \left(\sum X_{ij} \right)^2 / r^2$

二、案例与分析思路

【例7-6】为观察用于止血的某中药粉末的止血效果，采用4×4拉丁方设计，将16只大鼠按照窝别分为四组，大鼠在体表局部出血后外用生理盐水（A）、凝血酶（B）、去甲肾上腺素（C）、中药粉末（D），每只大鼠每种药物的每个剂量用一次（生理盐水用量：1mg＝1mL），记录止血时间（min）。结果如表7-13所示。试做方差分析。

表7-13 不同药物、不同剂量的止血时间（min）

区组	药物剂量				行合计
	0.5mg	1.0mg	1.5mg	2.0mg	
1	B (3.19)	D (2.30)	A (5.25)	C (2.72)	13.46
2	D (2.35)	B (3.21)	C (2.81)	A (5.23)	13.60
3	C (2.77)	A (5.21)	B (3.17)	D (2.39)	13.54
4	A (5.19)	C (2.82)	D (2.37)	B (3.14)	13.52
列合计	13.50	13.54	13.60	13.48	54.12
药物合计	A (20.88)	B (12.71)	C (11.12)	D (9.41)	

分析思路：该实验设计为4×4拉丁方设计，其中药物为处理因素，窝别及药物剂量为配伍因素，测量指标止血时间为定量资料，可采用4×4拉丁方设计的方差分析。需比较不同药物、不同窝别及不同剂量止血时间的差异。

1. 建立假设、确定检验水准

处理因素（药物间）：H_0：不同药物的止血时间相等

　　　　　　　　　H_1：不同药物止血时间不等或不全相等

列区组（不同剂量间）：H_0：不同剂量药物止血时间相等

　　　　　　　　　　H_1：不同剂量药物止血时间不等或不全相等

行区组（窝别间）：H_0：不同窝别间止血时间相等

　　　　　　　　　H_1：不同窝别间止血时间不等或不全相等

　　　　　　　　　$\alpha = 0.05$

2. 选择检验方法、计算检验统计量

（1）变异的分解

$$C = \frac{\left(\sum X_{ij} \right)^2}{r^2} = \frac{54.12^2}{4^2} = 183.061$$

$$SS_{总} = \sum X_{ij}^2 - C = (3.19^2 + 2.30^2 + \cdots + 3.14^2) - 183.061 = 19.385$$

药物间：

$$SS_{处理} = \frac{1}{r} \sum X_\kappa^2 - C = \frac{1}{4}(20.88^2 + 12.71^2 + 11.12^2 + 9.41^2) - 183.061 = 19.369$$

窝别间：

$$SS_{行区组} = \frac{1}{r} \sum X_i^2 - C = \frac{1}{4}(13.46^2 + 13.60^2 + 13.54^2 + 13.52^2) - 183.061 = 0.003$$

剂量间：

$$SS_{列区组} = \frac{1}{r}\sum X_j^2 - C = \frac{1}{4}(13.50^2 + 13.54^2 + 13.60^2 + 13.48^2) - 183.061 = 0.002$$

$$SS_{误差} = SS_总 - SS_{处理} - SS_行 - SS_列 = 19.385 - 19.369 - 0.003 - 0.002 = 0.011$$

$$\nu_总 = r^2 - 1 = 16 - 1 = 15$$

$$\nu_{处理} = r - 1 = 4 - 1 = 3$$

$$\nu_{行区组} = r - 1 = 4 - 1 = 3$$

$$\nu_{列区组} = r - 1 = 4 - 1 = 3$$

$$\nu_{误差} = \nu_总 - \nu_{行区组} - \nu_{列区组} - \nu_{处理} = 15 - 3 - 3 - 3 = 6$$

（2）**方差分析表**　将上述结果整理成的方差分析表，见表 7-14

表 7-14　方差分析结果表

变异来源	SS	ν	MS	F	$F_{0.05(\nu_1, \nu_2)}$	P
总变异	19.385	15				
药物	19.369	3	6.456	3603.600	4.76	<0.05
窝别	0.003	3	0.001	0.465	4.76	>0.05
剂量	0.002	3	0.001	0.391	4.76	>0.05
误差	0.011	6	0.002			

3. 确定 P 值、做出推论　查 F 界值表（附表 5），$F_{0.05(3,6)} = 4.76$，药物间 $F = 3603.600 > 4.76$，$P < 0.05$，按 $\alpha = 0.05$ 检验水准，拒绝 H_0，接受 H_1，可认为不同药物止血时间不等或不全相等。窝别 $F = 0.465 < 4.76$，$P > 0.05$，按 $\alpha = 0.05$ 检验水准，不拒绝 H_0，尚不能认为不同窝别的止血时间不等。剂量 $F = 0.391 < 4.76$，$P > 0.05$，按 $\alpha = 0.05$ 检验水准，不拒绝 H_0，尚不能认为不同剂量止血时间不等。

第六节　交叉设计资料的方差分析

当医学试验中样本来源较少且研究对象状态比较稳定的情况下，可考虑采用交叉设计（cross-over design，COD）。该设计是在同源配对设计基础上发展而成的三因素设计。是将整个设计分为两个或多个阶段，各阶段分别给予不同的干预措施，然后比较各阶段各干预措施的差异有/无统计学意义。实际医学工作中应用较多的是两阶段交叉设计，也称为 2×2 交叉设计。

一、基本原理

在医学研究中，假设有 A、B 两种干预措施，有一、二两个阶段，将研究对象随机分为两组。在实验的第一阶段，一组实施 A 干预，另一组实施 B 干预。在实验的第二阶段实施相反的干预措施。为了消除第一阶段对第二阶段效应的影响，在两个阶段中间需设计一定时间的停药洗脱期，见图 7-3。

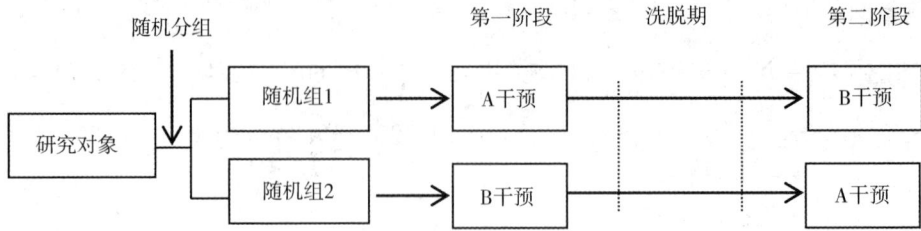

图 7-3 2×2 交叉实验设计模式

2×2 交叉设计资料的方差分析中，总的变异及自由度被分解为处理间、阶段间、个体间和误差四个部分，见表 7-15。

$$SS_{总} = SS_{处理} + SS_{阶段} + SS_{个体} + SS_{误差} \qquad (公式\ 7\text{-}15)$$

$$\nu_{总} = \nu_{处理} + \nu_{阶段} + \nu_{个体} + \nu_{误差} \qquad (公式\ 7\text{-}16)$$

表 7-15 2×2 交叉设计资料方差分析计算表

变异来源	SS	ν	MS	F
总变异	$\sum X^2 - C$	$2n-1$		
处理	$\dfrac{\left(\sum X_A - \sum X_B\right)^2}{2n}$	1	$SS_{处理}/1$	$MS_{处理}/MS_{误差}$
阶段	$\dfrac{\left(\sum X_1 - \sum X_2\right)^2}{2n}$	1	$SS_{阶段}/1$	$MS_{阶段}/MS_{误差}$
个体	$\dfrac{\sum (X_1 + X_2)_i^2}{2} - C$	$n-1$	$SS_{个体}/(n-1)$	$MS_{个体}/MS_{误差}$
误差	$SS_{总} - SS_{处理} - SS_{阶段} - SS_{个体}$	$n-2$	$SS_{误差}/(n-2)$	

注：$C = \dfrac{\left(\sum X\right)^2}{2n}$；A、B：处理因素；1、2：阶段；$i$：个体；$n$：样本量。

二、案例与分析思路

【例 7-7】为研究中药填脐疗法（A）和敷足疗法（B）对失眠患者睡眠质量的改善效果。将 12 名失眠患者按交叉设计方案随机分为两组。以睡眠时间增加量（h）作为观察指标。第一阶段，第一组患者用填脐疗法，第二组患者用敷足疗法，治疗 10 天后，停药 10 天。第二阶段第一组患者用敷足疗法，第二组患者用填脐疗法，治疗 10 天。观察结果见表 7-16。

表 7-16 中药填脐疗法和敷足疗法对失眠患者睡眠质量改善的交叉试验（h）

患者编号	第一阶段	第二阶段	合计
1	B (1.9)	A (1.7)	3.6
2	B (2.7)	A (2.7)	5.4
3	A (2.7)	B (1.6)	4.3
4	A (3.1)	B (2.1)	5.2

患者编号	第一阶段	第二阶段	合计
5	B (1.8)	A (2.6)	4.4
6	A (2.9)	B (1.6)	4.5
7	A (2.2)	B (2.3)	4.5
8	A (2.6)	B (2.3)	4.9
9	A (1.6)	B (3.1)	4.7
10	B (1.4)	A (2.3)	3.7
11	B (2.5)	A (2.9)	5.4
12	B (2.4)	A (2.0)	4.4
各阶段合计：$\sum X_{阶段}$	27.8	27.2	
A、B合计$\sum X_{处理}$	$\sum X_A = 29.3$	$\sum X_B = 25.7$	

分析思路：本例属于 2×2 交叉设计，测量指标为定量资料，可采用 2×2 交叉设计方差分析。资料中，变异来源可分为处理因素间、阶段间、个体间与误差四个部分，因此该方差分析可比较两种疗法对睡眠质量的影响有无差异、疗法在两个阶段对睡眠质量的影响有无差异以及个体间疗法对睡眠质量的影响有无差异。

1. 建立假设、确定检验水准

疗法间：H_0：不同疗法对失眠患者睡眠改善的效果相同

　　　　H_1：不同疗法对失眠患者睡眠改善的效果不等或不全相等

阶段间：H_0：失眠患者睡眠改善的效果在两阶段相等

　　　　H_1：失眠患者睡眠改善的效果在两阶段不等或不全相等

个体间：H_0：失眠患者个体间睡眠改善的效果相等

　　　　H_1：失眠患者个体间睡眠改善的效果不等或不全相等

$\alpha = 0.05$

2. 选择检验方法、计算检验统计量

(1) 变异的分解

$$C = \frac{\left(\sum X\right)^2}{2n} = \frac{(55)^2}{24} = 126.0417$$

$$SS_{总} = \sum X^2 - C = (1.9^2 + 1.7^2 + \cdots 2.0^2) - 126.0417 = 131.94 - 126.0417 = 5.8983$$

$$SS_{处理} = \frac{\left(\sum X_A - \sum X_B\right)^2}{2n} = \frac{(29.3 - 25.7)^2}{24} = 0.5400$$

$$SS_{阶段} = \frac{\left(\sum X_1 - \sum X_2\right)^2}{2n} = \frac{(27.8 - 27.2)^2}{24} = 0.0150$$

$$SS_{个体} = \frac{\sum (X_1 + X_2)_i^2}{2} - C = \frac{(3.6)^2 + (5.4)^2 + \cdots (4.4)^2}{2} - 126.0417 = 1.8683$$

$$SS_{误差} = SS_{总} - SS_{处理} - SS_{阶段} - SS_{个体} = 5.8983 - 0.5400 - 0.0150 - 1.8683 = 3.4750$$

$\nu_{总} = 2n - 1 = 23$

$\nu_{处理} = 处理组数 - 1 = 2 - 1 = 1$

$\nu_{阶段} = 阶段数 - 1 = 2 - 1 = 1$

$\nu_{个体} = n - 1 = 12 - 1 = 11$

$\nu_{误差} = \nu_{总} - \nu_{阶段} - \nu_{个体} - \nu_{处理} = 23 - 1 - 1 - 11 = 10$

（2）方差分析表　将上述结果整理成表 7-17 的方差分析表。

表 7-17　方差分析结果表

变异来源	SS	ν	MS	F	$F_{0.05(\nu_1, \nu_2)}$	P
总变异	5.8983	23				
疗法	0.5400	1	0.5400	1.5540	4.96	>0.05
阶段	0.0150	1	0.0150	0.0432	4.96	>0.05
个体	1.8683	11	0.1698	0.4886	2.94	>0.05
误差	3.4750	10	0.3475			

3. 确定 P 值，做出推论　查 F 界值表（附表 5），$F_{0.05(1, 10)} = 4.96$，$F_{0.05(11, 10)} = 2.94$，疗法 $F = 1.5540 < 4.96$，$P > 0.05$，阶段 $F = 0.0432 < 4.96$，$P > 0.05$，个体 $F = 0.4886 < 2.94$，$P > 0.05$，按 $\alpha = 0.05$ 检验水准，均不拒绝 H_0，差异均无统计学意义，尚不能认为不同疗法、两阶段及个体间的睡眠改善效果有差异。

第七节　析因设计资料的方差分析

析因设计（factorial experimental design）是将两个或多个因素的各水平进行排列组合、交叉分组进行实验，又称交叉组设计。该设计通过不同的组合，不仅可以评价各因素的单独效应（simple effect）和主效应（main effect），还可以评价其交互作用（interaction effect）。单独效应是指其他因素水平固定时，同一因素不同水平的效应差。主效应是指某一因素单独效应的平均值。交互作用是指两个或多个受试因素间的效应互不独立，当某一个因素的水平发生变化时，另一个或多个因素不同水平的效应也相应地发生变化。

一、基本原理

在医学实验中，假设有 k 个因素，每个因素有 L_1、$L_2 \cdots L_i$ 个水平，那么共有 $G = L_1 \times L_2 \times \cdots \times L_k$ 个处理组，即处理组是 k 个因素 L_i 个水平的全面交叉组合。若每个因素均有 L 个水平，则称为 L^k 的析因设计。常用的设计模型为 2×2、$2 \times 2 \times 2$ 等，见表 7-18、7-19，其中 2×2（或 2^2）析因设计是最简单、最常用的一种，该设计表示实验中共有 A、B 两个因素，每个因素各有两个水平。

表 7-18　2×2 析因设计模型

A	B_1	B_2
A_1	A_1B_1	A_1B_2
A_2	A_2B_1	A_2B_2

表 7-19　2×2×2 析因设计模型

A	B_1		B_2	
	C_1	C_2	C_1	C_2
A_1	$A_1B_1C_1$	$A_1B_1C_2$	$A_1B_2C_1$	$A_1B_2C_2$
A_2	$A_2B_1C_1$	$A_2B_1C_2$	$A_2B_2C_1$	$A_2B_2C_2$

析因设计资料的方差分析，不仅可以检验各因素内部不同水平有无差异，还可以分析处理因素的单独效应、主效应以及检验因素间是否存在交互作用。析因设计方差分析中是将总的变异分解为处理因素和误差两部分。2×2 析因设计中处理因素的变异又包含 A 因素、B 因素的主效应和 A、B 两因素间的交互作用，自由度也作相应分解，见表 7-20。

$$SS_{总} = SS_{处理} + SS_{误差} = (SS_A + SS_B + SS_{AB}) + SS_{误差} \quad \text{（公式 7-17）}$$

$$\nu_{总} = \nu_{处理} + \nu_{误差} = (\nu_A + \nu_B + \nu_{AB}) + \nu_{误差} \quad \text{（公式 7-18）}$$

表 7-20　2×2 析因设计方差分析计算表

变异来源	SS	ν	MS	F
总变异	$\sum (X-\overline{X})^2$	$N-1$		
处理	$\sum n_i(\overline{X}_i-\overline{X})^2$	$k-1$		
A 因素	$\sum n_A(\overline{X}_A-\overline{X})^2$	$a-1$	SS_A/ν_A	$MS_A/MS_{误差}$
B 因素	$\sum n_B(\overline{X}_B-\overline{X})^2$	$b-1$	SS_B/ν_B	$MS_B/MS_{误差}$
AB 交互作用	$SS_{处理}-SS_A-SS_B$	$(a-1)(b-1)$	SS_{AB}/ν_{AB}	$MS_{AB}/MS_{误差}$
误差	$SS_{总}-SS_{处理}$	$N-k$	$SS_{误差}/\nu_{误差}$	

二、案例与分析思路

【例 7-8】 为研究黄芪注射液的抑癌作用，将 24 只接种肿瘤的小白鼠随机分成 4 组，每组 6 只。黄芪注射液的剂量分为 0.5mL/kg、1.0mL/kg 两个水平，治疗时间分别为 2 周、4 周。治疗结束后，处死小白鼠，取其肿瘤组织称重，结果见表 7-21。如何对该资料进行分析？

表 7-21　黄芪注射液抑癌实验四种情况下的瘤重（g）

	0.5mL/kg（a_1）		1.0mL/kg（a_2）		合计
	2 周（b_1）	4 周（b_2）	2 周（b_1）	4 周（b_2）	
	3.6	2.1	3.7	1.2	
	4.5	1.3	5.5	2.7	
	4.2	1.2	4.3	3.0	
	4.4	3.2	4.2	1.4	
	3.7	2.2	4.0	1.2	
	5.7	1.5	3.8	2.1	
n_i	6	6	6	6	$N=24$
$\overline{X}_i$	4.350	1.917	4.250	1.933	$\overline{X}=3.1125$

分析思路：本例中有剂量 A 与疗程 B 两个因素，且每个因素均有两个水平，共有 a_1b_1、a_1b_2、a_2b_1、a_2b_2 四种处理，测量指标为定量资料，可采用 2×2 析因设计的方差分析，可分析 A、B 因素的主效应及 AB 的交互作用。

1. 建立假设、确定检验水准

因素 A：H_0：不同药物剂量的瘤重总体均数相同

　　　　H_1：不同药物剂量的瘤重总体均数不等

因素 B：H_0：不同治疗时间的瘤重总体均数相等

　　　　H_1：不同治疗时间的瘤重总体均数不等

交互作用 AB：H_0：不同药物剂量对不同疗程的瘤重无影响

　　　　　　　H_1：不同药物剂量对不同疗程的瘤重有影响

$\alpha=0.05$

2. 选择检验方法、计算检验统计量

（1）变异的分解

$$SS_{总}=\sum(X-\overline{X})^2=(3.6-3.1125)^2+(4.5-3.1125)^2+\cdots(2.1-3.1125)^2=44.8063$$

$$SS_{处理}=\sum n_i(\overline{X}_i-\overline{X})^2$$
$$=6(4.350-3.1125)^2+6(1.917-3.1125)^2+6(4.250-3.1125)^2+6(1.933-3.1125)^2$$
$$=33.8745$$

$$\overline{X}_{a_1}=\frac{1}{12}\left[(3.6+4.5+\cdots3.7+5.7)+(2.1+1.3+\cdots2.2+1.5)\right]=3.1333$$

$$\overline{X}_{a_2}=\frac{1}{12}\left[(3.7+5.5+\cdots4.0+3.8)+(1.2+2.7+\cdots1.2+2.1)\right]=3.0917$$

$$\overline{X}_{b_1}=\frac{1}{12}\left[(3.6+4.5+\cdots3.7+5.7)+(3.7+5.5+\cdots4.0+3.8)\right]=4.3000$$

$$\overline{X}_{b_2}=\frac{1}{12}\left[(2.1+1.3+\cdots2.2+1.5)+(1.2+2.7+\cdots1.2+2.1)\right]=1.9250$$

$$SS_A=\sum n_A(\overline{X}_A-\overline{X})^2=12(3.1333-3.1125)^2+12(3.0917-3.1125)^2=0.0104$$

$$SS_B = \sum n_B(\overline{X}_B - \overline{X})^2 = 12(4.3000 - 3.1125)^2 + 12(1.9250 - 3.1125)^2 = 33.8438$$

$$SS_{AB} = SS_{处理} - SS_A - SS_B = 33.8745 - 0.0104 - 33.8438 = 0.0203$$

$$SS_{误差} = SS_总 - SS_{处理} = 44.8063 - 33.8745 = 10.9318$$

$$\nu_总 = 24 - 1 = 23$$

$$\nu_{处理} = 4 - 1 = 3$$

$$\nu_A = 2 - 1 = 1$$

$$\nu_B = 2 - 1 = 1$$

$$\nu_{AB} = 3 - 1 - 1 = 1$$

$$\nu_{误差} = 23 - 3 = 20$$

（2）方差分析表 将上述结果整理成表 7-22 的方差分析表

表 7-22 2×2 析因设计方差分析结果表

变异来源	SS	ν	MS	F	$F_{0.05(\nu_1, \nu_2)}$	P
总变异	44.8063	23				
处理	33.8745	3				
剂量（A）	0.0104	1	0.0104	0.019	4.35	>0.05
疗程（B）	33.8438	1	33.8438	61.917	4.35	<0.05
A×B	0.0203	1	0.0203	0.037	4.35	>0.05
误差	10.9318	20	0.5466			

3. 确定 P 值，做出推论 查 F 界值表（附表 5），$F_{0.05(1, 20)} = 4.35$。首先看剂量和疗程是否存在交互作用，A×B 的 $F = 0.037 < 4.35$，$P > 0.05$，按 $\alpha = 0.05$ 检验水准，不拒绝 H_0，差异无统计学意义，尚不能认为剂量和疗程存在交互作用。由于交互作用无统计学意义，接着看 A、B 因素的主效应。剂量 $F = 0.019 < 4.35$，$P > 0.05$，按 $\alpha = 0.05$ 检验水准，不拒绝 H_0，差异无统计学意义，尚不能认为不同剂量的黄芪注射液的瘤重总体均数不等。疗程 $F = 61.917 > 4.35$，$P < 0.05$，按 $\alpha = 0.05$ 检验水准，拒绝 H_0，接受 H_1，差异有统计学意义，认为不同治疗时间的瘤重总体均数不等。

第八节 重复测量资料的方差分析

医学研究中如需要对测量指标进行动态观察，以分析某观测指标在不同时间点上的变化特点，可采用重复测量设计。重复测量（repeated measurement）是指对同一受试对象的同一观测指标在不同时间点上进行多次测量，所得的数据称为重复测量资料。该设计可减少研究中由个体差异带来的误差，而且由于对相同个体进行重复测量，在一定程度上降低了人力、物力、财力的消耗。

重复测量设计与随机区组设计要进行区别：

1. 重复测量设计中同一受试对象不同时间点的数据属于非独立数据，即具有相关性，而随机区组设计数据没有这一特点。

2. 重复测量资料中的处理因素在受试对象（可看成区组）间为随机分配，但受试对象内的各时间点是固定的，不能随机分配。随机区组设计资料中每个区组内的受试对象批次是独立的，处理只在区组内随机分配，且同一区组内的受试对象接受的处理各不相同。

这里主要介绍两因素重复测量资料的方差分析，需要考虑两个因素：处理因素、时间因素。

一、基本原理

两因素重复测量资料的总变异被分解为两部分，一部分为受试对象间的变异，另一部分是受试对象内的变异。受试对象间的变异又可分解为处理因素和个体间误差两部分。而受试对象内的变异则可分为时间因素、处理和时间的交互作用以及个体内误差三部分，其中个体内误差与重复因素有关。自由度也做相应分解，见表 7-23。

$$SS_{总} = SS_{受试对象间} + SS_{受试对象内} \qquad (公式\ 7\text{-}19)$$

$$SS_{受试对象间} = SS_{处理} + SS_{个体间误差} \qquad (公式\ 7\text{-}20)$$

$$SS_{受试对象内} = SS_{时间} + SS_{处理×时间} + SS_{个体内误差} \qquad (公式\ 7\text{-}21)$$

即：$SS_{总} = SS_{处理} + SS_{个体间误差} + SS_{时间} + SS_{处理×时间} + SS_{个体内误差}$

$$(公式\ 7\text{-}22)$$

$$\nu_{总} = \nu_{处理} + \nu_{个体间误差} + \nu_{时间} + \nu_{处理×时间} + \nu_{个体内误差} \qquad (公式\ 7\text{-}23)$$

表 7-23　重复测量设计方差分析计算表

变异来源	SS	ν	MS	F
总变异	$\sum X^2 - C$	$N-1$		
受试对象间	$\frac{1}{p}\sum_{i=1}^{g}\sum_{k=1}^{n}(\sum_{j=1}^{p}X_{ijk})^2 - C$	$gn-1$		
处理	$\frac{1}{pn}\sum_{i=1}^{g}(\sum_{j=1}^{p}\sum_{k=1}^{n}X_{ijk})^2 - C$	$g-1$	$\dfrac{SS_{处理}}{\nu_{处理}}$	$\dfrac{MS_{处理}}{MS_{个体间误差}}$
个体间误差	$SS_{受试对象间} - SS_{处理}$	$\nu_{受试对象间} - \nu_{处理}$	$\dfrac{SS_{个体间误差}}{\nu_{个体间误差}}$	
受试对象内	$SS_{总} - SS_{受试对象间}$	$\nu_{总} - \nu_{受试对象间}$		
时间	$\frac{1}{gn}\sum_{j=1}^{p}(\sum_{i=1}^{g}\sum_{k=1}^{n}X_{ijk})^2 - C$	$\nu_{总} - \nu_{受试对象间}$	$\dfrac{SS_{时间}}{\nu_{时间}}$	$\dfrac{MS_{时间}}{MS_{个体内误差}}$
时间×处理	$\frac{1}{n}\sum_{i=1}^{g}\sum_{j=1}^{p}(\sum_{k=1}^{n}X_{ijk})^2 - C - SS_{处理} - SS_{时间}$	$gp-1-\nu_{处理}-\nu_{时间}$	$\dfrac{SS_{时间×处理}}{\nu_{时间×处理}}$	$\dfrac{MS_{时间×处理}}{MS_{个体内误差}}$
个体内误差	$SS_{受试对象内} - SS_{时间×处理} - SS_{时间}$	$\nu_{受试对象内} - \nu_{时间} - \nu_{处理×时间}$	$\dfrac{SS_{个体内误差}}{\nu_{个体内误差}}$	

注：$C = (\sum X)^2/N$，N 为总样本量，k 为受试对象数，p 为测量时间点数，g 为处理组数，n 为每组对象数。

二、案例与分析思路

【例 7-9】为研究中成药复方减压丸治疗原发性高血压的效果，将 12 名原发性高血压患者随机分为 2 组，试验组服用复方减压丸，对照组服用西药氨氯地平片。在治疗前、治疗 2 个月、治疗 4 个月时分别测量患者的收缩压（mmHg），见表 7-24，试分析两种药物治疗原发性高血压的效果有无差别。

表 7-24　两种药物治疗原发性高血压不同时间点的收缩压值（mmHg）

组别（i）	患者（k）	时间（j）			X_{ik}
		治疗前	治疗 2 月	治疗 4 月	
试验组 （$i=1$）	1	143.7	133.7	129.6	407.0
	2	146.5	136.5	131.5	414.5
	3	149.0	131.1	131.4	411.5
	4	149.5	137.5	131.5	418.5
	5	146.7	136.4	134.2	417.3
	6	149.7	138.2	135.2	423.1
	X_{1j}	885.1	813.4	793.4	2491.9
对照组 （$i=2$）	1	144.5	136.5	116.8	397.8
	2	145.9	131.1	121.6	398.6
	3	149.6	129.5	119.5	398.6
	4	148.2	136.8	116.4	401.4
	5	147.7	129.6	119.5	396.8
	6	148.6	131.5	125.5	405.6
	X_{2j}	884.5	795.0	719.3	2398.8
	X_j	1769.6	1608.4	1512.7	4890.7

分析思路：本设计采用了完全随机化分组，然后又重复测量了 3 个时间点的收缩压，且测量指标为定量资料，可考虑采用重复测量资料的方差分析。不仅比较收缩压在不同组、不同时间点的差异、还需分析是否存在处理因素和时间因素的交互作用。

1. 建立假设，确定检验水准

处理因素：H_0：两组患者收缩压总体均数相等

　　　　　H_1：两组患者收缩压总体均数不等

时间因素：H_0：各时间点患者收缩压总体均数相等

　　　　　H_1：各时间点患者收缩压总体均数不等或不全相等

交互作用：H_0：处理因素和时间因素无交互作用

　　　　　H_1：处理因素和时间因素有交互作用

$\alpha = 0.05$

2. 选择检验方法，计算检验统计量

（1）变异的分解

$$C = \left(\sum X\right)^2 / N = (143.7 + 146.5 \cdots + 119.5 + 125.5)^2 / 36 = (4890.7)^2 / 36 = 664415.18$$

$$SS_{总} = \sum X^2 - C = (143.7^2 + 146.5^2 \cdots + 119.5^2 + 125.5^2) - 664415.18 = 3508.47$$

$$SS_{受试对象间} = \frac{1}{p} \sum_{i=1}^{g} \sum_{k=1}^{n} \left(\sum_{j=1}^{p} X_{ijk} \right)^2 - C$$

$$= \frac{1}{3} (407.0^2 + 414.5^2 \cdots + 396.8^2 + 405.6^2) - 664415.18 = 311.143$$

$$SS_{处理} = \frac{1}{pn} \sum_{i=1}^{g} \left(\sum_{j=1}^{p} \sum_{k=1}^{n} X_{ijk} \right)^2 - C = \frac{1}{3 \times 6} (2491.9^2 + 2398.8^2) - 664415.18 = 240.767$$

$$SS_{个体间误差} = SS_{受试对象间} - SS_{处理} = 311.143 - 240.767 = 70.376$$

$$SS_{受试对象内} = SS_{总} - SS_{受试对象间} = 3508.47 - 311.143 = 3197.327$$

$$SS_{时间} = \frac{1}{gn} \sum_{j=1}^{p} \left(\sum_{i=1}^{g} \sum_{k=1}^{n} X_{ijk} \right)^2 - C$$

$$= \frac{1}{2 \times 6} (1769.6^2 + 1608.4^2 + 1512.7^2) - 664415.182809.487$$

$$SS_{处理\times时间} = \frac{1}{n} \sum_{i=1}^{g} \sum_{j=1}^{p} \left(\sum_{k=1}^{n} X_{ijk} \right)^2 - C - SS_{处理} - SS_{时间}$$

$$= \frac{1}{6} (885.1^2 + 813.4^2 + \cdots 719.3^2) - 664415 - 240.767 - 2809.487 = 245.044$$

$$SS_{个体内误差} = SS_{受试对象内} - SS_{时间\times处理} - SS_{时间} = 3197.327 - 245.044 - 2809.487 = 142.796$$

$$\nu_{总} = N - 1 = 36 - 1 = 35$$

$$\nu_{受试对象间} = gn - 1 = 2 \times 6 - 1 = 11$$

$$\nu_{处理} = g - 1 = 2 - 1 = 1$$

$$\nu_{个体间误差} = \nu_{受试对象间} - \nu_{处理} = 11 - 1 = 10$$

$$\nu_{受试对象内} = \nu_{总} - \nu_{受试对象间} = 35 - 11 = 24$$

$$\nu_{时间} = p - 1 = 3 - 1 = 2$$

$$\nu_{处理\times时间} = gp - 1 - \nu_{处理} - \nu_{时间} = 2 \times 3 - 1 - 1 - 2 = 2$$

$$\nu_{个体内误差} = \nu_{受试对象内} - \nu_{时间} - \nu_{处理\times时间} = 24 - 2 - 2 = 20$$

（2）**方差分析表** 将上述结果整理成方差分析表，见表 7-25。

表 7-25 重复测量方差分析结果表

变异来源	SS	ν	MS	F	$F_{0.05(\nu_1, \nu_2)}$	P
总变异	3508.47	35				
处理	240.767	1	240.767	34.211	4.96	<0.05
个体间误差	70.376	10	7.038			
时间	2809.487	2	1404.744	196.749	3.49	<0.05
处理×时间	245.044	2	122.522	17.160	3.49	<0.05
个体内误差	142.796	20	7.1398			

3. 确定 P 值，做出推论 查 F 界值表（附表5），$F_{0.05(1, 10)} = 4.96$，$F_{0.05(2, 20)} = 3.49$。处理因素的 $F = 34.211 > 4.96$，$P < 0.05$，按 $\alpha = 0.05$ 检验水准，拒绝 H_0，接受 H_1，差异有统计学意义，认为两种药物治疗原发性高血压的收缩压总体均数不同。时间

因素 $F=196.749>3.49$，$P<0.05$，按 $\alpha=0.05$ 检验水准，拒绝 H_0，接受 H_1，差异有统计学意义，认为不同时间点患者收缩压总体均数不等或不全相等。处理因素和时间因素交互作用的 $F=17.160>3.49$，$P<0.05$，按 $\alpha=0.05$ 检验水准，拒绝 H_0，接受 H_1，差异有统计学意义，认为处理因素和时间因素间存在有交互作用。

三、重复测量资料方差分析的前提条件

1. 正态性 处理因素各水平的样本服从正态分布，本例经 SPSS 正态性检验，各 $P>0.05$，服从正态分布。

2. 方差齐 各处理水平的总体方差相等。本例经 SPSS Levene 方差齐性检验，各 $P>0.05$，总体方差齐。

3. 球对称性 指各时间点组成的协方差阵具有球形性特征，即所有两两时间点间差值对应的方差相等。可借助 SPSS 软件，采用 Mauchly 检验来判断。当 $P>\alpha$ 时，说明满足球对称性。本例经 Mauchly 检验，$P>0.05$，满足球对称性。

若各组各时间点的数据服从正态分布且总体方差齐，若资料还满足球对称性，可采用单变量重复测量资料的方差分析。否则，需采用多变量重复测量资料的方差分析法，或者采用校正系数进行校正。

第九节　SPSS 软件实现与结果分析

一、用 SPSS 实现完全随机设计资料的方差分析

以【例 7-1】资料为例实现完全随机设计方差分析。

1. 建立数据集 定义变量，组别：1＝中药 A，2＝中药 B，3＝中药 C，录入数据并建立数据文件 sj0701. sav，见图 7-4。

2. 分析步骤

（1）正态性检验和方差齐性检验　Analyze→Descriptive Statistics→Explore→在 Explore 窗口中，将变量"血红蛋白含量"→Dependent List 框，"组别"→Factor list 框→Plots→Normality plots with tests→Spread vs Level with Levene Test→Untransformed→Continue→OK。结果参见正文。

（2）单因素方差分析　Analyze→Compare Means→One-Way ANOVA，在 One-Way ANOVA 的视窗中，将变量"血红蛋白含量"→Dependent List 框，"组别"→Factor 框，→Post Hoc，选中 LSD、S-N-K，选中 Dunnett，在 Control Category 下拉表中选择 Last→Continue→OK。

血红蛋白含量	组别
94	1
112	1
⋮	⋮
98	3
122	3

图 7-4　sj0701. sav

3. 结果及解释

（1）单因素方差分析　结果见图 7-5。$F = 5.372$，$P = 0.013 < 0.05$，拒绝 H_0，接受 H_1，差异有统计学意义，提示 3 组大鼠血红蛋白总体均数不全相等，三种中药的治疗效果不同。

ANOVA

血红蛋白含量

	Sum of Squares	df	Mean Square	F	Sig.
Between Groups	2014.083	2	1007.042	5.372	.013
Within Groups	3936.875	21	187.470		
Total	5950.958	23			

图 7-5　单因素方差分析 SPSS 结果

（2）均数的两两比较　SNK-q 检验结果见图 7-6，位于同一子集中的两组总体均数没有差异，位于不同子集中的各组均有差异。本例结果提示中药 C 和中药 B、中药 A 和中药 B 大鼠血红蛋白含量总体均数不等，尚不能认为中药 A 和中药 C 大鼠血红蛋白含量总体均数不等。

血红蛋白含量

		N	Subset for alpha = 0.05	
	组别		1	2
Student-Newman-Keuls[a]	中药B	8	92.75	
	中药A	8		108.75
	中药C	8		114.38
	Sig.		1.000	.421

Means for groups in homogeneous subsets are displayed.
a. Uses Harmonic Mean Sample Size = 8.000.

图 7-6　两两比较 SNK-q 检验结果

LSD-t 检验结果见图 7-7，中药 B 和中药 C、中药 A 和中药 B 比较，均有 $P < 0.05$，拒绝 H_0，接受 H_1，提示中药 B 和中药 C、中药 A 和中药 B 大鼠血红蛋白含量总体均数不等。中药 A 和中药 C 比较，$P > 0.05$，不拒绝 H_0，尚不能认为中药 A 和中药 C 大鼠血红蛋白含量总体均数不等。

Dunnett-t 检验结果见图 7-8，中药 A 和中药 C 比较 $P = 0.629 > 0.05$，不拒绝 H_0，尚不能认为中药 A 和中药 C 大鼠血红蛋白含量总体均数不等。中药 B 和中药 C 比较 $P < 0.05$，拒绝 H_0，接受 H_1，提示中药 B 和中药 C 大鼠血红蛋白含量总体均数不等。

Multiple Comparisons

Dependent Variable: 血红蛋白含量

	(I) 组别	(J) 组别	Mean Difference (I-J)	Std. Error	Sig.	95% Confidence Interval	
						Lower Bound	Upper Bound
LSD	中药A	中药B	16.000*	6.846	.029	1.76	30.24
		中药C	-5.625	6.846	.421	-19.86	8.61
	中药B	中药A	-16.000*	6.846	.029	-30.24	-1.76
		中药C	-21.625*	6.846	.005	-35.86	-7.39
	中药C	中药A	5.625	6.846	.421	-8.61	19.86
		中药B	21.625*	6.846	.005	7.39	35.86

图 7-7 两两比较 LSD-t 检验结果

Multiple Comparisons

Dependent Variable: 血红蛋白含量

Dunnett t (2-sided)[a]

(I) 组别	(J) 组别	Mean Difference (I-J)	Std. Error	Sig.	95% Confidence Interval	
					Lower Bound	Upper Bound
中药A	中药C	-5.625	6.846	.629	-21.85	10.60
中药B	中药C	-21.625*	6.846	.009	-37.85	-5.40

*. The mean difference is significant at the 0.05 level.

a. Dunnett t-tests treat one group as a control, and compare all other groups against it.

图 7-8 两两比较 Dunnett-t 检验结果

二、用 SPSS 实现随机区组设计资料的方差分析

以【例 7-2】资料为例实现随机区组方差分析。

1. 建立数据集 定义变量，处理组：1＝0.5g/kg 制剂，2＝1g/kg 制剂，3＝对照组，录入数据并建立数据文件 sj0702. sav，见图 7-9。

2. 分析步骤

(1) 正态性检验和方差齐性检验 操作步骤同例 7-1，结果参见正文。

(2) 双因素方差分析 Analyze→General Linear Model→Univariate→在 Univariate 窗口中，"小白鼠瘤重"→Dependent 框中，"处理组"与"区组"→Fixed Factor (s) 框，单击 Model，在 Model 窗口中选中 Custom，将"处理组"与"区组"→右 Model 框，→Continue→Post Hoc，将 Factor (s) 框内的"处理组"→Post Hoc Test for 框→选中 Dunnett 法，在 Control Category 框下选中 Last→Continue→OK。

小鼠瘤重	处理组	区组
3.10	1	1
2.20	1	2
⋮	⋮	⋮
5.60	3	9
4.30	3	10

图 7-9 sj0702. sav

3. 结果及解释

（1）双因素方差分析　结果见图 7-10。处理因素 $F=56.978$，$P<0.001$，拒绝 H_0，接受 H_1，差异有统计学意义，提示 3 个处理组小白鼠瘤重的总体均数不全相等；区组因素 $F=3.374$，$P=0.013$，拒绝 H_0，接受 H_1，差异有统计学意义，提示 10 个区组小白鼠瘤重的总体均数不全相等。

Tests of Between-Subjects Effects

Dependent Variable: 小白鼠瘤重

Source	Type III Sum of Squares	df	Mean Square	F	Sig.
Corrected Model	71.834[a]	11	6.530	13.120	.000
Intercept	262.256	1	262.256	526.893	.000
处理组	56.721	2	28.360	56.978	.000
区组	15.114	9	1.679	3.374	.013
Error	8.959	18	.498		
Total	343.050	30			
Corrected Total	80.794	29			

a. R Squared = .889 (Adjusted R Squared = .821)

图 7-10　随机区组设计方差分析结果

（2）均数的多重比较　Dunnett-t 检验结果见图 7-11，0.5g/kg 制剂与对照组、1g/kg 制剂与对照组分别比较，均有 $P<0.001$，拒绝 H_0，接受 H_1，提示 0.5g/kg 制剂、1g/kg 制剂与对照组小白鼠瘤重的总体均数都不相等。

Multiple Comparisons

Dependent Variable: 小白鼠瘤重

Dunnett t (2-sided)[a]

(I) 处理组	(J) 处理组	Mean Difference (I-J)	Std. Error	Sig.	95% Confidence Interval	
					Lower Bound	Upper Bound
0.5g/kg制剂	对照组	-2.5100*	.31551	.000	-3.2668	-1.7532
1g/kg制剂	对照组	-3.2000*	.31551	.000	-3.9568	-2.4432

Based on observed means.
The error term is Mean Square(Error) = .498.

*. The mean difference is significant at the 0.05 level.

a. Dunnett t-tests treat one group as a control, and compare all other groups against it.

图 7-11　多重比较 Dunnett-t 检验结果

三、用 SPSS 实现拉丁方设计资料的方差分析

对【例 7-6】的资料进行拉丁方设计方差分析。

1. 建立数据库　定义变量：以"药物（1＝生理盐水、2＝凝血酶、3＝去甲肾上腺素、4＝中药粉末）"、"窝别"、"剂量"、"止血时间"为变量录入数据，建立数据文件 sj0703.sav。见图 7-12。

药物	窝别	剂量	止血时间
2	1	1	3.19
4	2	1	2.35
⋮	⋮	⋮	⋮
4	3	4	2.39
2	4	4	3.14

图 7-12　sj0703. sav

2. 分析步骤　①Analyze→General Linear Model → Univariate。②将"止血时间"选入 Dependent Variable 框内，将"药物"、"窝别"、"剂量"选入 Fixed Factor 框内。点击 Model，在 Model 对话框中点击 Custom，将变量"药物"、"窝别"、"剂量"选入右边 Model 框内，点击 Continue。③点击 Post Hoc，将 Factor 框内的"药物"选入右边 Post Hoc test for 框内，勾选 LSD 检验，点击 Continue。点击 OK

3. 结果及解释

（1）拉丁方设计方差分析结果　见图 7-13。

Tests of Between-Subjects Effects

Dependent Variable: 止血时间

Source	Type III Sum of Squares	df	Mean Square	F	Sig.
Corrected Model	19.374[a]	9	2.153	1201.485	.000
Intercept	183.061	1	183.061	102173.526	.000
药物	19.369	3	6.456	3603.600	.000
窝别	.003	3	.001	.465	.717
剂量	.002	3	.001	.391	.764
Error	.011	6	.002		
Total	202.446	16			
Corrected Total	19.385	15			

a. R Squared = .999 (Adjusted R Squared = .999)

图 7-13　不同药物止血时间的分析结果

药物间 $F=3603.6$，$P=0.000$，按 $\alpha=0.05$ 检验水准，拒绝 H_0，接受 H_1，差异有统计学意义，可认为不同药物止血时间不等或不全相等。窝别 $F=0.465$，$P=0.717$，按 $\alpha=0.05$ 检验水准，不拒绝 H_0，差别无统计学意义，尚不能认为不同窝别的止血时间不等。剂量 $F=0.391$，$P=0.764$，按 $\alpha=0.05$ 检验水准，不拒绝 H_0，差异无统计学意义，尚不能认为不同剂量止血时间不等。

（2）药物间两两比较的结果　LSD 检验：四种药物两两比较均为 $P=0.000$，可认为四种药物的止血时间各不相同，见图 7-14。

Multiple Comparisons

Dependent Variable: 止血时间

LSD

(I) 药物	(J) 药物	Mean Difference (I-J)	Std. Error	Sig.	95% Confidence Interval	
					Lower Bound	Upper Bound
生理盐水	凝血酶	2.0425*	.02993	.000	1.9693	2.1157
	去甲肾上腺素	2.4400*	.02993	.000	2.3668	2.5132
	中药粉末	2.8675*	.02993	.000	2.7943	2.9407
凝血酶	生理盐水	-2.0425*	.02993	.000	-2.1157	-1.9693
	去甲肾上腺素	.3975*	.02993	.000	.3243	.4707
	中药粉末	.8250*	.02993	.000	.7518	.8982
去甲肾上腺素	生理盐水	-2.4400*	.02993	.000	-2.5132	-2.3668
	凝血酶	-.3975*	.02993	.000	-.4707	-.3243
	中药粉末	.4275*	.02993	.000	.3543	.5007
中药粉末	生理盐水	-2.8675*	.02993	.000	-2.9407	-2.7943
	凝血酶	-.8250*	.02993	.000	-.8982	-.7518
	去甲肾上腺素	-.4275*	.02993	.000	-.5007	-.3543

Based on observed means.
The error term is Mean Square(Error) = .002.

*. The mean difference is significant at the 0.05 level.

图 7-14　四种药物止血时间的两两比较结果

四、用 SPSS 实现 2×2 交叉设计资料的方差分析

对【例 7-7】资料进行交叉设计方差分析。

1. 建立数据库　定义变量：以"患者编号"、"阶段"、"疗法（1=填脐疗法、2=敷足疗法）"、"试验结果"为变量录入数据，建立数据文件 sj0704. sav，见图7-15。

2. 分析步骤　①Analyze → General Linear Model →Univariate②将"试验结果"选入 Dependent Variable 框内，将"疗法"、"阶段"、"患者编号"选入 Fixed Factor 框

患者编号	阶段	疗法	试验结果
1	1	1	2.7
2	1	2	2.7
⋮	⋮	⋮	⋮
11	2	1	2.9
12	2	1	2.0

图 7-15　sj0704. sav

内。点击 Model，在 Model 对话框中点击 Custom，将变量"疗法"、"阶段"、"患者编号"选入右边 Model 框内，点击 Continue。③点击 options 按钮，将"疗法"选入右边 display means for 框内，勾选 descriptive statistics，点击 Continue，点击 OK。

3. 结果及解释　疗法间 $F=1.554$，$P=0.241$，阶段 $F=0.043$，$P=0.840$，个体间 $F=0.489$，$P=0.872$，按 $\alpha=0.05$ 检验水准，均不拒绝 H_0，差异均没有统计学意义，尚不能认为不同疗法、两阶段及个体间的睡眠改善效果有差异，见图 7-16。

Tests of Between-Subjects Effects

Dependent Variable: 试验结果

Source	Type III Sum of Squares	df	Mean Square	F	Sig.
Corrected Model	2.423[a]	13	.186	.536	.855
Intercept	126.042	1	126.042	362.710	.000
患者编号	1.868	11	.170	.489	.872
阶段	.015	1	.015	.043	.840
疗法	.540	1	.540	1.554	.241
Error	3.475	10	.348		
Total	131.940	24			
Corrected Total	5.898	23			

a. R Squared = .411 (Adjusted R Squared = -.355)

图 7-16　不同疗法对失眠患者睡眠质量改善影响的分析结果

五、用 SPSS 实现 2×2 析因设计资料的方差分析

对【例 7-8】资料进行析因设计方差分析。

1. 建立数据库 定义变量：以"瘤重"、"剂量（1＝0.5mL/kg、2＝1.0mL/kg）"、"疗程（1＝2 周、2＝4 周）"为变量录入数据，建立数据文件 sj0705. sav，见图 7-17。

2. 分析步骤 ①Analyze→General Linear Model→Univariate。②将"瘤重"选入 Dependent Variable 框内，将"剂量"、"疗程"选入 Fixed Factor 框内。点击 Options 按钮，将"剂量"、"疗程"、"剂量 * 疗程"选入右边 Display Means for 框内，勾选 descriptive statistics，点击 Continue，点击 OK。

瘤重	剂量	疗程
3.6	1	1
4.5	1	1
⋮	⋮	⋮
1.2	2	2
2.1	2	2

图 7-17　sj0705. sav

3. 结果及解释

Tests of Between-Subjects Effects

Dependent Variable: 瘤重

Source	Type III Sum of Squares	df	Mean Square	F	Sig.
Corrected Model	33.875[a]	3	11.292	20.658	.000
Intercept	232.504	1	232.504	425.377	.000
剂量	.010	1	.010	.019	.892
疗程	33.844	1	33.844	61.919	.000
剂量 * 疗程	.020	1	.020	.037	.849
Error	10.932	20	.547		
Total	277.310	24			
Corrected Total	44.806	23			

a. R Squared = .756 (Adjusted R Squared = .719)

图 7-18　2×2 析因设计资料方差分析的结果

剂量与疗程交互作用的 $F=0.037$，$P=0.849$，按 $\alpha=0.05$ 检验水准，差异无统计学意义，尚不能认为剂量和疗程存在交互作用。剂量 $F=0.019$，$P=0.892$，按 $\alpha=0.05$ 检验水准，差异无统计学意义，尚不能认为不同剂量的黄芪注射液的瘤重总体均数不等。疗程 $F=61.919$，$P=0.000$，按 $\alpha=0.05$ 检验水准，差异有统计学意义，认为不同治疗时间的瘤重总体均数不等，见图 7-18。

六、用 SPSS 实现重复测量资料的方差分析

对【例 7-9】资料进行重复测量方差分析

1. 建立数据库 定义变量：以"治疗前""治疗 2 月""治疗 4 月""组别（1＝试验组，2＝对照组）"为变量录入数据，建立数据文件 sj0706. sav，见图 7-19。

2. 分析步骤 ①Analyze→General Linear Model → Repeated Measures。②在 Number of Levels 框中输入"3（重复测量的次数）"，点击 Add，点击 Define，将"治疗前"、"治疗 2 月"、

治疗前	治疗2月	治疗4月	组别
143.7	133.7	129.6	1
146.5	136.5	131.5	1
⋮	⋮	⋮	⋮
147.7	129.6	119.5	2
148.6	131.5	125.5	2

图 7-19 sj0706. sav

"治疗 4 月"选入 Within-subjects Variables 框内，将"组别"选入 Between-subjects Factor 框内。③点击 Model 按钮，在弹出的对话框中单击 Custom，将 Factor1 选入右框 Within-subjects Model 中，将"组别"选入 Between-subjects Factor 框内，点击 Continue，点击 OK。

3. 结果及解释

（1）Mauchly 检验 结果见图 7-20，$P=0.266>0.05$，因此，该资料满足球对称性。可采用单变量方差分析。

Mauchly's Test of Sphericity[a]

Measure: MEASURE_1

Within Subjects Effect	Mauchly's W	Approx. Chi-Square	df	Sig.	Epsilon[b] Greenhouse-Geisser	Huynh-Feldt	Lower-bound
因子1	.745	2.647	2	.266	.797	1.000	.500

Tests the null hypothesis that the error covariance matrix of the orthonormalized transformed dependent variables is proportional to an identity matrix.

图 7-20 Mauchly 球性检验

（2）**方差分析结果** 时间因素 $F=196.749$，$P=0.000$，各时间点患者收缩压不等或不全相等。时间与处理因素交互作用 $F=17.160$，$P=0.000$，处理因素和时间因素存在交互作用，见图 7-21。处理因素 $F=34.211$，$P=0.000$，可认为不同药物治疗患者的收缩压不同，见图 7-22。

Tests of Within-Subjects Effects

Measure: MEASURE_1

Source		Type III Sum of Squares	df	Mean Square	F	Sig.
因子1	Sphericity Assumed	2809.487	2	1404.744	196.749	.000
	Greenhouse-Geisser	2809.487	1.594	1762.731	196.749	.000
	Huynh-Feldt	2809.487	2.000	1404.744	196.749	.000
	Lower-bound	2809.487	1.000	2809.487	196.749	.000
因子1 * 组别	Sphericity Assumed	245.044	2	122.522	17.160	.000
	Greenhouse-Geisser	245.044	1.594	153.746	17.160	.000
	Huynh-Feldt	245.044	2.000	122.522	17.160	.000
	Lower-bound	245.044	1.000	245.044	17.160	.002
Error(因子1)	Sphericity Assumed	142.796	20	7.140		
	Greenhouse-Geisser	142.796	15.938	8.959		
	Huynh-Feldt	142.796	20.000	7.140		
	Lower-bound	142.796	10.000	14.280		

图 7-21　受试对象内方差分析的结果

Tests of Between-Subjects Effects

Measure: MEASURE_1

Transformed Variable: Average

Source	Type III Sum of Squares	df	Mean Square	F	Sig.
Intercept	664415.180	1	664415.180	94409.192	.000
组别	240.767	1	240.767	34.211	.000
Error	70.376	10	7.038		

图 7-22　受试对象间方差分析的结果

第八章 χ^2 检验 ▷▷▷▷

χ^2 检验（chi-square test）是一种用途广泛的假设检验方法，可用于分类变量资料的假设检验，是以 χ^2 分布（chi square distribution）为理论依据，用于推断两个（或多个）率及构成比之间有无差别、分析两个变量之间有无关联性、以及频数分布的拟合优度等的假设检验。χ^2 检验通过比较实际频数 A 与理论频数 T 的差异推断样本率（构成比）之间的差异是否由抽样误差引起。本章主要介绍成组设计四格表资料的 χ^2 检验、配对设计四格表资料的 χ^2 检验、$R \times C$ 表资料的 χ^2 检验及多个样本率的多重比较方法，知识框架如下：

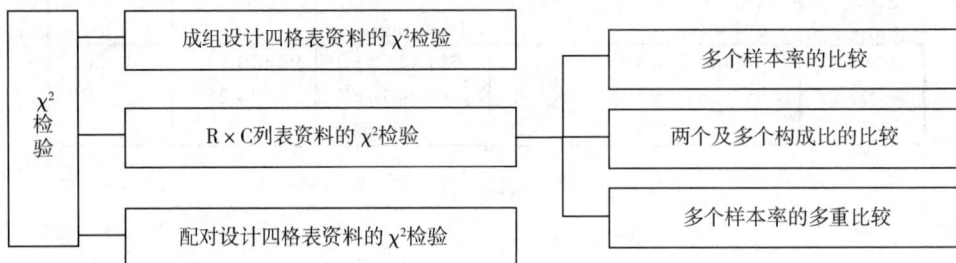

图 8-1 χ^2 检验知识框架图

第一节 四格表资料的 χ^2 检验

χ^2 分布是一种连续型分布，χ^2 分布曲线的形状受自由度 ν 的影响（图 8-2），图中横坐标为 χ^2 值纵坐标为 $f(\chi^2)$。当 $\nu \leqslant 2$ 时，曲线呈 L 形；随着 ν 的增加，曲线逐渐趋于对称；当 $\nu \to \infty$ 时，χ^2 分布趋近正态分布。当 ν 确定后，χ^2 分布曲线下右侧尾部的面积为 α 时横轴上相应的 χ^2 值记作 $\chi^2_{\alpha,\nu}$，即 χ^2 分布的界值，χ^2 值与 P 值的对应关系见 χ^2 界值表（附表 9）。

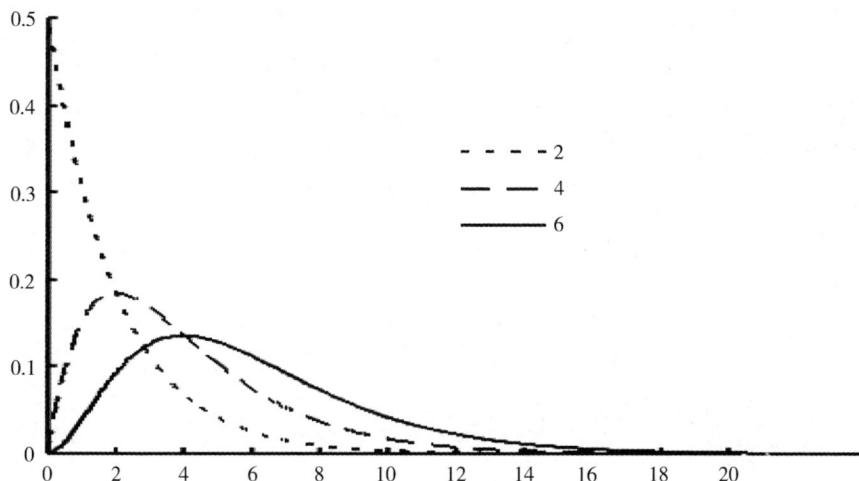

图 8-2　不同自由度的 χ^2 分布曲线图（ν 分别为 2，4，6）

一、基本原理

分类变量资料两样本率（或构成比）的比较，因分组变量与反应变量均为两个水平，其核心数据为 2 行（R）2 列（C），故一般称为四格表（fourfold table）资料，或称 2 行 2 列表（2×2 contingency table）资料（如表 8-1 所示）。英国统计学家 Pearson 于 1900 年首先提出用 χ^2 检验来分析此类资料行列变量间的关联性，以判断两样本率（或构成比）的水平是否相同。其基本原理是根据样本实际频数 A（actual frequency）与理论频数 T（theoretical frequency）的差异，选择适宜的公式计算检验统计量 χ^2 值，按照一定的把握度推断结论。χ^2 检验的基本公式为：

$$\chi^2 = \sum \frac{(A-T)^2}{T} \qquad \text{（公式 8-1）}$$

亦称为 Pearsonχ^2 检验。理论频数（期望数）是根据检验假设推算出来的，计算公式为：

$$T_{RC} = \frac{n_R n_c}{n} \qquad \text{（公式 8-2）}$$

式中 T_{RC} 为第 R（row）行第 C（column）列的理论频数，n_R 为相应行的合计，n_c 为相应列的合计，n 为总例数。

χ^2 值的大小反映了实际频数与理论频数的吻合程度。在 H_0 成立的条件下，实际频数与理论频数相差不会很大，则 χ^2 值小；反之，若 H_0 不成立，实际频数与理论频数的差值大，则 χ^2 值大。χ^2 值的大小还取决于 $\frac{(A-T)^2}{T}$ 的个数多少，即自由度的大小。考虑了自由度的影响，χ^2 值才能真正反映实际频数与理论频数的吻合程度。自由度的计算公式：

$$\nu = (R-1)(C-1) \qquad \text{（公式 8-3）}$$

四格表资料的自由度为：$\nu=(2-1)(2-1)=1$。χ^2 检验时根据自由度 ν 查 χ^2 界值表（附表9）。当 $\chi^2\geqslant\chi^2_{\alpha,\nu}$ 时，$P\leqslant\alpha$，拒绝 H_0，接受 H_1，认为有本质差别，即差别有统计学意义；当 $\chi^2<\chi^2_{\alpha,\nu}$ 时，$P>\alpha$，不拒绝 H_0，认为没有本质差别，仅有抽样误差，即差别无统计学意义。

四格表 χ^2 检验的专用公式是由 χ^2 检验的基本公式推导出来的，与基本公式计算结果一致，却可省去理论频数的计算。其计算公式为：

$$\chi^2=\frac{(ad-bc)^2 n}{(a+b)(c+d)(a+c)(b+d)}\qquad\text{（公式 8-4）}$$

式中 a，b，c，d 为四格表的实际频数；$(a+b)$，$(c+d)$，$(a+c)$，$(b+d)$ 是周边合计数；$n=a+b+c+d$ 为总例数。

四格表资料 χ^2 检验的适用条件：

（1）当 $n\geqslant40$ 且所有的 $T\geqslant5$ 时，用四格表资料 χ^2 检验的基本公式或四格表专用公式。

（2）当 $n\geqslant40$ 但有 $1\leqslant T<5$ 时，用四格表资料 χ^2 检验的校正公式。

（3）当 $n<40$ 或 $T<1$ 时，用四格表资料的 Fisher 确切概率法。

二、案例与分析思路

（一）基本公式和专用公式

【例 8-1】为比较甲、乙两种中药治疗原发性高血压的疗效，将 94 名高血压患者随机分为两组，一组用甲药治疗，另一组用乙药治疗，治疗一段时间后，甲、乙两药的有效率分别为 45.83% 和 65.22%，见表 8-1，问两药治疗原发性高血压的有效率有无差别？

表 8-1　甲乙两药治疗原发性高血压的疗效

药物	有效	无效	合计	有效率（%）
甲药	22（26.55）a	26（21.45）b	48（$a+b$）	45.83
乙药	30（25.45）c	16（20.55）d	46（$c+d$）	65.22
合计	52（$a+c$）	42（$b+d$）	94（n）	55.32

检验步骤如下：

1. 建立假设并确定检验水准

$H_0:\pi_1=\pi_2$，即甲乙两药治疗原发性高血压的总有效率相同

$H_1:\pi_1\neq\pi_2$，即甲乙两药治疗原发性高血压的总有效率不同

$\alpha=0.05$

2. 计算检验统计量　按照公式 8-2 计算各观察值（实际频数）的理论频数，见表8-1。本例所有理论频数均大于 5，$n>40$，用四格表资料 χ^2 检验的基本公式 8-1 或四格表专用公式 8-4 计算 χ^2 值：

$$\chi^2 = \sum \frac{(A-T)^2}{T}$$

$$= \frac{(22-26.55)^2}{26.55} + \frac{(26-21.45)^2}{21.45} + \frac{(30-25.45)^2}{25.45} + \frac{(16-20.55)^2}{20.55} = 3.57$$

或

$$\chi^2 = \frac{(ad-bc)^2 n}{(a+b)(c+d)(a+c)(b+d)} = \frac{(22\times16-30\times26)^2 \times 94}{(22+26)(30+16)(22+30)(26+16)} = 3.57$$

$$\nu = (2-1)(2-1) = 1$$

3. 确定 P 值，做出推断结论 查 χ^2 界值表（附表7），$\chi^2_{0.05,1} = 3.84$，因 $3.57 <$ 3.84，得 $P > 0.05$。按 $\alpha = 0.05$ 的检验水准，不拒绝 H_0，差异无统计学意义，尚不能认为甲乙两药治疗原发性高血压的有效率不同。

（二）校正 χ^2 检验

χ^2 分布是连续型分布，而分类变量资料中的实际频数 A 为分类资料，是不连续的。用公式 8-1 计算的 χ^2 值所得的概率 P 偏小，尤其是对自由度 $\nu=1$ 的四格表资料影响较大。因此，统计学家 F. Yates 1934 年提出了计算 χ^2 值的连续性校正法（correction continuity），其校正公式为：

$$\chi^2_c = \sum \frac{(|A-T|-0.5)^2}{T} \tag{公式 8-5}$$

$$\chi^2_c = \frac{\left(|ad-bc|-\dfrac{n}{2}\right)^2 n}{(a+b)(c+d)(a+c)(b+d)} \tag{公式 8-6}$$

【例 8-2】 某医院观察了复方 I 号、II 号活血酊剂治疗脑卒中病人压疮的效果，结果见表 8-2。问两种复方活血酊剂治疗脑卒中病人压疮的有效率是否相同？

表 8-2　两种复方活血酊剂治疗脑卒中病人压疮的有效率比较

药物	有效	无效	合计	有效率（%）
复方 I 号	39（41.95）	8（5.05）	47	82.97
复方 II 号	44（41.05）	2（4.95）	46	95.65
合计	83	10	93	89.25

1. 建立假设并确定检验水准

$H_0: \pi_1 = \pi_2$，即两种复方活血酊剂治疗脑卒中病人压疮的有效率相同

$H_1: \pi_1 \neq \pi_2$，即两种复方活血酊剂治疗脑卒中病人压疮的有效率不同

$\alpha = 0.05$

2. 计算检验统计量 本例 $n=93$，但有一个格子的理论频数为 $4.95 < 5$，故采用四格表资料 χ^2 检验的校正公式计算 χ^2 值：

$$\chi^2 = \frac{\left(|ad-bc|-\dfrac{n}{2}\right)^2 n}{(a+b)(c+d)(a+c)(b+d)} = \frac{\left(|39\times2-44\times8|-\dfrac{93}{2}\right)^2 \times 93}{47\times46\times83\times10} = 2.68$$

$$\nu = (2-1)(2-1) = 1$$

3. 确定 P 值，做出推断结论 查 χ^2 界值表，$\chi^2_{0.05,1} = 3.84$，得 $P > 0.05$。按 $\alpha = 0.05$ 的检验水准，不拒绝 H_0，差异无统计学意义。尚不能认为两种复方活血酊剂治疗脑卒中病人压疮的有效率不同。本资料若不进行校正，$\chi^2 = 3.89$，得 $P < 0.05$，结论与之相反，即两种复方活血酊剂治疗脑卒中病人压疮有效率的差别有统计学意义。

（三） Fisher 确切概率法

四格表资料的 Fisher 确切概率法（Fisher's exact test），由 R. A. Fisher 提出的一种直接计算概率的假设检验方法，其理论依据是超几何分布（hypergeometric distribution），并非 χ^2 检验的范畴，常作为四格表资料假设检验的补充。其基本思想是：在四格表周边合计数固定不变的条件下，计算表内 4 个格子实际频数变动时的各种组合的概率 P_i；然后计算单侧或双侧的累计概率 P 并与检验水准 α 比较，做出是否拒绝 H_0 的推论。

$$P_i = \frac{(a+b)! \ (c+d)! \ (a+c)! \ (b+d)!}{a! \ b! \ c! \ d! \ n!} \qquad \text{（公式 8-7）}$$

式中，a，b，c，d 为四格表的实际频数；$(a+b)$，$(c+d)$，$(a+c)$，$(b+d)$ 是周边合计数；n 为总例数；! 为阶乘；$\sum P_i = 1$。

第二节　配对四格表资料的 χ^2 检验

在统计分析时，配对设计计数资料的形式主要有下列几种：有时需要进行配对设计，以观察同一对子内两个体分别接受不同的处理、或同一批样品用两种不同的处理方法、或两个评估者对研究对象进行逐一评估，以评估不同方法的独立性、一致性与优势性。当变量为二分类时构成配对设计四格表资料，当变量为多分类时构成配对设计方表资料。本节主要阐述配对设计四格表资料的分析，配对设计方表资料的分析见相关参考书。

一、基本原理

配对设计计数资料的变量为二分类，基本数据构成配对设计四格表资料，如同一批样品用甲乙两法检测，检测结果只有阳性、阴性两种类别，资料整理归纳后四种情况的对子数填入四格表，分别用 a、b、c、d 来标记，配对设计二分类变量计数结果有 4 种情况，整理成表 8-3：①两种方法的结果均为阳性数（a）；②两种方法均为阴性数（d）；③甲法为阳性，乙法为阴性数（c）；④甲法为阴性，乙法为阳性数（b）；⑤ a、d 为两种方法结果一致的两种情况，b、c 为两种方法结果不一致的两种情况。

表 8-3　配对四格表资料整理

甲法	乙法		合计
	+	−	
+	a	b	$a+b$
−	c	d	$c+d$
合计	$a+c$	$b+d$	$n=a+b+c+d$

两种方法（即行变量和列变量）之间的独立性检验用 Pearson χ^2 检验和列联系数，一致性检验用 Kappa 检验，而要分析两种方法间是否存在差别，则应用优势性检验（McNemar 检验）。

二、案例与分析思路

【例 8-3】某研究者分别应用钼靶 X 线和 B 超两种方法对 60 名疑似乳腺癌的患者进行检查，结果见表 8-4，试对两种检查方法进行分析。

表 8-4　钼靶 X 线和 B 超的检查结果

钼靶 X 线	B 超		合计
	+	−	
+	25	14	39
−	4	17	21
合计	29	31	60

（一）独立性检验

独立性检验的目的是分析两种方法（行变量和列变量）间是否有关联，可用 Pearson χ^2 检验和列联系数来进行分析。

1. 建立假设，确定检验水准

H_0：两种检查方法无关联

H_1：两种检查方法有关联

$\alpha=0.05$

2. 计算检验统计量　表 8-4 的最小理论数为：$T_{21}=21\times29/60=10.15$。

满足 Pearson χ^2 检验的基本条件，故用四格表资料 χ^2 检验的专用公式：

$$\chi^2=\frac{(ad-bc)^2\cdot n}{(a+b)(c+d)(a+c)(b+d)}=\frac{(25\times17-41\times4)^2\times60}{39\times21\times29\times31}=11.10$$

3. 确定 P 值，推断结论　$\chi^2_{0.01,1}=6.63$，$\chi^2>\chi^2_{0.01,1}$，$P<0.01$，按 $\alpha=0.05$ 水准拒绝 H_0，接受 H_1，可认为两种检查方法之间有关联。

两种检查方法间关系的密切程度，应用 Pearson 列联系数 r_p，其计算公式为：

$$\text{列联系数 } r_p=\sqrt{\frac{\chi^2}{n+\chi^2}} \qquad \text{（公式 8-8）}$$

本例 $r_p = \sqrt{\dfrac{\chi^2}{n+\chi^2}} = \sqrt{\dfrac{11.10}{60+11.10}} = 0.3951$

说明两种检查方法间关系的密切程度为低度相关。

（二）一致性检验

一致性检验（intraobserver agreement test）即分析评价两种检验方法或同一方法两次检测结果的一致性，如量表的信度分析、诊断试验或筛检试验的评价，常用 Kappa 检验。Kappa 检验用于分析方表资料的两种方法（行、列两变量）检出结果的一致部分是否是由于偶然因素导致的。

Kappa 检验的统计量为 $Kappa$ 值，其计算指标有：

1. 观察一致率 P_0 为实际观察到的一致率。

$$P_0 = 观察一致数 / 总检查数 = \sum A_{ii}/n \qquad （公式 8-9）$$

2. 机遇一致率 P_e（又称期望一致率，简称期望率） 是由于偶然机会所导致的一致率。

$$P_e = \frac{机遇一致数}{总检查数} = \frac{\sum T_{ii}}{n} = \frac{n_{R1}n_{C1}/n + n_{R2}n_{C2}/n + \cdots + n_{Rk}n_{Ck}/n}{n} = \frac{\sum n_{Ri}n_{Ci}}{n^2}$$

$$（公式 8-10）$$

3. $Kappa$ 值

$$Kappa 值 = (P_0 - P_e) / (1 - P_e) \qquad （公式 8-11）$$

$$z = Kapps/S_k \qquad （公式 8-12）$$

式中 S_k 为 $Kappa$ 值的标准误，计算公式为：

$$S_k = \sqrt{P_e + P_e^2 - \frac{\sum R_i C_i (R_i + C_i)}{n^3}} / ((1 - P_e)\sqrt{n}) \qquad （公式 8-13）$$

$Kappa$ 值取值范围是 $-1 \sim +1$ 之间，若观察一致率大于机遇一致率，则 $Kappa$ 值在 $0 \sim 1$ 之间，且 $Kappa$ 值越大，说明一致性越好；相反，如果观察一致率小于机遇一致率，则 $Kappa$ 值在 $-1 \sim 0$ 之间。当两结果完全一致时，$P_0 = 1$，此时 $Kappa$ 值为 1；$Kappa$ 值 $= 0$，说明观察一致性完全由机遇因素造成；$Kappa$ 值 $= -1$，说明完全不一致，若 $Kappa$ 值在 $0 \sim 1$ 之间，Landis 和 Koch 建议使用表 8-5 的 $Kappa$ 统计量接受范围，常作为实际研究工作中的参考标准。

表 8-5 $Kappa$ 值的大小等级解释

$Kappa$ 值	一致性程度	$Kappa$ 值	一致性程度
<0.02	差（Poor）	0.40~	中等（Moderate）
0.02~	轻微（Slight）	0.60~	好（Substantial）
0.20~	尚可（Fair）	0.80~1.00	几乎完全一致（Almost Perfect）

H_0：总体 $Kappa = 0$，两种检查方法不一致，即一致性是由于随机性所致

H_1：总体 $Kappa \neq 0$，两种检查方法具有一致性

$\alpha = 0.05$

$P_0 = \sum x_{ii}/n = (a+d)/n = (25+17)/60 = 0.7000$

$P_e = [(39 \times 29) + (31 \times 21)]/60^2 = 0.4950$

$Kappa$ 值 $= (P_0 - P_e)/(1-p_e) = (0.7000 - 0.4950)/(1-0.4950) = 0.4059$

$$\frac{\sum R_i C_i (R_i + C_i)}{n^3} = \frac{39 \times 29 \times (39+29) + 21 \times 31 \times (21+31)}{60^3} = 0.5128$$

$$S_k = \frac{\sqrt{0.4950 + 0.4950^2 - 0.5128}}{(1-0.4950)\sqrt{60}} = 0.1219$$

$z = Kappa/S_k = 0.4059/0.1219 = 3.33$

$Z > 5.58$，$P < 0.01$，按 $\alpha = 0.05$ 水准拒绝 H_0，接受 H_1，可认为两种检查方法具有一致性。

（三）优势性检验

为比较配对四格表资料中两种方法所得结果（行、列两变量）的差别是否有统计学意义，McNemar 在 1947 年提出优势性检验（或称差别性检验）χ^2 统计量计算公式，即 McNemar χ^2 检验法。

由表 8-4 数据可计算出：

甲法检出的阳性率 $= \dfrac{n_1}{n} = \dfrac{a+b}{n} = \dfrac{39}{60} = 65.00\%$

乙法检出的阳性率 $= \dfrac{m_1}{n} = \dfrac{a+c}{n} = \dfrac{29}{60} = 48.33\%$

甲法的阳性率－乙法的阳性率 $= \dfrac{a+b}{n} - \dfrac{a+c}{n} = \dfrac{b-c}{n} = \dfrac{10}{60} = 16.67\%$。若要分析检验两种方法的阳性率有无差别，$a$ 和 d 是两种方法检查结果一致的情况，对比较阳性率差别没有影响，只需要考虑检查结果不一致的 b 和 c。

因此，McNemar 检验的 χ^2 统计量计算公式为：

当 $(b+c) \geqslant 40$ 时，用一般 χ^2 检验公式：

$$\chi^2 = \frac{(b-c)^2}{b+c} \tag{公式 8-14}$$

当 $(b+c) < 40$ 时，用校正 χ^2 检验公式：

$$\chi^2 = \frac{(|b-c|-1)^2}{b+c} \tag{公式 8-15}$$

若要分析中两种检查方法的阳性率是否有差别，McNemar 检验的基本步骤如下：

1. 建立假设，确定检验水准

H_0：总体 $B = C$，即两种方法的总体检测结果相同

H_1：总体 $B \neq C$，即两种方法的总体检测结果不同

$\alpha = 0.05$

2. 计算检验统计量 本例，$b+c=14+4=18<40$，选用公式 8-15。

$$\chi^2=\frac{(\mid 14-4 \mid -1)^2}{14-4}=4.50$$

3. 确定 P 值，推断结论 $\chi^2>\chi^2_{0.05,1}=3.84$，$P<0.05$，按 $\alpha=0.05$ 水准，拒绝 H_0，接受 H_1，两种检验方法总体阳性率差别有统计学意义，结合本例 $b>c$，可认为钼靶 X 线检查的阳性率高于 B 超法。

第三节 行×列表资料的 χ^2 检验

成组设计 $R×C$ 表资料的 χ^2 检验（又称为 $R×C$ 列联表的独立性检验），可用于多个样本率的比较、两个或多个构成比的比较，以及双向无序分类资料的关联性检验。对于成组设计 $R×C$ 表资料的 χ^2 检验，需先计算理论频数 T，当 $1\leqslant T\leqslant 5$ 的格子数不超过 1/5 的格子时仍可用 Pearsonχ^2 检验的基本公式 8-1 计算 χ^2 值，也可应用 $R×C$ 表资料的 χ^2 检验的专用公式：

$$\chi^2=n\left(\sum \frac{A^2}{n_R n_C}-1\right), \quad \nu=(R-1)(C-1) \qquad \text{（公式 8-16）}$$

式中，n 为总例数，R 和 C 分别为行数和列数，A 为第 R 行第 C 列位置上的实际频数，n_R 为实际频数所在行的行合计，n_C 为实际频数所在列的列合计。

一、多个样本率的比较

【例 8-4】 某研究人员选择儿童作为研究对象，观察药物、穴位按摩和针灸三种矫正近视眼方法的效果，近期疗效数据见表 8-6，问这三种矫正近视眼方法的有效率是否相同？

表 8-6 三种方法矫正近视有效率比较

组别	有效	无效	合计	有效率（%）
针灸组	55	44	99	55.56
按摩组	43	58	101	42.57
药物组	75	35	110	68.18
合计	173	137	310	55.81

1. 建立假设并确定检验水准

H_0：$\pi_1=\pi_2=\pi_3$，即三种方法矫正近视总体有效率相同

H_1：π_1，π_2，π_3 不同或不全相同，即三种方法矫正近视总体有效率不同或不全相同

$\alpha=0.05$

2. 计算检验统计量

$$\chi^2=n\left(\sum \frac{A^2}{n_R n_C}-1\right)$$

$$=310×\left(\frac{55^2}{99×173}+\frac{44^2}{99×137}+\frac{43^2}{101×173}+\frac{58^2}{101×137}+\frac{75^2}{110×173}+\frac{35^2}{110×137}-1\right)$$

$$= 14.00$$

$$\nu = (3-1)(2-1) = 2$$

3. 确定 P 值，做出推断结论 查 χ^2 界值表，$\chi^2_{0.05, 2} = 5.99$，得 $P < 0.05$。按 $\alpha = 0.05$ 的检验水准，拒绝 H_0，接受 H_1，差异有统计学意义。可以认为三种方法矫正近视眼的有效率不全相等。

二、多个构成比的比较

【例 8-5】 某学者对胃溃疡、冠心病、糖尿病 3 种患者的 A、B、O、AB 血型构成进行分析，结果见表 8-7，试分析不同患者的血型分布是否相同？

表 8-7 三种疾病患者的 ABO 血型分布

疾病	A	B	O	AB	合计
胃溃疡	108	67	134	46	355
冠心病	99	58	158	38	353
糖尿病	87	66	146	34	333
合计	294	191	438	118	1041

本例题为 3×4 表资料。

1. 建立假设并确定检验水准

H_0：三种疾病患者的血型分布总体构成比相同

H_1：三种疾病患者的血型分布总体构成比不全相同

$\alpha = 0.05$

2. 计算检验统计量

$$\chi^2 = n\left(\sum \frac{A^2}{n_R n_C} - 1\right) = 1041 \times \left(\frac{108^2}{355 \times 294} + \frac{67^2}{355 \times 191} + \cdots\cdots + \frac{34^2}{333 \times 118}\right) = 6.02$$

$$\nu = (3-1)(4-1) = 6$$

3. 确定 P 值，做出推断结论 查 χ^2 界值表，$\chi^2_{0.05, 6} = 12.59$，得 $P < 0.05$。按 $\alpha = 0.05$ 的检验水准，不拒绝 H_0，差异无统计学意义，尚不能认为三种疾病患者的血型分布不同。

三、行×列表资料 χ^2 检验的注意事项

1. 行×列表资料中各格的理论频数不应小于1，并且理论频数 $1 \leq T < 5$ 的格子数不应超过全部格子数的 1/5。若出现上述情况，解决的方法有：①首先考虑增加样本含量，使理论频数增大；②根据专业知识考虑能否删去理论频数太小的行或列，或者考虑能否将理论频数太小的行或列与性质相同的邻行或邻列合并；③用双向无序分类行×列表资料的 Fisher 确切概率法。

2. 多个样本率比较，若假设检验结果为拒受 H_0，接受 H_1 时，只能认为各样本率之间总的来说差异有统计学意义，不能说明任意两个样本率差异均有统计学意义。要进

一步推断哪两个样本率间有差异,需进一步做多个样本率的多重比较。

3. 对于指标变量为单向有序行×列表资料,宜用非参数检验;对于双向有序且属性不同的行×列表资料,若推断两有序变量之间是否存在线性相关关系或存在线性变化趋势,应选用分类变量资料的相关分析或线性趋势检验;对于双向有序且属性相同的行×列表资料,为考察两种方法检测的一致性,应选用 Kappa 检验。

第四节 多个样本率间的多重比较

多个样本率或构成比的比较,经 χ^2 检验,结论为拒绝 H_0,接受 H_1 时,可用 χ^2 分割法把数据整理成多个独立的四格表进行两两比较。在进行多重比较时,不能用原来的检验水准 $\alpha = 0.05$,否则会增加犯第 I 类错误的概率。样本率间的多重比较方法常用的有 χ^2 分割法、Scheffe 可信区间法、Bonferroni 法等,本节主要介绍对检验水准用 Bonferroni 法进行调整。

一、基本原理

进行多个样本率间多重比较时必须重新规定检验水准 α',其目的是保证假设检验中 I 型错误的概率不变。因分析目的不同,k 个样本两两比较的次数不同,故重新规定的检验水准 α' 的估计方法也不同,常见有两种情况:

1. 多个实验组间的两两比较 分析目的为 k 个比较组间,任两个率均进行比较,需进行 $\dfrac{k(k-1)}{2}$ 次独立四格表资料的 χ^2 检验,故检验水准 α' 的调整公式为:

$$\alpha' = \alpha/\text{比较次数} = 2\alpha/[k(k-1)] \qquad \text{(公式 8-17)}$$

式中 k 为样本率的个数。

2. 实验组与同一个对照组的比较 分析目的为各实验组分别与同一对照组比较,而各实验组间不需比较。其检验水准 α' 的估计公式为:

$$\alpha' = \alpha/\text{比较次数} = \alpha/(k-1) \qquad \text{(公式 8-18)}$$

式中,k 为样本率的个数。

二、多个样本率间的两两比较

【例 8-6】对表 8-6 的资料进行两两比较,以推断是否任意两种方案矫正近视的有效率均有差别?

1. 建立假设并确定检验水准

$H_0: \pi_A = \pi_B$,即任两对比组的总有效率相等

$H_1: \pi_A \neq \pi_B$,即任两对比组的总有效率不等

当 $\alpha = 0.05$ 时,本例检验水准 α' 为:

$$\alpha' = \frac{\alpha}{\left(\dfrac{k}{2}\right)} = \frac{0.05}{3 \times (3-1)} = 0.0167$$

2. 计算检验统计量 用公式 8-1 或公式 8-4 分别计算任两对比组的检验统计量 χ^2 值，结果见表 8-8。

3. 确定 P 值，做出推断结论 查 χ^2 界值表，按照 $\alpha' = 0.0167$ 的水准，针灸组与按摩组比较不拒绝 H_0，尚不能认为针灸组与按摩组矫正近视有效率之间有差异；针灸组与药物组比较不拒绝 H_0，尚不能认为针灸组与药物组矫正近视的有效率有差异；按摩组与药物组比较，拒受 H_0，接受 H_1，可以认为按摩组与药物组矫正近视的有效率差异有统计学意义，结合表 8-8 资料，可认为药物矫正近视的有效率高于按摩矫正近视的有效率。

表 8-8　3 种方案矫正近视有效率的两两比较

对比组	有效	无效	合计	χ^2	P
针灸组	55	44	99	3.37	>0.0167
按摩组	43	58	101		
合计	98	102	200		
按摩组	43	58	101	14.01	<0.0167
药物组	75	35	110		
合计	108	93	211		
针灸组	55	44	99	3.53	>0.0167
药物组	75	35	110		
合计	130	79	209		

三、各实验组与同一对照组的比较

【例 8-7】 对表 8-6 的资料，以药物组为对照组，按摩组、针灸组为实验组，试分析两实验组与对照组矫正近视的有效率有无差别？

1. 建立假设并确定检验水准

$H_0: \pi_T = \pi_C$，即各实验组与对照组的总有效率相等

$H_1: \pi_T \neq \pi_C$，即各实验组与对照组的总有效率不等

本例属各实验组与同一对照组的比较，当 $\alpha = 0.05$ 时，计算其检验水准 α' 为：

$$\alpha' = \frac{\alpha}{k-1} = \frac{0.05}{3-1} = 0.025$$

2. 计算检验统计量 用公式 8-1 或公式 8-4 分别计算检验统计量 χ^2 值，见表 8-8，按摩组与药物组比较 $\chi^2 = 14.01$，针灸组与药物组比较 $\chi^2 = 3.53$。

3. 确定 P 值，做出推断结论 查 χ^2 界值表，按照 $\alpha' = 0.025$ 的水准，按摩组与药物组比较拒受 H_0，接受 H_1，可以认为按摩组与药物组矫正近视的有效率差别有统计学意义；针灸组与药物组比较不拒绝 H_0，尚不能认为针灸组与药物组矫正近视的有效率不同。结合表 8-8 资料，可认为药物矫正近视的有效率高于按摩矫正近视的有效率。

第五节 SPSS 软件实现与结果分析

一、用 SPSS 实现四格表资料的 χ^2 检验

以【例 8-1】资料为例进行分析。

1. 建立数据库 定义变量，以组别分：1＝甲药、2＝乙药，效果分：1＝有效、2＝无效，频数为 f，录入数据并建立数据库文件 sj0801. sav，见图 8-3。

组别	效果	f
甲药	有效	22
甲药	无效	26
乙药	有效	30
乙药	无效	16

图 8-3 sj0801. sav

2. 分析步骤

（1）对频数进行加权 Data→Weight Cases，将 f 选入 Frequency Variable 框→OK。

（2）χ^2 检验 Analyze→Descriptive Statistics→Crosstabs→Statistics→Chi-square→OK。

3. 结果及解释 Pearson Chi-Square 检验结果见图 8-4 第二行。

Chi-Square Tests

	Value	df	Asymp. Sig. (2-sided)	Exact Sig. (2-sided)	Exact Sig. (1-sided)
Pearson Chi-Square	3.571a	1	.059		
Continuity Correctionb	2.830	1	.093		
Likelihood Ratio	3.597	1	.058		
Fisher's Exact Test				.066	.046
Linear-by-Linear Association	3.533	1	.060		
N of Valid Cases	94				

a. 0 cells (.0%) have expected count less than 5. The minimum expected count is 20.55.

b. Computed only for a 2x2 table

图 8-4 四格表资料卡方检验

$\chi^2 = 3.571$，$P = 0.059$，在 $\alpha = 0.05$ 的检验水准下，不拒绝 H_0，差别无统计学意义。因此，尚不能认为甲药与乙药治疗原发性高血压的有效率不同。

二、用 SPSS 实现配对设计四格表资料的 χ^2 检验

以【例 8-3】资料为例进行分析。

1. 建立数据库 定义变量，以组别分：1＝A、2＝B，结果分：1＝＋、2＝－，频

数为 f，录入数据并建立数据库文件 sj0802. sav，见图 8-5。

2. 分析步骤

（1）对频数进行加权 Data→Weight Cases→f 选入 Frequency Variable→OK。

（2）χ^2 检验 Analyze →Descriptive Statistics → Crosstabs →Statistics →McNemar →OK。

3. 结果及解释 图 8-6 中显示 McNemar 检验结果为 $P = 0.003$，在 $\alpha = 0.05$ 的检验水准下，拒受 H_0，接受 H_1，差别有统计学意义，可以认为 A 培养基与 B 培养基的阳性培养率不同。

A	B	f
+	+	54
+	-	34
-	+	13
-	-	35

图 8-5 sj0802. sav

Chi-Square Tests

	Value	Exact Sig. (2-sided)
McNemar Test N of Valid Cases	136	.003[a]

a. Binomial distribution used.

图 8-6 配对四格表资料的卡方检验

三、用 SPSS 实现 $R \times C$ 表资料的 χ^2 检验

以【例 8-4】资料为例进行分析。

1. 建立数据库 定义变量，以组别分：1＝针灸、2＝按摩、3＝药物，结果分：1＝有效、2＝无效、频数为 f，录入数据并建立数据库 sj0803. sav，见图 8-7。

2. 分析步骤

（1）对频数进行加权 Data→Weight Cases，将 f 选入 Frequency Variable 框→OK。

（2）χ^2 检验 Analyze →Descriptive Statistics →Crosstabs →Statistics → Chi-square →OK。

组别	效果	f
针灸组	有效	55
针灸组	无效	44
按摩组	有效	43
按摩组	无效	58
药物组	有效	75
药物组	无效	35

图 8-7 sj0803. sav

3. 结果及解释 $R \times C$ 资料的 Pearson Chi-Squar 检验结果见图 8-8 第二行。$\chi^2 = 14.004$，$P = 0.001$，按 $\alpha = 0.05$ 的检验水准，拒绝 H_0，接受 H_1，差异有统计学意义。可以认为三种方法矫正近视眼的有效率不全相等。

Chi-Square Tests

	Value	df	Asymp. Sig. (2-sided)
Pearson Chi-Square	14.004ª	2	.001
Likelihood Ratio	14.155	2	.001
Linear-by-Linear Association	3.722	1	.054
N of Valid Cases	310		

a. 0 cells (0.0%) have expected count less than 5. The minimum expected count is 43.75.

图 8-8　$R \times C$ 表资料的卡方检验

四、用 SPSS 实现多个样本率间的多重比较

以【例 8-6】资料为例，数据录入与分析步骤同四格表资料的 χ^2 检验，分析结果如下：

1. 针灸组与按摩组比较　结果见图 8-9：$\chi^2 = 3.371$，$P = 0.66$，按照 $\alpha' = 0.0167$ 的水准，不拒绝 H_0，尚不能认为针灸组与按摩组矫正近视的有效率有差别。

Chi-Square Tests

	Value	df	Asymp. Sig. (2-sided)	Exact Sig. (2-sided)	Exact Sig. (1-sided)
Pearson Chi-Square	3.371ª	1	.066		
Continuity Correctionᵇ	2.872	1	.090		
Likelihood Ratio	3.381	1	.066		
Fisher's Exact Test				.089	.045
Linear-by-Linear Association	3.354	1	.067		
N of Valid Cases	200				

a. 0 cells (0.0%) have expected count less than 5. The minimum expected count is 48.51.

b. Computed only for a 2x2 table

图 8-9　针灸组与按摩组比较的卡方检验

2. 按摩组与药物组比较　结果见图 8-10：$\chi^2 = 14.008$，$P = 0.000$，按照 $\alpha' = 0.0167$ 的水准，按摩组与药物组比较，拒受 H_0，接受 H_1，可以认为按摩组与药物组矫正近视的有效率差别有统计学意义。

3. 针灸组与药物组比较　结果见图 8-11：$\chi^2 = 3.533$，$P = 0.06$，按照 $\alpha' = 0.0167$ 的水准，不拒绝 H_0，尚不能认为针灸组与药物组矫正近视的有效率有差别。

Chi-Square Tests

	Value	df	Asymp. Sig. (2-sided)	Exact Sig. (2-sided)	Exact Sig. (1-sided)
Pearson Chi-Square	14.008[a]	1	.000		
Continuity Correction[b]	12.988	1	.000		
Likelihood Ratio	14.151	1	.000		
Fisher's Exact Test				.000	.000
Linear-by-Linear Association	13.941	1	.000		
N of Valid Cases	211				

a. 0 cells (0.0%) have expected count less than 5. The minimum expected count is 44.52.

b. Computed only for a 2x2 table

图 8-10 按摩组与药物组比较的卡方检验

Chi-Square Tests

	Value	df	Asymp. Sig. (2-sided)	Exact Sig. (2-sided)	Exact Sig. (1-sided)
Pearson Chi-Square	3.533[a]	1	.060		
Continuity Correction[b]	3.016	1	.082		
Likelihood Ratio	3.538	1	.060		
Fisher's Exact Test				.065	.041
Linear-by-Linear Association	3.516	1	.061		
N of Valid Cases	209				

a. 0 cells (0.0%) have expected count less than 5. The minimum expected count is 37.42.

b. Computed only for a 2x2 table

图 8-11 针灸组与药物组比较的结果

第九章　秩和检验 ▷▷▷▷

假设检验方法主要包括参数检验、非参数检验和半参数检验三大类。t 检验、方差分析等属于参数检验（parametric test），依赖总体分布类型（例如要求总体服从正态分布），对总体参数进行推断的方法。非参数检验（nonparametric test）也称为任意分布检验，不依赖总体分布类型，根据分布形状而不是总体参数作出推论，假设总体的分布或分布位置是否相同。非参数检验可适用于：有序分类变量资料、总体为偏态分布或分布形式未知的资料、个别数据偏大或数据的某一端无确定数值的资料、各组离散程度相差悬殊的资料。常见的非参数检验方法有：Kolmogorov-Smirnov 检验、秩和检验和Ridit 分析等。对符合参数检验条件的资料如数值变量资料满足（或近似满足）t 检验或方差分析条件，若用非参数检验分析，会降低检验效能。因此，满足参数检验条件的资料，应选用参数检验；不满足参数检验条件的资料，采用非参数检验方法。本章讨论的秩和检验是一种常用的非参数检验方法，可用于配对设计、完全随机设计和随机区组设计等资料的比较，知识框架如下：

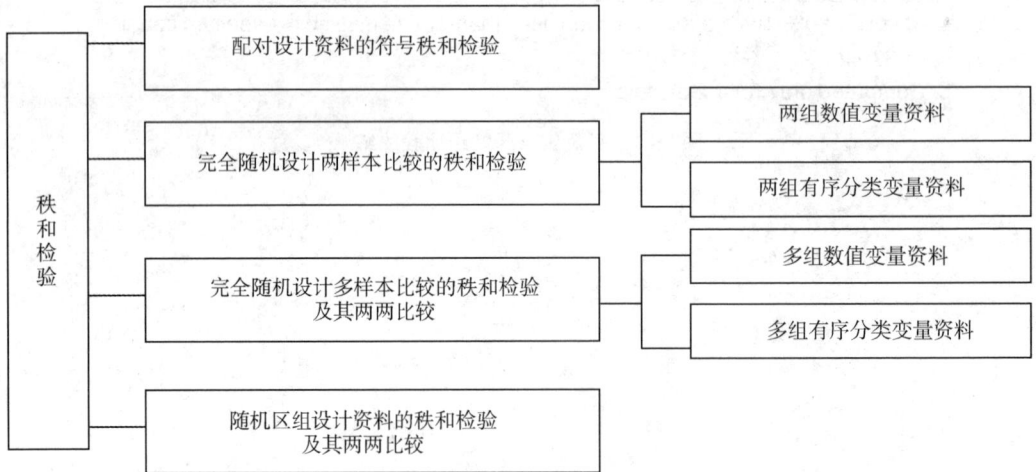

图 9-1　秩和检验知识框架图

第一节　概述

一、秩和检验的概念

秩和检验（rank sum test）是一种基于秩次的非参数检验方法，检验效能较高，理论成熟，简便灵活，可用于不满足参数检验条件的数值变量资料和有序分类变量资料的比较。

二、秩和检验基本思想

秩次（rank）即等级，是按照数值大小排序设定的编码。秩和检验的关键在于编秩次，编秩次的方法是：把所有的观察值按数值大小顺序排列并依次编秩次，遇到相同观察值取平均秩次。秩和（rank sum）指秩次之和。秩和检验基本思想是：用数据的秩次代替原始数据计算秩和，根据秩和推断样本所来自的总体分布位置是否相同。

第二节　配对设计资料的符号秩和检验

一、基本原理

Wilcoxon 符号秩和检验（Wilcoxon signed rank test）是配对设计资料的秩和检验方法。首先，将配对的差值按绝对值大小依次编秩次，分别计算出正秩和 T_+ 与负秩和 T_-；确定检验统计量 T，通过查表确定 P 值，并做出拒受或接受 H_0 的统计推断。

Wilcoxon 符号秩和检验的基本思想：若 H_0 成立，差值出现正号与负号的机会均等，理论上正秩和 T_+ 与负秩和 T_- 应相等，差别只是随机抽样造成的；如果正秩和 T_+ 与负秩和 T_- 相差悬殊，则拒受 H_0 而接受 H_1。

二、案例与分析思路

【例 9-1】探讨某中药对慢性紧张型头痛的治疗效果。选择 11 例慢性紧张型头痛患者分别在治疗前、中药治疗后采用症状评分评价患者的治疗效果，如表 9-1，评分越低越好。分析中药对慢性紧张型头痛患者的治疗效果。

表 9-1　11 例慢性紧张型头痛患者治疗前后症状评分结果

编号 (1)	治疗前 (2)	治疗后 (3)	差值 d (4) = (3) − (2)	秩次 (5)
1	49	44	−5	−3
2	48	42	−6	−5
3	57	45	−12	−10
4	50	36	−14	−11

编号 (1)	治疗前 (2)	治疗后 (3)	差值 d (4) = (3) − (2)	秩次 (5)
5	45	40	−5	−3
6	37	48	11	9
7	57	47	−10	−7.5
8	48	44	−4	−1
9	47	40	−7	−6
10	47	42	−5	−3
11	53	43	−10	−7.5
合计	—	—	—	$T_+ = 9$, $T_- = 57$

分析思路：采用 SPSS 软件对差值进行正态性检验，结果：$W = 0.810$，$P = 0.013$，$P < 0.05$，按 $\alpha = 0.10$，认为差值不服从正态分布，不满足配对 t 检验的条件，宜采用 Wilcoxon 符号秩和检验。

1. 建立假设，确定检验水准

$H_0 : M_d = 0$，即差值的总体中位数为 0

$H_1 : M_d \neq 0$，即差值的总体中位数不为 0

$\alpha = 0.05$。

2. 计算检验统计量

（1）计算差值　计算每例患者治疗前后评分的差值 d，见表 9-1 第（4）列。

（2）编秩次　按差值的绝对值由小到大编秩次，并按差值的正负相应标出秩次的正负。编秩次时，若差值为 0，舍去不计，样本含量相应减少；若差值的绝对值相等，取平均秩次。

（3）求秩和　计算正秩和 T_+ 与负秩和 T_-，见表 9-1 第 5 列。n 为差值不等于 0 的对子数，则有 T_+ 与 T_- 之和为 $n(n+1)/2$。本例，$T_+ = 9$，$T_- = 57$，二者之和为 66，等于 $11 \times (11+1)/2$，表明秩和的计算无误。

（4）确定检验统计量 T　理论上，T_+ 或 T_- 可任取其一为检验统计量；实际上，为方便常以较小的秩和为检验统计量，如本例取 $T = T_+ = 9$。

3. 确定 P 值，作出推断结论

（1）查表法　当 $5 < n \leqslant 50$ 时，查配对秩和检验 T 界值表（附表 8），得出 P 值。若检验统计量 T 值在上、下界值范围内，则 $P > \alpha$；若 T 值在上、下界值范围外，则 $P < \alpha$；若 T 值恰好等于界值，则 P 等于 α。注意：当 $n \leqslant 5$ 时，应用符号秩和检验不能得出双侧有统计学意义的概率，因此，n 必须大于 5。

本例 $n = 11$，查 T 界值表（附表 8）界值为 10～56，$T = 9$，在 10～56 界值范围外，$P < 0.05$，按 $\alpha = 0.05$ 水准，拒绝 H_0，接受 H_1，差别有统计学意义，可认为中药对慢性紧张型头痛患者有治疗效果。

（2）正态近似法　随着 n 增大，T 分布逐渐逼近均数为 $n(n+1)/4$，方差为 $n(n+$

1)(2n+1)/24 的正态分布。当 n>50 时，可采用正态分布近似法，计算 z 值，公式为：

$$z = \frac{|T - n(n+1)/4| - 0.5}{\sqrt{\dfrac{n(n+1)(2n+1)}{24}}} \qquad \text{(公式 9-1)}$$

式中，n 为样本含量即对子数，T 为检验统计量，0.5 是连续校正数。

当相同秩次（即差值的绝对值相同）较多或统计量 T 值与界值接近时，应计算校正的检验统计量 z_c，公式为：

$$z = \frac{|T - n(n+1)/4| - 0.5}{\sqrt{\dfrac{n(n+1)(2n+1)}{24} - \dfrac{\sum(t_j^3 - t_j)}{48}}} \qquad \text{(公式 9-2)}$$

式中，t_j 为第 j 个相同秩次的个数。例如本例中，有两种相同秩次，秩次同为 3 的有 3 个，同为 7.5 的有 2 个，则 $t_1 = 3$，$t_2 = 2$，$\sum(t_j^3 - t_j) = (3^3 - 3) + (2^3 - 2) = 30$。

第三节 完全随机设计两样本比较的秩和检验

一、基本原理

完全随机设计两样本比较的 Wilcoxon 秩和检验用于完全随机设计两组数值变量资料或两组有序分类变量资料的比较，推断两样本所来自的两个总体分布是否相同。其基本思想是：若 H_0 成立，由于抽样误差的存在，检验统计量 T 与总体的平均秩和 $n_1(n_1 + n_2 + 1)/2$ 不一定相等，但差别不应太大；若检验统计量 T 与总体的平均秩和 $n_1(n_1 + n_2 + 1)/2$ 相差悬殊，则拒受 H_0 而接受 H_1。

二、案例与分析思路

（一）两组数值变量资料的秩和检验

【例 9-2】探讨物理疗法和针灸疗法对发热患者的降温效果，将 17 例发热患者随机分为针灸疗法组和物理疗法组，针灸疗法组 8 例，物理疗法组 9 例，分别接受相应的治疗，记录治疗开始到体温降为正常的时间（小时）为疗效指标（每天固定时间测量体温 4 次），结果如表 9-2，比较两种疗法的退热时间有无差别？

表 9-2　针灸疗法组和物理疗法组的退热时间（小时）

针灸疗法		物理疗法	
时间	秩次	时间	秩次
10	1	29	9
23	2	29	9
24	3	43	11

续表

针灸疗法		物理疗法	
时间	秩次	时间	秩次
25	4	44	12
26	5	45	13
27	6	46	14
28	7	47	15
29	9	48	16
		49	17
$n_1 = 8$	$T_1 = 37$	$n_2 = 9$	$T_2 = 116$

分析思路：对本例两样本进行正态性检验，其中，针灸疗法组 $W = 0.740$，$P = 0.006$，物理疗法组 $W = 0.749$，$P = 0.005$，$P < 0.05$，按 $\alpha = 0.10$，两组总体均不服从正态分布。该资料不满足 t 检验条件，宜采用 Wilcoxon 秩和检验。

1. 建立假设，确定检验水准

H_0：两个总体分布相同，即两种疗法退热时间的总体分布相同

H_1：两个总体分布不同，即两种疗法退热时间的总体分布不同

$\alpha = 0.05$。

2. 计算检验统计量

（1）编秩次　将两组数据混合，由小到大统一编秩次。编秩次时，若数据相同，取平均秩次。例如本例中有 3 个 29，秩次位置分别为 8、9、10，取平均秩次为 $(8 + 9 + 10)/3 = 9$。

（2）求秩和，确定检验统计量 T　分别计算两组的秩和，本例 $T_1 = 37$，$T_2 = 116$。确定检验统计量 T：若 $n_1 = n_2$，任取一组的秩和为检验统计量 T；若 $n_1 \neq n_2$，则样本含量较小者的为 n_1，其秩和为检验统计量 T。本例 $n_1 \neq n_2$，$T = T_1 = 37$。

3. 确定 P 值，作出推断结论

（1）查表法　当 $n_1 \leqslant 10$，$n_2 - n_1 \leqslant 10$（其中，n_1 为样本量较小者）时，查完全随机设计两样本比较秩和检验 T 界值表（附表 9），若检验统计量 T 值在上、下界值范围内，则 $P > \alpha$；若 T 值在上、下界值范围外，则 $P < \alpha$；若 T 值恰好等于界值，则 P 等于 α。本例 $n_1 = 8$，$n_2 - n_1 = 1$ 查附表 9，界值为 51～93，$T = 37$，在 51～93 界值范围外，$P < 0.05$，按 $\alpha = 0.05$ 水准，拒绝 H_0，接受 H_1，可认为两种疗法退热时间的总体分布不同。

（2）正态近似法　当 n_1 或 $n_2 - n_1$ 超出了完全随机设计两样本比较秩和检验 T 界值表的范围，可采用正态分布近似法。计算 z 值，公式为：

$$z = \frac{|T - n_1(n_1 + n_2 + 1)/2| - 0.5}{\sqrt{\dfrac{n_1 n_2 (n_1 + n_2 + 1)}{12}}} \qquad \text{（公式 9-3）}$$

式中，n_1、n_2 为样本含量，T 为检验统计量，0.5 是连续校正数。

若两组有相同秩次较多，应计算校正的检验统计量 z_c：

$$z_c = \frac{z}{\sqrt{1 - \frac{\sum(t_j^3 - t_j)}{(n^3 - n)}}} \qquad \text{(公式 9-4)}$$

式中，t_j 为第 j 个相同秩次的个数，$n = n_1 + n_2$。

（二）两组有序分类变量资料的秩和检验

【例 9-3】某医院采用随机对照试验分析某种新治疗方法对肾小球肾病的治疗效果。将 80 例肾小球肾病患者，随机分为试验组和对照组，每组各 40 例，其中，对照组实施常规治疗方法，试验组给予新治疗方法。临床疗效如表 9-3 所示，问两组患者的临床疗效有无差别？

表 9-3　试验组与对照组的临床疗效比较

疗效 (1)	组别			秩次范围 (5)	平均秩次 (6)	秩和	
	试验组 (2)	对照组 (3)	合计 (4)			试验组 (7)=(2)×(6)	对照组 (8)=(3)×(6)
完全缓解	24	15	39	1～39	20	480	300
基本缓解	8	9	17	40～56	48	384	432
部分缓解	7	12	19	57～75	66	462	792
无效	1	4	5	76～80	78	78	312
合计	$n_1 = 40$	$n_2 = 40$	80	—	—	$T_1 = 1404$	$T_2 = 1836$

分析思路：本例为两组有序分类变量资料比较，故采用 Wilcoxon 秩和检验。

1. 建立假设，确定检验水准

H_0：两组疗效总体分布相同

H_1：两组疗效总体分布不同

$\alpha = 0.05$。

2. 选择检验方法，计算检验统计量

（1）编秩次　首先计算各等级的合计人数［表 9-3 第（4）列］，再确定秩次范围［表 9-3 第（5）列］，求平均秩次［表 9-3 第（6）列］。如疗效为完全缓解共 39 例，其秩次范围为 1～39，平均秩次为 $(1+39)/2 = 20$。

（2）求秩和，确定检验统计量 T　两组各等级的平均秩次乘以相应的频数得各组不同等级的秩和［表 9-3 第（7）、（8）列］，然后各等级秩和相加得出两组的秩和。本例，$T_1 = 1404$，$T_2 = 1836$。$n_1 = n_2$，取任意一组秩和作为检验统计量，$T = 1404$。

（3）正态分布近似法　本例 $n_1 = n_2 = 40$，超过了 T 界值表的范围，可采用正态分布近似法。两组相同秩次较多，应计算校正的检验统计量 z_c，根据公式 9-3 和公式 9-4，计算如下：

$$z = \frac{|T - n_1(n_1 + n_2 + 1)/2| - 0.5}{\sqrt{\dfrac{n_1 n_2 (n_1 + n_2 + 1)}{12}}} = \frac{|1404 - 40 \times (40 + 40 + 1)/2| - 0.5}{\sqrt{\dfrac{40 \times 40 \times (40 + 40 + 1)}{12}}} = 2.074$$

$$z_c = \frac{z}{\sqrt{1 - \dfrac{\sum (t_j^3 - t_j)}{(n^3 - n)}}} = \frac{2.074}{\sqrt{1 - \dfrac{(39^3 - 39) + (17^3 - 17) + (19^3 - 19) + (5^3 - 5)}{(80^3 - 80)}}} = 2.235$$

3. 确定 P 值，作出推断结论

$z_c = 2.235 > 1.96$，$P < 0.05$。按 $\alpha = 0.05$ 检验水准，拒绝 H_0，接受 H_1，差别有统计学意义，认为两组疗效不同。

第四节　完全随机设计多个样本比较的秩和检验

完全随机设计多组数值变量资料比较，若不满足参数检验条件以及多组有序分类变量资料比较宜采用 Kruskal-Wallis 检验，其原理与完全随机设计两样本比较秩和检验相同，检验统计量为 H：

$$H = \frac{12}{N(N+1)} \sum \frac{R_i}{n_i} - 3(N+1), \quad \nu = k - 1 \qquad \text{（公式 9-5）}$$

式中，R_i 为各组的秩和，n_i 为各组的样本含量，$N = \sum n_i$，k 为比较的组数。

若相同秩次较多（如超过 25%）时，应计算校正的检验统计量 H_c，公式为：

$$H_c = \frac{H}{c} \qquad \text{（公式 9-6）}$$

式中，$c = 1 - \dfrac{\sum (t_j^3 - t_j)}{(N^3 - N)}$，$t_j$ 为第 j 个相同秩次的个数，$N = \sum n_i$。

当组数 $k = 3$，且每组例数 $n_i \leq 5$ 时，查 H 界值表（附表10）。若 $H \geq H_\alpha$，则 $P \leq \alpha$，拒受 H_0，接受 H_1；否则，接受 H_0。

当组数 $k = 3$ 且每组例数 $n_i > 5$ 或 $k > 3$ 时，H 或 H_c 近似服从 $\nu = k - 1$ 的 χ^2 分布，查 χ^2 界值表（附表7）做推断，因此可视为 χ^2 检验。

一、多组数值变量资料的秩和检验

【例 9-4】调查某中医药大学不同专业大一新生营养学基础知识了解情况，从不同专业的大一新生中均随机抽取 10 名学生，采用理论考试的方式进行考核，成绩结果如表 9-4，问不同专业学生营养学基础知识掌握情况是否有差异？

表 9-4　不同专业学生营养学基础知识成绩

专业一		专业二		专业三	
成绩	秩次	成绩	秩次	成绩	秩次
68	3	83	15.5	90	24.5
71	9	79	13	88	18
70	6	92	28	93	29.5
70	6	81	14	89	21
65	1	83	15.5	90	24.5
66	2	76	10.5	93	29.5
70	6	77	12	90	24.5
76	10.5	90	24.5	89	21
70	6	89	21	91	27
70	6	88	18	88	18
$n_1 = 10$	$R_1 = 55.5$	$n_2 = 10$	$R_2 = 172$	$n_3 = 10$	$R_3 = 237.5$

分析思路：正态性检验：专业一：$W=0.874$，$P=0.112$；专业二：$W=0.935$，$P=0.503$；专业三：$W=0.888$，$P=0.160$，三组均有 $P>0.05$，均服从正态分布。Levene 方差齐性检验：$F=7.731$，$P=0.002$，$P<0.05$，按 $\alpha=0.10$，三组总体方差不等，不能进行完全随机设计资料的方差分析，宜采用 Kruskal-Wallis 检验。

1. 建立假设，确定检验水准

H_0：三个总体分布相同，即不同专业学生成绩分布相同

H_1：三个总体分布不同或不全相同，即不同专业学生成绩分布不同或不全相同

$\alpha=0.05$

2. 计算检验统计量

（1）编秩次　将各组数据混合，由小到大统一编秩次。编秩次时，若数据相同，取平均秩次。

（2）求秩和　分别计算各组的秩和，本例 $R_1=55.5$，$R_2=172$，$R_3=237.5$。

（3）确定检验统计量 H

$$H=\frac{12}{N(N+1)}\sum\frac{R_i}{n_i}-3(N+1)$$

$$=\frac{12}{30\times(30+1)}(\frac{55.5^2+172^2+237.5^2}{10})-3\times(30+1)$$

$$=21.930$$

因相同秩次较多，故按公式 9-6 计算校正的检验统计量 H_c：

$$c=1-\frac{\sum(t_j^3-t_j)}{(N^3-N)}$$

$$=1-\frac{(5^3-5)+(2^3-2)+(2^3-2)+(3^3-3)+(3^3-3)+(4^3-4)+(2^3-2)}{(30^3-30)}$$

$$= 0.991$$

$$H_c = \frac{H}{c} = \frac{21.930}{0.991} = 22.132$$

3. 确定 P 值，作出推断结论　本例 $k=3$，$n_1=n_2=n_3=10$，$n_i>5$，$\nu=k-1=2$，查 χ^2 界值表（附表 7）$\chi^2_{0.05, 2}=5.99$，$H_c>\chi^2_{0.05, 2}$，$P<0.05$，按 $\alpha=0.05$ 检验水准，拒受 H_0，接受 H_1，认为不同专业学生营养学基础知识掌握情况差别有统计学意义。

二、多组有序分类变量资料的秩和检验

【例 9-5】 探讨不同穴位针灸治疗疾病的疗效，120 例某种疾病患者随机分为穴位甲组、穴位乙组和穴位丙组，分别采取不同穴位疗法干预治疗，结果如表 9-5 所示，问不同穴位针灸治疗的疗效有无差别？

表 9-5　不同穴位的疗效比较

疗效	组别			合计	秩次范围	平均秩次	秩和		
	穴位甲组	穴位乙组	穴位丙组				穴位甲组	穴位乙组	穴位丙组
(1)	(2)	(3)	(4)	(5)	(6)	(7)	(8)	(9)	(10)
显效	8	25	12	45	1～45	23	184	575	276
好转	12	5	13	30	46～75	60.5	726	302.5	786.5
无效	20	10	15	45	76～120	98	1960	980	1470
合计	40	40	40	120	—	—	2870	1857.5	2532.5

分析思路：本例为三组有序分类变量资料比较，故采用 Kruskal-Wallis 检验。

1. 建立假设，确定检验水准

H_0：三组疗效总体分布相同

H_1：三组疗效总体分布不同或不全相同

$\alpha=0.05$。

2. 计算检验统计量

（1）编秩次　首先计算各等级的合计人数见表 9-5 第（5）列，再确定秩次范围见表 9-5 第（6）列，求平均秩次见表 9-5 第（7）列。

（2）求秩和　各组各等级的平均秩次乘以相应的频数得各组不同等级的秩和见表 9-5 第（8）、（9）、（10）列，然后各等级秩和相加得出三组的秩和。本例，$R_1=2870$，$R_2=1857.5$，$R_3=2532.5$。

（3）计算检验统计量 H

$$H = \frac{12}{N(N+1)} \sum \frac{R_i}{n_i} - 3(N+1)$$

$$= \frac{12}{120 \times (120+1)} \left(\frac{2870^2 + 1857.5^2 + 2532.5^2}{40} \right) - 3 \times (120+1)$$

$$= 10.983$$

因相同秩次较多，故按式 8-6 计算校正的检验统计量 H_c：

$$c = 1 - \frac{\sum (t_j^3 - t_j)}{(N^3 - N)} = 1 - \frac{(45^3 - 45) + (30^3 - 30) + (45^3 - 45)}{(120^3 - 120)} = 0.879$$

$$H_c = \frac{H}{c} = \frac{10.983}{0.879} = 12.495$$

3. 确定 P 值，作出推断结论　本例 $k=3$，$n_1 = n_2 = n_3 = 40$，$n_i > 5$，$\nu = k - 1 = 2$，查 χ^2 界值表（附表 7）$\chi^2_{0.05, 2} = 5.99$，$H_c > \chi^2_{0.05, 2}$，$P < 0.05$，按 $\alpha = 0.05$ 检验水准，拒绝 H_0，接受 H_1，认为三组疗效总体分布差别有统计学意义。

第五节　随机区组设计资料的秩和检验

一、基本原理

随机区组设计数值变量资料若满足方差分析的条件或经适当变量变换后符合条件时，可采用随机区组设计方差分析，否则可采用 Friedman 秩和检验。Friedman 秩和检验的基本思想：将各区组内的观察值按从小到大的顺序进行编秩次，求各处理组秩和。如 H_0 成立，各处理组的效应相同，则其秩次的分布应该是随机的，各区组内秩次 1，2，…，k 应以相等的概率出现在各处理（列）中，各处理组的秩和应该大致相等。若各处理组的秩和 R_1，R_2，…，R_k 相差很大，超过一定界值，则拒受 H_0，接受 H_1。其检验统计量为 M：

$$M = \sum (R_i - \overline{R})^2 \qquad \text{（公式 9-7）}$$

式中，R_i 为各处理组的秩和，$\overline{R} = \dfrac{\sum R_i}{k}$，$k$ 为处理组数。

1. 当区组组数 $b \leqslant 15$，处理组数 $k \leqslant 15$ 时，查区组秩和检验 M 界值表（附表 11），确定 P 值，作出推断。

2. 当处理数 k 或区组数 b 较大超出 M 界值表的范围时，可以采用近似 χ^2 分布法：

$$\chi^2 = \frac{12}{bk(k+1)} \sum R_i^2 - 3b(k+1) \qquad \text{（公式 9-8）}$$

各区组中相同的秩次较多时，需进行校正：

$$\chi_c^2 = \frac{\chi^2}{c} \qquad \text{（公式 9-9）}$$

式中，$c = 1 - \sum (t_j^3 - t_j)/bk(k^2 - 1)$，其中，$t_j$ 为第 j 个相同秩次的个数，k 为处理组数，b 为区组数。$c < 1$，故校正的 $\chi_c^2 > \chi^2$，对应的 P 值减小。一般情况下，χ_c^2 的效用不明显；但在相同秩次的个数在各区组中所占比重较大时或所得 P 值在检验水准附近时，χ_c^2 的效用能充分显现。

二、案例与分析思路

【例 9-6】研究不同的标本采集方法对血常规的结果影响，32 名年龄 $\geqslant 18$ 岁的大学生志愿者，均为女性，排除患有心肺肾等脏器疾患、高血压、糖尿病、血液类疾病的受试者，采用随机区组设计，即每一位受试者为一个区组，接受 4 种不同采血方法，白细胞计数（$\times 10^9/L$）结果如表 9-6，问不同采血方法白细胞计数有无差异？

表 9-6　不同采血方法白细胞计数（$\times 10^9/L$）

受试者	A法		B法		C法		D法	
	结果	秩次	结果	秩次	结果	秩次	结果	秩次
1	5.3	4	5.0	3	4.5	2	3.4	1
2	5.5	4	4.9	2	5.0	3	4.8	1
3	5.4	4	4.9	2.5	4.9	2.5	4.5	1
4	5.4	4	4.8	2	4.9	3	4.4	1
5	5.1	3	5.3	4	4.8	2	4.6	1
6	5.1	4	4.8	3	4.6	2	4.3	1
7	5.4	4	4.9	2	5.1	3	4.5	1
8	5.8	4	4.6	1	4.7	2.5	4.7	2.5
合计	—	31	—	19.5	—	20	—	9.5

分析思路：正态性检验：A 法：$W = 0.907$，$P = 0.336$；B 法：$W = 0.908$，$P = 0.342$；C 法：$W = 0.974$，$P = 0.925$；D 法：$W = 0.771$，$P = 0.014$，D 组 $P < 0.05$，不满足正态分布条件。此资料不能进行随机区组设计资料的方差分析，宜采用 Friedman 秩和检验。

1. 建立假设，确定检验水准

H_0：四种采血方法白细胞计数总体分布相同

H_1：四种采血方法白细胞计数总体分布不同或不全相同

$\alpha = 0.05$。

2. 计算检验统计量

（1）编秩　将各区组内的观察值按从小到大的顺序进行编秩，若数据相同，取平均秩次。

（2）求秩和　分别计算各处理组的秩和，本例 $R_1 = 31$，$R_2 = 19.5$，$R_3 = 20$，$R_4 = 9.5$。

（3）计算检验统计量 M

$$\overline{R} = \frac{\sum R_i}{k} = \frac{31 + 19.5 + 20 + 9.5}{4} = 20$$

$$M = \sum (R_i - \overline{R})^2 = (31 - 20)^2 + (19.5 - 20)^2 + (20 - 20)^2 + (9.5 - 20)^2 = 231.5$$

3. 确定 P 值，作出推断结论　本例 $k = 4$，$b = 8$，查 M 界值表（附表 11），$M_{0.05(4, 8)} = 105$，$M > M_{0.05(4, 8)}$，$P < 0.05$，按 $\alpha = 0.05$ 水准，拒绝 H_0，接受 H_1，认为四种采血方法白细胞计数差别有统计学意义。

注意：比较多个区组总体分布是否相同时，采用 Friedman 秩和检验，编秩时按每一处理组内数据从小到大顺序进行编秩，分别求各区组的秩和进行检验。

第六节　多个样本两两比较的秩和检验

当多个样本秩和检验结论为拒绝 H_0、接受 H_1，即多个总体分布不同或不全相同时，若进一步比较哪些样本间差别有统计学意义，哪些样本间差别无统计学意义，需做秩和检验的多重比较或两两比较。

一、完全随机设计多个样本两两比较

完全随机设计多个样本两两比较常采用 Nemenyi test 方法。

【例 9-7】用 Nemenyi test 方法对例 9-4 资料进行两两比较分析。

1. 建立假设，确定检验水准

H_0：任两对比组的总体分布相同

H_1：任两对比组的总体分布不同

$\alpha = 0.05$。

2. 计算检验统计量

$$x^2 = \frac{(\overline{R}_i - \overline{R}_j)^2}{\dfrac{N(N+1)}{12}\left(\dfrac{1}{n_i} + \dfrac{1}{n_j}\right)} \ , \ \nu = k - 1 \qquad \text{（公式 9-10）}$$

式中 $\overline{R}_i$、$\overline{R}_j$ 分别为第 i 组、第 j 组的平均秩和，n_i、n_j 分别为第 i 组、第 j 组的样本含量，$N = \sum n_i$ 为总样本含量，k 为比较的组数。

当相同数据（观察值）的个数较多时（大于 25%），应用校正公式：

$$x_c^2 = \frac{\chi^2}{c} \qquad \text{（公式 9-11）}$$

式中，$c = 1 - \dfrac{\sum (t_j^3 - t_j)}{(N^3 - N)}$ ，t_j 为第 j 个相同秩次的个数。

由【例 9-4】已计算得 $c = 0.991$，专业一与专业二比较时，结果如下：

$$x^2 = \frac{(\overline{R}_i - \overline{R}_j)^2}{\dfrac{N(N+1)}{12}\left(\dfrac{1}{n_i} + \dfrac{1}{n_j}\right)} = \frac{(5.55 - 17.2)^2}{\dfrac{30 \times (30 + 1)}{12}\left(\dfrac{1}{10} + \dfrac{1}{10}\right)} = 8.756$$

$$x_c^2 = \frac{\chi^2}{c} = \frac{8.756}{0.991} = 8.84$$

同理，可计算其他各组比较结果如表 9-7。

表 9-7　不同专业学生营养学基础知识成绩两两比较结果

比较组	χ^2	P
专业一与专业二	8.84	< 0.05
专业一与专业三	21.57	< 0.05
专业二与专业三	2.79	> 0.05

3. 确定 P 值，作出推断结论 $\nu = k-1 = 3-1 = 2$，查 χ^2 界值表（附表 7），$\chi^2_{0.05, 2} = 5.99$，专业一与专业二、专业一与专业三，均有 $x^2_c > \chi^2_{0.05, 2}$，$P < 0.05$，按 $\alpha = 0.05$ 水准，拒绝 H_0，接受 H_1，差别均有统计学意义；专业二与专业三比较，$P > 0.05$，尚不能认为专业二与专业三学生营养学基础知识成绩不同。

二、随机区组设计资料的两两比较

随机区组设计资料秩和检验的多重比较，可采用 q 检验。其检验统计量：

$$q = \frac{|R_i - R_j|}{\sqrt{bMS_{误差}}} , \nu = (k-1)(b-1) \qquad \text{（公式 9-12）}$$

式中，R_i 和 R_j 分别为两对比组的秩和，且：

$$MS_{误差} = \frac{\dfrac{bk(k+1)(2k+1)}{6} - \dfrac{1}{b}\sum R_i^2 - \dfrac{1}{12}\sum(t_j^3 - t_j)}{(b-1)(k-1)}$$

$$\text{（公式 9-13）}$$

式中，k 为处理数，b 为区组数，R_i 为各组的秩和，t_j 为第 j 个相同秩次的个数。

【例 9-8】 对【例 9-6】随机区组设计资料两两比较的 q 检验。

1. 建立假设，确定检验水准

H_0：任两对比组的总体分布相同

H_1：任两对比组的总体分布不同

$\alpha = 0.05$。

2. 计算检验统计量

（1）各方法的秩和按小至大排列　见表 9-8。

表 9-8　不同采血方法秩和排序

序号	1	2	3	4
秩和	9.5	19.5	20	31
不同采血方法	D	B	C	A

（2）计算检验统计量　本例 $\sum R_i^2 = 31^2 + 19.5^2 + 20^2 + 9.5^2 = 1831.5$，$\sum(t_j^3 - t_j) = 2^3 - 2 + 2^3 - 2 = 12$，$k = 4, b = 8$，则：

$$MS_{误差} = \frac{\dfrac{bk(k+1)(2k+1)}{6} - \dfrac{1}{b}\sum R_i^2 - \dfrac{1}{12}\sum(t_j^3 - t_j)}{(b-1)(k-1)} = 0.4792$$

q 检验结果如表 9-9 所示，其中，a 为组数，$\nu = (k-1)(b-1) = 21$，根据 a 和 ν，查 q 界值表（附表 12），得出相应 P 值。

表 9-9　不同采血方法白细胞计数结果两两比较

对比组	$\lvert R_i - R_j \rvert$	q	ν	a	P
A法与B法	11.5	5.87	21	3	<0.01
A法与C法	11	5.62	21	2	<0.01
A法与D法	21.5	10.98	21	4	<0.01
B法与C法	0.5	0.26	21	2	>0.05
B法与D法	10	5.11	21	2	<0.01
C法与D法	10.5	5.36	21	3	<0.01

3. 确定 P 值，作出推断结论　如表 9-9 所示，除了方法 B 与 C 的白细胞计数差别无统计学意义，方法 A 与 B、A 与 C、A 与 D、B 与 D 及 C 与 D 的白细胞计数差别均有统计学意义。

第七节　SPSS 软件实现与结果分析

一、用 SPSS 实现配对设计资料的符号秩和检验

以【例 9-1】资料为例进行 Wilcoxon 符号秩和检验。

1. 建立数据库　定义变量，以"治疗前"、"治疗后"为变量名，录入数据并建立数据库 sj0901.sav，见图 9-2。

2. 分析步骤

（1）求差值　Transform→ Compute Variable→ 在 Target Variable 框中输入"d"，在 Numeric Expression 框中输入"治疗后-治疗前"→OK。

（2）对差值进行正态性检验　Analyze→ Descriptive Statistics→ Explore，在 Explore 主对话框中，将变量 "d"送入右边的 Dependent List 框内。单击 Plots 按钮，在弹出的 Plots 对话框中选中 Normality plots with tests→ Continue→ OK。

（3）Wilcoxon 符号秩和检验　Analyze→ Nonparametric tests → Legacy dialogs→2 Related Samples→将"治疗前"、"治疗后"分别移入"Test Pair（s）"框中→"Test type"→ Wilcoxon→OK。

治疗前	治疗后
49	44
48	42
⋮	⋮
47	42
53	43

图 9-2　sj0901.sav

3. 结果及解释

（1）差值进行正态性检验结果　如图 9-3 所示，$W = 0.810$，$P = 0.013$，$P < 0.05$，按 $\alpha = 0.10$，接受 H_1，即差值总体不服从正态分布；不满足配对 t 检验的条件，宜采用 Wilcoxon 符号秩和检验。

Tests of Normality

	Kolmogorov-Smirnov[a]			Shapiro-Wilk		
	Statistic	df	Sig.	Statistic	df	Sig.
d	.284	11	.014	.810	11	.013

a. Lilliefors Significance Correction

图 9-3　差值正态性检验结果

（2）秩和检验结果　如图 9-4 所示，负秩次和为 57，正秩次和为 9，$P = 0.032$，$P < 0.05$，按 $\alpha = 0.05$ 水准，拒绝 H_0，接受 H_1，差别有统计学意义，可认为中药对慢性紧张型头痛患者有治疗效果。

Ranks

		N	Mean Rank	Sum of Ranks
治疗后 - 治疗前	Negative Ranks	10[a]	5.70	57.00
	Positive Ranks	1[b]	9.00	9.00
	Ties	0[c]		
	Total	11		

a. 治疗后 < 治疗前

b. 治疗后 > 治疗前

c. 治疗后 = 治疗前

图 9-4（1）　配对设计资料的符号秩和检验结果

Test Statistics[a]

	治疗后 - 治疗前
Z	-2.139[b]
Asymp. Sig. (2-tailed)	.032

a. Wilcoxon Signed Ranks Test

b. Based on positive ranks.

图 9-4（2）　配对设计资料的符号秩和检验结果

二、用 SPSS 实现两组数值变量资料的秩和检验

以【例 9-2】资料为例进行分析。

1. 建立数据库　定义变量，以"时间"、"组别"为变量名，录入数据并建立数据库 sj0902. sav，见图 9-5。

2. 分析步骤

（1）正态性检验　Analyze→ Descriptive Statistics→ Explore，在 Explore 主对话框中，将"时间"送入右边的

时间	组别
10	1
23	1
⋮	⋮
48	2
49	2

图 9-5　sj0902. sav

Dependent List 框内，将"组别"送入右边的 Factor List 框内。单击 Plots 按钮，在弹出的 Plots 对话框中选中 Normality plots with tests→ Continue→ OK。

（2）两独立样本 Wilcoxon 秩和检验　Analyze→ Nonparametric tests → Legacy dialogs→2 Independent Samples→将"时间"移入"Test Variable list"框中，"组别"移入"Grouping Variable"框中→ "Group 1" → "1"，"Group 2" → "2" →Continue→ "Test type" →Mann-Whitney U→OK。

3. 结果及解释

（1）正态性检验结果　如图 9-6 所示，针灸疗法组 $W = 0.740, P = 0.006$，物理疗法组 $W = 0.749, P = 0.005, P < 0.05$，按 $\alpha = 0.10$，两组总体均不服从正态分布。

Tests of Normality

	组别	Kolmogorov-Smirnov[a]			Shapiro-Wilk		
		Statistic	df	Sig.	Statistic	df	Sig.
时间	1	.309	8	.024	.740	8	.006
	2	.318	9	.009	.749	9	.005

a. Lilliefors Significance Correction

图 9-6　正态性检验结果

（2）秩和检验结果　如图 9-7 所示，两组秩和分别为 37 和 116，$P = 0.001, P < 0.05$，按 $\alpha = 0.05$ 水准，拒绝 H_0，接受 H_1，差别有统计学意义，认为两种疗法退热时间的总体分布不同。

Ranks

	组别	N	Mean Rank	Sum of Ranks
时间	1	8	4.63	37.00
	2	9	12.89	116.00
	Total	17		

图 9-7（1）　两组数值变量资料的秩和检验结果

Test Statistics[a]

	时间
Mann-Whitney U	1.000
Wilcoxon W	37.000
Z	-3.376
Asymp. Sig. (2-tailed)	.001
Exact Sig. [2*(1-tailed Sig.)]	.000[b]

a. Grouping Variable: 组别

b. Not corrected for ties.

图 9-7（2）　两组数值变量资料的秩和检验结果

三、用 SPSS 实现两组单向有序分类变量资料的秩和检验

以【例 9-3】资料为例进行分析。

1. 建立数据库 定义变量，以"组别"（1＝试验组，2＝对照组）、"疗效"（1＝完全缓解，2＝基本缓解，3＝部分缓解，4＝无效）、"例数"为变量名，录入数据并建立数据库 sj0903.sav，见图 9-8。

组别	疗效	例数
1	1	24
1	2	8
⋮	⋮	⋮
2	3	12
2	4	4

图 9-8　sj0903. sav

2. 分析步骤

（1）加权　Data → Weight Cases → "Weight cases by"，将"例数"选中移入 "Frequency Variable"框→OK。

（2）两独立样本 Wilcoxon 秩和检验　Analyze→ Nonparametric tests → Legacy dialogs→2 Independent Samples→将"疗效"移入"Test Variable list"框→"组别"移入"Grouping Variable"框→"Group 1"→"1"→"Group 2"→"2"→Continue→"Test type"→Mann-Whitney U→OK。

3. 结果及解释 如图 9-9 所示，两组秩和分别为 1404 和 1836，$z = 2.240$，$P = 0.025$，$P < 0.05$。按 $\alpha = 0.05$ 检验水准，拒绝 H_0，接受 H_1，认为两组疗效差别有统计学意义。

Ranks

	组别	N	Mean Rank	Sum of Ranks
疗效	试验组	40	35.10	1404.00
	对照组	40	45.90	1836.00
	Total	80		

图 9-9（1）　两组有序分类变量资料的秩和检验结果

Test Statistics^a

	疗效
Mann-Whitney U	584.000
Wilcoxon W	1404.000
Z	-2.240
Asymp. Sig. (2-tailed)	.025

a. Grouping Variable: 组别

图 9-9（2）　两组有序分类变量资料的秩和检验结果

四、用 SPSS 实现多组数值变量资料的秩和检验

成绩	组别
68	1
71	1
⋮	⋮
91	3
88	3

图 9-10 sj0904. sav

以【例 9-4】资料为例进行分析。

1. 建立数据库 定义变量，以"成绩"、"组别"为变量名，录入数据并建立数据库 sj0904. sav，见图 9-10。

2. 分析步骤

（1）正态性检验和方差齐性检验 正态性检验：Analyze→ Descriptive Statistics→ Explore，在 Explore 主对话框中，将"成绩"送入右边的 Dependent List 框内，将"组别"送入右边的 Factor List 框内。单击 Plots 按钮，在弹出的 Plots 对话框中选中 Normality plots with tests，选中 Spread vs. Level with Levene Test 中 Untransformed→ Continue→ OK。

（2）多个独立样本 Kruskal-Wallis H 秩和检验 Analyze→ Nonparametric tests → Legacy dialogs→K Independent Samples→将"成绩"移入"Test Variable list"框→"组别"移入"Grouping Variable"框→"Minimum"→"1"→"Maximum"→"3"→ Continue→ "Test type"→Kruskal-Wallis H→OK。

3. 结果及解释

（1）正态性检验 如图 9-11 所示，专业一：$W=0.874$，$P=0.112$；专业二：$W=0.935$，$P=0.503$；专业三：$W=0.888$，$P=0.160$，三组均有 $P>0.05$，均服从正态分布。Levene 方差齐性检验：如图 9-12 所示，$F=7.731$，$P=0.002$，$P<0.05$，按 $\alpha=0.10$，接受 H_1，即总体方差不齐。因此，采用 Kruskal-Wallis 检验。

Tests of Normality

	组别	Kolmogorov-Smirnov[a]			Shapiro-Wilk		
		Statistic	df	Sig.	Statistic	df	Sig.
成绩	1	.253	10	.069	.874	10	.112
	2	.170	10	.200*	.935	10	.503
	3	.222	10	.176	.888	10	.160

*. This is a lower bound of the true significance.

a. Lilliefors Significance Correction

图 9-11 正态性检验结果

Test of Homogeneity of Variance

		Levene Statistic	df1	df2	Sig.
成绩	Based on Mean	7.731	2	27	.002
	Based on Median	5.846	2	27	.008
	Based on Median and with adjusted df	5.846	2	19.744	.010
	Based on trimmed mean	7.737	2	27	.002

图 9-12 方差齐性检验结果

（2）秩和检验结果　如图 9-13 所示，三组平均秩次分别为 5.55、17.20 和 23.75，$H_c = 22.132$，$P < 0.001$，按 $\alpha = 0.05$ 检验水准，拒绝 H_0，接受 H_1，认为三组成绩差别有统计学意义。

Ranks

	组别	N	Mean Rank
成绩	1	10	5.55
	2	10	17.20
	3	10	23.75
	Total	30	

Test Statistics[a,b]

	成绩
Chi-Square	22.132
df	2
Asymp. Sig.	.000

a. Kruskal Wallis Test

b. Grouping Variable: 组别

图 9-13　多组数值变量资料的秩和检验结果

五、用 SPSS 实现多组有序分类变量资料的秩和检验

以【例 9-5】资料为例进行分析。

1. 建立数据库　定义变量，以"组别"（1＝穴位甲组，2＝穴位乙组，3＝穴位丙组）、"疗效"（1＝显效，2＝好转，3＝无效）、"例数"为变量名，录入数据并建立数据库 sj0905.sav，见图 9-14。

组别	疗效	例数
1	1	8
1	2	12
⋮	⋮	⋮
3	2	13
3	3	15

图 9-14　sj0905. sav

2. 分析步骤

（1）加权　Data → Weight Cases → Weight cases by→将"例数"选中移入 Frequency Variable→OK。

（2）多个独立样本 Kruskal-Wallis H 秩和检验　Analyze→ Nonparametric tests → Legacy dialogs→K Independent Samples→将"疗效"移入"Test Variable list"→"组别"移入 Grouping Variable→Minimum→"1"→Maximum → "3"→Continue→Test type →Kruskal-Wallis H→OK。

3. 结果及解释　如图 9-15 所示，三组平均秩次分别为 71.75、46.44 和 63.31，$H_c = 12.495$，$P = 0.002$，$P < 0.05$，按 $\alpha = 0.05$ 检验水准，拒绝 H_0，接受 H_1，认为三组疗效差别有统计学意义。

Ranks

	组别	N	Mean Rank
疗效	穴位甲组	40	71.75
	穴位乙组	40	46.44
	穴位丙组	40	63.31
	Total	120	

Test Statistics[a,b]

	疗效
Chi-Square	12.495
df	2
Asymp. Sig.	.002

a. Kruskal Wallis Test

b. Grouping Variable: 组别

图 9-15　多组有序分类变量资料的秩和检验结果

六、用 SPSS 实现随机区组设计资料的秩和检验

以【例 9-6】资料为例进行分析。

1. 建立数据库 定义变量，以"受试者"、"方法 A"、"方法 B"、"方法 C"和"方法 D"为变量名，录入数据并建立数据库 sj0906. sav，见图 9-16。

受试者	方法A	方法B	方法C	方法D
1	5.3	5.0	4.5	3.4
2	5.5	4.9	5.0	4.8
⋮	⋮	⋮	⋮	⋮
7	5.4	4.9	5.1	4.5
8	5.8	4.6	4.7	4.7

图 9-16 sj0906. sav

2. 分析步骤

（1）正态性检验 Analyze→ Descriptive Statistics→ Explore，在 Explore 主对话框中，将"方法 A"、"方法 B"、"方法 C"和"方法 D"送入右边的 Dependent List 框内。单击 Plots 按钮，在弹出的 Plots 对话框中选中 Normality plots with tests→ Continue→ OK。

（2）随机区组设计的 Friedman M 秩和检验 Analyze→ Nonparametric tests→ Legacy dialogs →K Related Samples→将"方法 A"、"方法 B"、"方法 C"和"方法 D"移入 Test Variable list →Test type →Friedman →OK。

3. 结果及解释

（1）正态性检验 如图 9-17 所示。A 法：$W=0.907$，$P=0.336$；B 法：$W=0.908$，$P=0.342$；C 法：$W=0.974$，$P=0.925$；D 法：$W=0.771$，$P=0.014$，D 组 $P<0.05$，不满足正态分布条件。

Tests of Normality

	Kolmogorov-Smirnov[a]			Shapiro-Wilk		
	Statistic	df	Sig.	Statistic	df	Sig.
方法A	.206	8	.200[*]	.907	8	.336
方法B	.250	8	.150	.908	8	.342
方法C	.167	8	.200[*]	.974	8	.925
方法D	.284	8	.057	.771	8	.014

*. This is a lower bound of the true significance.

a. Lilliefors Significance Correction

图 9-17 正态性检验结果

（2）秩和检验结果 如图 9-18 所示，四组平均秩次分别为 3.88、2.44、2.50 和 1.19，$\chi^2=17.808$，$P<0.001$，按 $\alpha=0.05$ 水准，拒绝 H_0，接受 H_1，认为四种采血方

法白细胞计数差别有统计学意义。

Ranks

	Mean Rank
方法A	3.88
方法B	2.44
方法C	2.50
方法D	1.19

Test Statistics[a]

N	8
Chi-Square	17.808
df	3
Asymp. Sig.	.000

a. Friedman Test

图 9-18　随机区组设计资料的秩和检验结果

七、用 SPSS 实现完全随机设计多个样本两两比较

以【例 9-7】资料为例进行分析。

1. 编程分析　完全随机设计多个样本两两比较常采用 Nemenyi 法通过编程实现，在数据窗口输入任意一个数值，点击 File→New→Syntax，在 Syntax 视窗中录入如下程序后，点击 Run→All，在数据集中得到多重比较结果。程序如下：

```
data list free/ Hc r1 r2 r3 N n1 n2 n3.
begin data
22. 132 5. 55 17. 2 23. 75 30 10 10 10
end data.
compute H= (12* ( (r1* n1)** 2/n1+ (r2* n2)** 2/n2+ (r3* n3)** 2/n3) ) / (N* (N+1) ) −3* (N+1) .
compute C=H/Hc.
compute x12= (r1−r2)** 2/ ( (N* (N+1) /12)* (1/n1+1/n2)* c) .
compute x13= (r1−r3)** 2/ ( (N* (N+1) /12)* (1/n1+1/n3)* c) .
compute x23= (r2−r3)** 2/ ( (N* (N+1) /12)* (1/n2+1/n3)* c) .
compute p12=1−cdf. chisq (x12，2) .
compute p13=1−cdf. chisq (x13，2) .
compute p23=1−cdf. chisq (x23，2) .
execute.
```

2. 结果及解释　如图 9-19 所示，专业一与专业二比较：$x^2_{1,2}=8.84$，$P=0.0121$，$P<0.05$，按 $\alpha=0.05$ 水准，拒绝 H_0，接受 H_1，差别有统计学意义。专业一与专业三比较，$x^2_{1,3}=21.57$，$P<0.001$，按 $\alpha=0.05$ 水准，拒绝 H_0，接受 H_1，差别有统计学意义。专业二与专业三比较，$x^2_{2,3}=2.79$，$P=0.2474$，$P>0.05$，差别没有统计学意义。

x12	x13	x23	p12	p13	p23
8.84	21.57	2.79	.0121	.0000	.2474

图9-19 完全随机设计多个样本两两比较结果

八、用SPSS实现随机区组设计多个样本两两比较

SPSS软件进行随机区组设计多个样本两两比较，可将原始数据转换成秩次，对秩次采用随机区组设计的方差分析，并进行 q 检验实现。

以【例9-8】资料为例进行分析。

区组	组别	白细胞计数
1	1	5.3
1	2	5.0
⋮	⋮	⋮
8	3	4.7
8	4	4.7

图9-20 sj0908.sav

1. 建立数据库 定义变量，以"区组"、"组别"、"白细胞计数"为变量名，录入数据并建立数据库 sj0908.sav，见图9-20。

2. 分析步骤

（1）对每一区组数据进行秩转换 Data → Split file → Organize output by groups→将"区组"移入 Groups Based on→OK。点击 Transform →Rank Cases→"白细胞计数"移入"Variable"→"区组"移入"By"→OK，运行后产生新的变量"R白细胞"。

（2）去除拆分 Data→Split file→"Analyze all cases, do not create groups"→OK。

（3）对秩变量采用随机区组设计的方差分析，操作步骤同随机区组设计的方差分析 Analyze →General Linear Model→Univariate→"R白细胞"移入 Dependent Variable→"区组"与"组别"→Fixed Factor（s）→Model→Custom→"区组"与"组别"分别送入 Model→Continue→Post Hoc→"组别"送入 Post Hoc Test for→选中 S-N-K→Continue→OK。

3. 结果及解释 如图9-21所示，$F=20.130$，$P<0.001$，按 $\alpha=0.05$ 检验水准，拒绝 H_0，接受 H_1，四种采血方法白细胞计数差别有统计学意义。两两比较采用 q 检验，四组平均秩次分别为 3.8750、2.4375、2.5000 和 1.1875，其中 B 和 C 两组平均秩次在同一列（$P=0.858$），其他均不在同一列上，因此除了 B 和 C 方法组的白细胞计数差别无统计学意义，A 与 B、A 与 C、A 与 D、B 与 D 及 C 与 D 的白细胞计数差别均有统计学意义。

Tests of Between-Subjects Effects

Dependent Variable: Rank of PLT by 区组

Source	Type III Sum of Squares	df	Mean Square	F	Sig.
Corrected Model	28.938[a]	10	2.894	6.039	.000
Intercept	200.000	1	200.000	417.391	.000
区组	.000	7	.000	.000	1.000
组别	28.938	3	9.646	20.130	.000
Error	10.063	21	.479		
Total	239.000	32			
Corrected Total	39.000	31			

a. R Squared = .742 (Adjusted R Squared = .619)

图 9-21 （1） 随机区组设计资料的多个样本两两比较结果

Rank of PLT by 区组

Student-Newman-Keuls[a,b]

组别	N	Subset		
		1	2	3
4	8	1.18750		
2	8		2.43750	
3	8		2.50000	
1	8			3.87500
Sig.		1.000	.858	1.000

Means for groups in homogeneous subsets are displayed.
Based on observed means.
The error term is Mean Square(Error) = .479.

a. Uses Harmonic Mean Sample Size = 8.000.

b. Alpha = 0.05.

图 9-21 （2） 随机区组设计资料的多个样本两两比较结果

第十章　双变量相关与回归　▷▷▷

前面我们学习了 t 检验、方差分析、卡方检验等统计学方法，它们的共同特点就是推断不同总体之间有无差别。但是在医学研究与实践中，经常需要分析变量间的关系，变量间的关系有确定性关系（函数关系）和非确定性关系（随机性关系）。确定性关系是指对于一个变量的每个可能取值，另外的变量都有完全确定的值与之对应。如圆的面积与半径。非确定性关系是指变量间的关系是不确定的，如人的身高与体重、胰岛素与血糖、年龄与血压、吸烟与肺癌、体温与脉搏等，这些变量间都存在着十分密切的关系，但不能由一个或几个变量的值精确地求出另一个变量的值。回归与相关（regression and correlation）就是研究变量间非确定性关系的统计方法。本章介绍最简单、最基本的两变量相关与回归分析，知识框架如下：

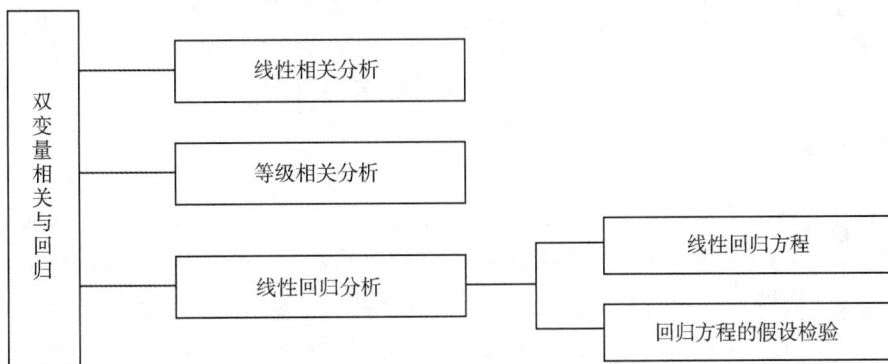

图 10-1　双变量相关与回归知识框架图

第一节　线性相关分析

一、线性相关的概念

相关（correlation）指一个变量增大，另一个变量也随之增大或者减少的共变现象。两个变量有共变现象时称为有相关关系，这种关系属于非确定性关系。线性相关（linear correlation），又称简单相关（simple correlation），用于描述两个连续随机变量之间有无线性相关关系，以及线性相关的方向和相关程度的统计分析方法。

线性相关分析适用于双变量正态分布的资料，其性质可由散点图（scatter plot）直观的说明。如果两个变量 X 和 Y 绝大多数数值同时增大或同时减少，通常称为线性正相关（linear positive correlation），简称正相关。如果 X 和 Y 之间的变化关系呈反向变化，称为线性负相关（linear negative correlation），简称负相关。若 X 和 Y 同向且呈线性变化趋势时，称为完全正相关（perfect positive correlation），反之，X 和 Y 之间呈反向线性变化时，称为完全负相关（perfect negative correlation）。如果 X 和 Y 没有线性相关关系时，称为零相关（zero correlation）。常见散点图见图 10-2。

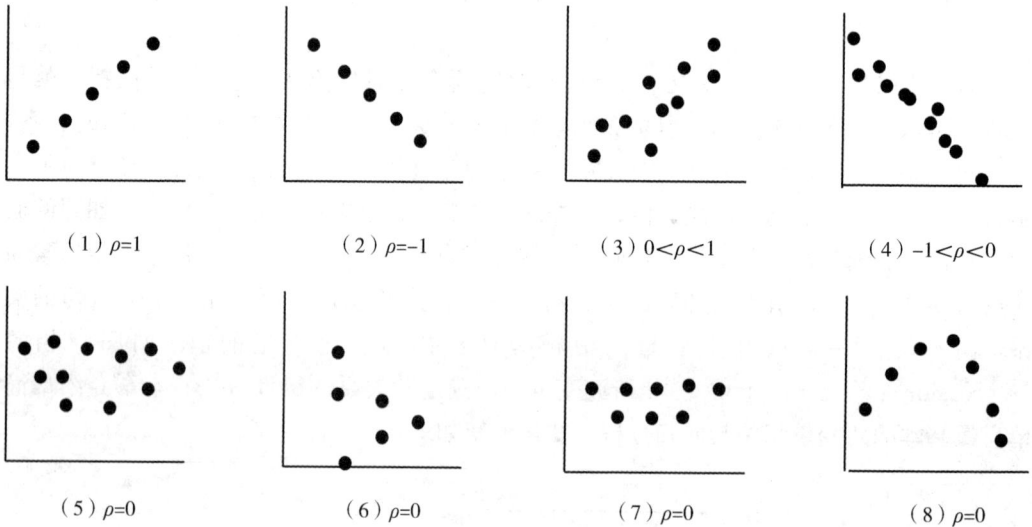

（1）$\rho=1$ （2）$\rho=-1$ （3）$0<\rho<1$ （4）$-1<\rho<0$

（5）$\rho=0$ （6）$\rho=0$ （7）$\rho=0$ （8）$\rho=0$

图 10-2 常见散点图（示意图）

二、相关系数的意义与计算

1. 相关系数的意义 散点图仅能粗略地描述变量间的关系，若要精确地描述两变量间的线性关系，应进行线性相关分析，即用相关系数（correlation coefficient）来描述两变量间的线性关系。相关系数均没有单位，其取值范围为 $-1 \leqslant \rho(r) \leqslant 1$。当相关系数大于 0 时表示正相关，当相关系数小于 0 时表示负相关，当相关系数等于 0 时表示零相关。相关系数的绝对值越接近于 1，表示两个变量间相关性越强；越接近于 0，表示两个变量间相关性越弱。相关系数等于 1 时表示完全正相关，相关系数等于 -1 时表示完全负相关，由于影响因素复杂，因此很少存在完全相关。

2. 相关系数的计算

线性相关系数又称 Pearson 积差相关系数（Pearson product moment correlation coefficient），是用来描述具有线性变化趋势的两变量间线性相关密切程度及相关方向的统计学指标。总体相关系数用 ρ 表示，样本相关系数用 r 表示。在实际应用中，总体相关系数 ρ 是未知的，通常用样本相关系数 r 进行估计。样本相关系数 r 的计算公式为

$$r = \frac{\sum(X-\overline{X})(Y-\overline{Y})}{\sqrt{\sum(X-\overline{X})^2 \sum(Y-\overline{Y})^2}} = \frac{l_{XY}}{\sqrt{l_{XX}l_{YY}}} \qquad （公式 10-1）$$

式中，l_{XY} 为 X 与 Y 的离均差积和；l_{XX} 为 X 的离均差平方和，l_{YY} 为 Y 的离均差平方和。

三、相关系数的假设检验

由于抽样误差的影响，从同一总体中抽取不同的样本会得到不同的样本相关系数，所以要判断两变量间是否确有线性相关关系，需要作假设检验，检验相关系数 r 是否来自 $\rho = 0$ 的总体。检验的方法采用 t 检验，t 值得计算公式如下：

$$t = \frac{r-0}{S_r} = \frac{r}{\sqrt{(1-r^2)(n-2)}}, \quad \nu = n-2 \qquad （公式 10\text{-}2）$$

式中，S_r 为相关系数的标准误，求得 t 值后，查 t 界值表（附表 2）得 P 值，按所取检验水准，作出推断结论。

另外，相关系数的假设检验亦可直接查 r 界值表（附表 13）得 P 值，可节省运算过程。

【例 10-1】 为探讨慢性阻塞性肺疾病（COPD）患者中 C 反应蛋白（CRP）和降钙素原（PCT）的关联性，某研究者将对 12 名 COPD 患者进行了检测，结果见表 10-1，试对两变量作相关分析。

表 10-1　12 例 COPD 患者 CRP 值（μg/L）和 PCT 值（ng/L）

患者编号	CRP（X）	PCT（Y）	XY	X²	Y²
1	13.2	1.80	23.76	174.24	3.24
2	16.7	2.40	40.08	278.89	5.76
3	63.4	8.79	557.29	4019.56	77.26
4	52.0	6.43	334.36	2704.00	41.34
5	47.0	8.90	418.30	2209.00	79.21
6	51.0	9.61	490.11	2601.00	92.35
7	25.6	3.54	90.62	655.36	12.53
8	39.1	5.73	224.04	1528.81	32.83
9	84.0	12.30	1033.20	7056.00	151.29
10	36.4	4.98	181.27	1324.96	24.80
11	91.3	15.92	1453.50	8335.69	253.45
12	22.4	4.35	97.44	501.76	18.92

1. 正态性检验　结果显示 $P_{CRP} = 0.498$，$P_{PCT} = 0.540$，按照 $\alpha = 0.05$ 的水准，均不拒绝 H_0，可认为 CRP 和 PCT 均服从正态分布。

2. 作散点图　以 CRP 值为横轴，PCT 值为纵轴绘制散点图（图 10-3），可见两变量间有线性变化趋势，且呈正相关。可作线性相关分析。

3. 计算相关系数 r　将表 10-1 中相应的数据代入公式 10-1，得：

$$r = \frac{\sum(X-\overline{X})(Y-\overline{Y})}{\sqrt{\sum(X-\overline{X})^2 \sum(Y-\overline{Y})^2}} = \frac{l_{XY}}{\sqrt{l_{XX}l_{YY}}}$$

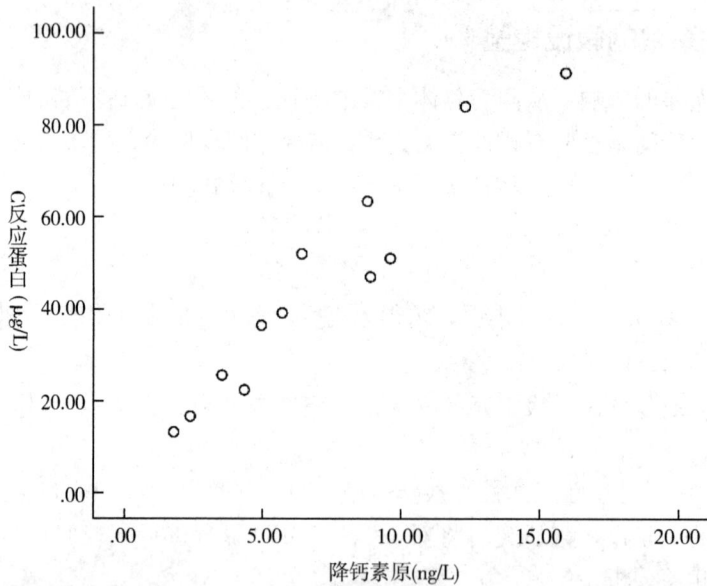

图 10-3　12 例 COPD 患者 CRP 值和 PCT 值散点图

4. 相关系数的假设检验

(1) 建立假设并确定检验水准

H_0：$\rho = 0$，即 CRP 和 PCT 间无线性相关关系

H_1：$\rho \neq 0$，即 CRP 和 PCT 间呈线性相关关系

$\alpha = 0.05$

(2) 计算检验统计量　本例 $n = 12$，$r = 0.963$，$t = \dfrac{r - 0}{S_r} = \dfrac{r}{\sqrt{(1 - r^2)(n - 2)}} =$

$\dfrac{0.963}{\sqrt{(1 - 0.963^2)/(12 - 2)}} = 11.33$

(3) 确定 P 值，作出统计推断　查 t 界值表（附表 2），$t_{0.05/2, 10} = 2.228 < 11.33$，$P < 0.05$，按 $\alpha = 0.05$ 的水准，拒绝 H_0，接受 H_1，差异具有统计学意义，提示 CRP 和 PCT 呈线性相关关系，且为正相关。若直接查 r 界值表（附表 13），结论相同。

四、应用注意事项

1. 作线性相关分析时，两变量的选择一定要结合专业背景，不能把无任何实际意义的两种现象作相关分析。

2. 线性相关分析要求两变量均为定量变量，且均服从正态分布，若不满足，则需考虑进行数据转换。若转换仍无法满足，则考虑采用等级相关分析。

3. 线性相关分析用于说明两变量间呈线性相关关系的方向和密切程度，两变量无自变量与因变量之分，而不能描述其他（如曲线关系）的情形。

4. 线性相关分析第一步要绘制散点图，判断两变量间是否存在相关关系。散点图是判断两变量间是否满足线性相关分析条件的一种直观的方法。

5. r 值只是一个数值，没有度量衡单位，也不能完全描述数据的特征，且受离群值的影响。故需结合均数和标准差一起描述，当散点图中出现离群值时，下结论需慎重。

6. 当线性相关分析显示两变量间存在相关关系时，并不提示两者之间一定存在因果关系，有可能两者同受第三方因素的影响。

第二节　秩相关

Pearson 相关用于两变量正态分布的资料，若不满足双变量正态分布，或总体分布类型未知，或等级资料，则进行等级相关分析，等级相关分析主要有斯皮尔曼（Spearman）法和肯德尔（Kendall's tau-u）法，本节介绍常用的 Spearman 法。

一、Spearman 等级相关

Spearman 等级相关即秩相关（rank correlation），是一种非参数统计方法。Spearman 等级相关通常用样本等级相关系数 r_s 来表示双变量相关的程度与方向。其基本原理是将原始数据转换为秩次。将 n 对观察值 X_i、Y_i（$i=1, 2\ldots, n$）分别按从小到大的顺序排序编秩，P_X 代表 X_i 的秩次，Q_X 代表 Y_i 的秩次，P_X 和 Q_X 的取值范围是从 1 到 n。以每对观测值秩次之差 $d_i=P_X-Q_X$ 来反映 X、Y 两变量秩排列是否一致，由于 d_i 存在可正可负的情况，$\sum d_i$ 就不能真实反映差值的大小，故取 $\sum d_i^2 = \sum (P_i-Q_i)^2$。在 n 一定时，当 $\sum d_i^2=0$，说明 X、Y 的秩完全相等为完全正相关；当 $\sum d_i^2 = \sum (P_i-Q_i)^2 = \sum [(n+1-i)-i]^2 = n(n^2-1)/3$ 时，说明 X、Y 的秩完全相反为完全负相关。$\sum d_i^2$ 是在 0 到其最大值之间变化，刻画了两变量间的关联程度。

Spearman 样本等级相关系数 r_s 计算公式为：

$$r_s = 1 - \frac{6\sum d^2}{n(n^2-1)} \qquad \text{（公式 10-3）}$$

r_s 取值范围在 -1 到 1 之间。与前述 Pearson 积差相关系数 r 含义相似，没有度量衡单位。$r_s>0$，表示正相关；$r_s<0$，表示正相关；$r_s=0$，表示零相关。$|r_s|$ 越接近于 1，两个变量间关系越密切。

样本等级相关系数 r_s 是总体等级相关系数 ρ_s 的估计值，由于抽样误差的影响，因此 r_s 需要作假设检验。假设 H_0：$\rho_s=0$，即两变量间不存在等级相关关系。当 $n \leqslant 50$ 时，可通过查 r_s 界值表估计 P 值。当 $n>50$ 时，可采用 z 检验，计算公式：

$$z = r_s \sqrt{n-1} \qquad \text{（公式 10-4）}$$

【例 10-2】用大剂量 α 射线对 9 只小白鼠造成急性放射病，对照射 3 天后小白鼠的健康状况进行综合评分，并记录存活天数，如表 10-2，试分析健康状况综合评分与存活天数之间相关关系。

表 10-2　9 例小白鼠急性放射病综合评分及其存活天数

编号	综合评分		存活天数		d	d^2
	X	P_X	Y	Q_Y		
1	39	3	40	9	−6	36
2	80	5	7	2	3	9
3	91	8	10	4	4	16
4	23	1	16	7	−6	36
5	90	7	11	5	2	4
6	70	4	9	3	1	1
7	87	6	12	6	0	0
8	92	9	5	1	8	64
9	24	2	18	8	−6	36
合计	—	45	—	45	—	202

1. 正态性检验　结果显示 $P_{综合评分} = 0.020$，$P_{存活天数} = 0.006$，按照 $\alpha = 0.05$ 的水准，均拒绝 H_0，可认为综合评分和存活天数均不服从正态分布。

2. Spearman 等级相关

（1）建立假设并确定检验水准

H_0：$\rho_s = 0$，即健康状况综合评分与存活天数之间不存在等级相关关系

H_1：$\rho_s \neq 0$，即健康状况综合评分与存活天数之间存在等级相关关系

$\alpha = 0.05$

（2）计算 Spearman 等级相关系数　按公式 10-3 计算

$$r_s = 1 - \frac{6 \sum d^2}{n(n^2 - 1)} = 0.683$$

（3）确定 P 值，作出统计推断　本例 $n = 9$，查 r_s 界值表（附表 14），得 $P = 0.042$ < 0.05，按 $\alpha = 0.05$ 的水准，拒绝 H_0，接受 H_1，差异具有统计学意义，提示健康状况综合评分与存活天数之间存在等级相关关系。

需要注意的是，当 X 或 Y 中存在较多的相同秩次时，需计算 r_s 的校正值 r'_s：

$$r'_s = \frac{[(n^3 - n)/6] - (T_X + T_Y) - \sum d^2}{\sqrt{[(n^3 - n)/6] - 2T_X}\sqrt{[(n^3 - n)/6] - 2T_Y}} \qquad (公式\ 10\text{-}5)$$

式中，T_X（或 T_Y）$= \sum (t_i^3 - t_i)/12$；t_i 为 X 或 Y 中第 i 个相同秩次的个数。

也可用两变量的秩次 P_X 和 Q_Y 直接计算 r_s，公式为：

$$r_s = \frac{\sum (P_{Xi} - \overline{P}_X)(Q_{Yi} - \overline{Q}_Y)}{\sqrt{\sum (P_{Xi} - \overline{P}_X)^2}\sqrt{\sum (Q_{Yi} - \overline{Q}_Y)^2}} \qquad (公式\ 10\text{-}6)$$

二、应用注意事项

1. 等级相关虽然对原始变量分布没有要求，但也不能把毫无关联的两种现象作等级相关分析，易产生错误结论。

2. 当资料满足线性相关条件时，宜用 Pearson 积差相关系数，采用等级相关分析易造成错误结论。

3. 当变量中出现较多的相同秩次时，宜对等级相关系数进行校正。

第三节　线性回归分析

线性相关仅分析两个正态变量 X 与 Y 之间的相关关系，当变量 X 和 Y 之间存在线性关系时，不仅可以用相关系数 r 表示变量 Y 与 X 线性关系的方向和密切程度，也可以用一个直线方程 $Y=a+bX$ 来表示变量 Y 与 X 的数量依存关系，即线性回归关系。

一、线性回归分析的概念

线性回归（linear regression），又称简单线性回归（simple linear regression），用于描述两个定量变量间存在线性依存关系，是回归分析中最简单、最基本的一种。此时需定位两个变量的角色，便有了因变量与自变量之分。因变量（dependent variable）也称为反应变量，是对研究结局的测量，通常 Y 用表示。自变量（independent variable）也称为解释变量，是解释因变量 Y 变化的原因，通常用 X 表示。例如欲研究压力对睡眠时间的影响，压力为自变量 X，睡眠时间是因变量 Y。

描述因变量 Y 随自变量 X 变化而变化的直线称为回归直线（regression line），可预测一定条件下给定自变量 X 所得因变量 Y 的大小。刻画回归直线的方程称为回归方程，其统计学模型为：

$$\mu_{Y/X}=\alpha+\beta X \qquad \text{（公式 10-7）}$$

式中，α 为回归模型的截距（intercept），β 为回归模型的斜率（slope），也称为总体回归系数（regression coefficient）。

总体往往是未知的，研究者多是利用一定数量的样本数据建立的有关 Y 与 X 的线性回归方程，其统计学模型为：

$$\hat{Y}=a+bX \qquad \text{（公式 10-8）}$$

式中，$\hat{Y}$ 为给定 X 所对应的 $\mu_{Y/X}$ 一个样本估计值，称为回归方程的预测值（predicted value），a 为常数项（constant term），b 为样本回归系数，a 和 b 分别为 α 和 β 的样本估计，其统计学意义为 X 增加（或减少）一个单位，Y 的平均改变量。$b>0$，表示 Y 随 X 增大而增大；$b<0$，表示 Y 随 X 增大而减少；$b=0$，表示 Y 与 X 无线性回归关系。

二、线性回归分析的应用条件

线性回归分析需满足线性（linearity）、独立性（independency）、正态性（normal）及等方差性（equal variance）四个条件。

1. 线性　指因变量 Y 与自变量 X 之间存在线性关系，可以通过散点图判定。

2. 独立性 指任意两个观察值相互独立。可利用专业知识进行判定。

3. 正态性 指对于给定的自变量 X，因变量 Y 的总体服从正态分布，可通过正态性检验或残差分析（详见第十一章）来判定。

4. 等方差性 指以自变量 X 取值为限，无论 X 取何值，因变量 Y 具有相同方差。可通过残差图（详见第十一章）进行判定。

三、线性回归分析的步骤

在满足线性回归条件的基础上，建立线性回归方程的过程，实际上就是根据样本实测值计算 a 和 b 的过程。从散点图来看，求解 a 和 b 的过程实际上就是找到"最佳地"代表 Y 与 X 分布趋势的直线。将实测值与估计值之差 $(Y-\hat{Y})$，称为残差（residual）或剩余值，残差越小越好。考虑到残差有正有负，所以通常取各点残差平方和最小的直线为所求回归线，即"最小二乘法（least squares method）"原则。根据最小二乘法的思想，可计算 a 和 b。

$$b=\frac{\sum(X-\overline{X})(Y-\overline{Y})}{\sum(X-\overline{X})^2}=\frac{l_{XY}}{l_{XX}} \qquad \text{（公式 10-9）}$$

$$a=\overline{Y}-b\overline{X} \qquad \text{（公式 10-10）}$$

【例 10-3】 某医师为了解屈光不正患者角膜中央厚度（CCT）与眼压（IOP）之间的关系，对 10 名患者进行了检测，有关数据见表 10-3，估计角膜中央厚度对其眼压的线性回归方程。

表 10-3　10 例屈光不正患者的角膜厚度（μm）与眼压（mmHg）

序号	CCT (X)	IOP (Y)	X^2	Y^2	XY
1	445	15.84	198025	250.91	7048.80
2	532	21.36	283024	456.25	11363.52
3	543	23.24	294849	540.10	12619.32
4	587	27.45	344569	753.50	16113.15
5	461	16.59	212521	275.23	7647.99
6	630	31.00	396900	961.00	19530.00
7	621	29.37	385641	862.60	18238.77
8	580	25.36	336400	643.13	14708.80
9	478	17.89	228484	320.05	8551.42
10	504	19.85	254016	394.02	10004.40
合计	5381	227.95	2934429	5456.78	125826.17

1. 作散点图 经散点图（图 10-4）初步分析，本资料具有线性趋势，故作下列计算。

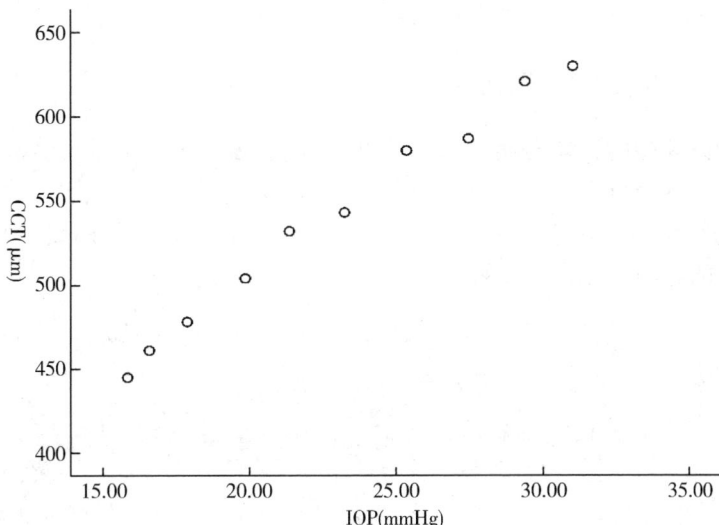

图 10-4　10 例屈光不正患者的角膜厚度与眼压

2. 求 $\sum X$、$\sum Y$、$\sum X^2$、$\sum Y^2$、$\sum XY$

$\sum X = 5381$，$\sum Y = 227.95$，$\sum X^2 = 2934429$，$\sum Y^2 = 5456.78$，$\sum XY = 125826.17$

3. 计算 X 与 Y 的均数 $\overline{X}$、$\overline{Y}$，离均差平方和 l_{XY}/l_{YY} 与离均差乘积和 l_{XY}

$$\overline{X} = \frac{\sum X}{n} = \frac{5381}{10} = 538.1$$

$$\overline{Y} = \frac{\sum Y}{n} = \frac{227.95}{10} = 22.795$$

$$l_{XX} = \sum (X - \overline{X})^2 = \sum X^2 - \frac{(\sum X)^2}{n} = 2934429 - \frac{(5381)^2}{10} = 38913$$

$$l_{YY} = \sum (Y - \overline{Y})^2 = \sum Y^2 - \frac{(\sum Y)^2}{n} = 5456.78 - \frac{(227.95)^2}{10} = 260.66$$

$$l_{XY} = \sum XY - \frac{(\sum X)(\sum Y)}{n} = 125826.17 - \frac{(5381)(227.95)}{10} = 3166.28$$

4. 求回归系数 b 和截距 a

按公式 10-9，$b = 3166.25/38913 = 0.081$

按公式 10-10，$a = 22.795 - 0.081 \times 538.1 = -20.989$

5. 列出回归方程

$$\hat{Y} = -20.989 + 0.081X$$

四、线性回归方程的评价

以最小二乘法所建立的是样本线性回归方程，是否能反映总体的情况，需要作假设检验。假设检验内容包括两方面：检验回归模型是否成立和检验总体回归系数 β 是否为

0，与之对应的假设检验方法是方差分析和 t 检验。

（一）回归方程的假设检验

1. 线性回归模型的方差分析 通常采用方差分析进行线性回归模型的假设检验。其基本思想是将总变异 $SS_总$ 分解成 $SS_{回归}$ 和 $SS_{残差}$ 两部分。其中，$SS_{回归}$ 表示在总变异中，X 与 Y 的线性关系引起 Y 变异的部分；$SS_{残差}$ 表示除 X 与 Y 的线性影响外其他的随机因素对 Y 的影响。计算公式如下：

$$\sum (Y_i - \overline{Y})^2 = \sum (\hat{Y}_i - \overline{Y})^2 + \sum (Y_i - \hat{Y}_i)^2 \quad \text{（公式 10-11）}$$

$$SS_总 = SS_{回归} + SS_{残差} \quad \text{（公式 10-12）}$$

$$\nu_总 = \nu_{回归} + \nu_{残差}，\ \nu_总 = n-1，\ \nu_{回归} = 1，\ \nu_{残差} = n-2$$
$$\text{（公式 10-13）}$$

$$MS_{回归} = SS_{回归} / \nu_{回归} \quad \text{（公式 10-14）}$$

$$MS_{残差} = SS_{残差} / \nu_{残差} \quad \text{（公式 10-15）}$$

$$F = MS_{回归} / MS_{残差} \quad \text{（公式 10-16）}$$

式中，$MS_回$ 为回归均方，$MS_残$ 为残差均方。统计量 F 服从自由度 $\nu_回$、$\nu_残$ 的 F 分布。求得 F 值后，查 F 界值表（附表 5），按照检验水准，作出统计推断。

实际运算中，$SS_{回归}$ 采用公式 10-17 能简化运算。

$$SS_{回归} = bl_{XY} = l^2_{XY} / l_{XX} \quad \text{（公式 10-17）}$$

2. 线性回归系数 β 的 t 检验 通常采用 t 检验进行总体回归系数 β 是否为 0 的假设检验。计算公式如下：

$$t = \frac{b-0}{S_b}，\ \nu = n-2 \quad \text{（公式 10-18）}$$

$$S_b = \frac{S_{Y \cdot X}}{\sqrt{l_{XX}}} \quad \text{（公式 10-19）}$$

$$S_{Y \cdot X} = \sqrt{\frac{SS_{残差}}{n-2}} \quad \text{（公式 10-20）}$$

式中，$S_{Y \cdot X}$ 为回归的剩余标准差（standard deviation of residuals），S_b 为样本回归系数的标准误。统计量 t 服从自由度 $\nu = n-2$ 的 t 分布。

3. 总体回归系数 β 的置信区间 样本回归系数 b 仅是总体回归系数 β 的一个估计值，总体回归系数 β 的 $1-\alpha$ 的双侧置信区间为：

$$b \pm t_{a/2(\nu)} S_b \quad \text{（公式 10-21）}$$

式中，S_b 为样本回归系数的标准误，$\nu = n-2$。

（二）决定系数

决定系数（coefficient of determination）是双变量相关与回归中一个重要的统计指标，定义为回归离均差平方和与总离均差平方和之比，符号为 R^2。其计算公式为：

$$R^2 = \frac{SS_{回归}}{SS_总} = \frac{l^2_{XY} / l_{XX}}{l_{YY}} = \frac{l^2_{XY}}{l_{XX} l_{YY}} \quad \text{（公式 10-22）}$$

在双变量分析和多变量分析中，决定系数均用 R^2 表示。但对于双变量分析，$R^2=r^2$。

R^2 没有单位，取值范围在 0 到 1 之间，其大小反映了回归关系对总变异的贡献程度，即在总变异中回归关系所能解释的百分比。R^2 越大，说明模型对数据的拟合程度越好。此外，还可利用 R^2 对回归或相关作假设检验。检验统计量为：

$$F=\frac{R^2}{(1-R^2)/(n-2)}=\frac{SS_{回归}/\nu_{回归}}{SS_{残差}/\nu_{残差}}=\frac{MS_{回归}}{MS_{残差}} \quad （公式 10-23）$$

【例 10-4】 检验【例 10-3】得到的线性回归方程是否成立。

1. 线性回归模型的方差分析

（1）建立假设并确定检验水准

H_0：$\beta=0$，即 CCT 和 IOP 间无线性关系

H_1：$\beta\neq0$ 即 CCT 和 IOP 间有线性关系

$\alpha=0.05$

（2）计算检验统计量

$SS_{回归}=l^2_{XY}/l_{XX}=257.634$

$SS_{残差}=SS_总-SS_{回归}=3.030$

$F=MS_回/SS_{残差}=680.232$

$\nu_总=10-1=9$，$\nu_{回归}=1$，$\nu_{残差}=10-2=8$

（3）确定 P 值，作出统计推断

查 F 界值表（附表 5），$F_{0.05,\,(1,\,8)}=5.32<680.232$，得 $P<0.05$ 值，按 $\alpha=0.05$ 的水准，拒绝 H_0，接受 H_1，差异具有统计学意义，提示 CCT 和 IOP 间有线性回归关系。

按上述计算列出方差分析表，见表 10-4。

表 10-4　方差分析结果

变异来源	SS	ν	MS	F	P
总变异	260.664	9			
回归	257.634	1	257.634	680.232	<0.001
残差	3.030	8	0.379		

2. 线性回归系数 β 的 t 检验

H_0、H_1 及 α 同上。

本例 $n=10$，$SS_{残差}=3.030$，$l_{XX}=38913$，$b=0.081$

$$S_{Y\cdot X}=\sqrt{\frac{SS_残}{n-2}}=0.615,\ S_b=\frac{S_{Y\cdot x}}{\sqrt{l_{XX}}}=0.003,\ t=\frac{b-0}{S_b}=26.081,\ \nu=n-2=8$$

结论同方差分析。需要注意的是，在线性回归方程中，当仅存在一个自变量 X 时，对回归方程采用的方差分析等价于对总体回归系数 β 采用的 t 检验，即 $t=\sqrt{F}$。但不适用于多重线性回归分析。

五、线性相关与回归的区别与联系

线性相关与线性回归均是研究两变量间相互关系的方法。二者既有区别也有联系。

（一）线性相关与线性回归的区别

表 10-5 线性相关与线性回归的区别

	线性相关	线性回归
分析目的	描述两个连续随机变量之间线性相关程度及线性关系方向。	定量描述因变量 Y 与自变量 X 的数量依存关系，用回归方程刻画自变量对因变量的贡献程度
资料类型	要求两变量是定量资料，且均服从正态分布	要求至少对应于每个 X 值相应的 Y 是服从正态分布的随机变量，X 可以是服从正态分布的随机变量，也可以是经精确测量和严格控制的非随机变量
统计意义	两变量是平等的、伴随的关系	两变量是数量依存关系，有自变量与因变量之分
分析方法	描述线性相关的是相关系数 r，无度量衡单位，r 值越大，相关性越强	决定线性回归的是回归系数 b，回归系数 b 越大，说明自变量 X 对因变量 Y 的贡献大

（二）线性相关与线性回归的联系

1. 变量间关系的方向性一致 对同一资料，相关系数 r 与回归系数 b 正负号相同。

2. 假设检验等价 对同一资料，对相关系数 r 与回归系数 b 分别进行假设检验，所得的检验统计量 t 值相等。计算相关系数 r 相对简单，故可代替对 b 的假设检验。

3. 相关系数 r 与回归系数 b 可相互换算

$$r = \frac{l_{XY}}{\sqrt{l_{XX}l_{YY}}} = \frac{l_{XY}}{l_{XX}}\sqrt{\frac{l_{XX}}{l_{YY}}} = b\sqrt{\frac{l_{XX}}{l_{YY}}} \qquad (公式 10\text{-}24)$$

$$b = r\frac{l_{YY}}{l_{XX}} \qquad (公式 10\text{-}25)$$

4. 相关与回归可相互解释 相关系数的平方 R^2 为决定系数，反映了回归贡献的相对程度，同时也决定了相关系数 r 绝对值的大小。回归平方和越接近总平方和，则 r 绝对值越接近于 1，说明相关的程度越密切。

六、应用注意事项

1. 进行线性回归分析首先要有实际意义，可结合专业知识进行判断，不能将毫无关联的两种现象随意进行回归分析，而忽视专业上的内在联系。

2. 作线性回归分析时，应先绘制散点图。若散点分布呈线性趋势，可作线性回归分析；若散点分布呈曲线趋势，经过数据转换后可作线性回归分析，也可选择合适的曲线模型。若散点图发现离群值，在核对无误的前提下，根据离群值判断准则，绝对取舍，否则会影响回归系数的估计。

3. 线性回归方程的适用范围应以自变量实测范围为限，不能随意外延。

第四节　SPSS 软件实现与结果分析

一、用 SPSS 实现线性相关分析

以【例 10-1】资料为例实现线性相关分析。

1. 建立数据库　定义变量，建立 "CRP"、"PCT" 两个变量名，将 "CRP" 标签添加为 "C 反应蛋白"，将 "PCT" 标签添加为 "降钙素原"。录入数据并建立数据库文件 sj1001. sav，见图 10-5。

CRP	PCT
13.20	1.80
16.70	2.40
⋮	⋮
91.30	15.92
22.40	4.35

图 10-5　sj1001. sav

2. 分析步骤

（1）正态性检验　依次单击 Analyze →Descriptive Statistics →Explore，弹出 Explore 主对话框，将变量 "CRP"、"PCT" 送入右上框的 Dependent 框内。单击 Plots 按钮，在弹出 Plots 对话框中选中 Normality plots with test，单击 Continue，单击 OK。

（2）作散点图　Graph →Legacy Dialogs→Scatter →Simple Scatter →Define，在 "Simple Scatterplot" 对话框中，将变量 "CRP" 选入 Y axis 变量框中，将变量 "PCT" 选入 X axis 变量框中，单击 OK。

（3）线性相关　Analyze →Correlate →Bivariate，将 "CRP"、"PCT" 送入到 Variables 框中，选中 Pearson，单击 OK。

3. 结果及解释　正态性检验结果，CRP $W=0.940$、$P=0.498$；PCT $W=0.943$、$P=0.540$；均大于 0.05，提示两组数据均满足正态性。

散点图结果，提示两变量间存在线性趋势。

线性相关结果见图 10-6。$r=0.963$，$P<0.001$，可认为两变量间存在线性相关关系。

Correlations

		C反应蛋白	降钙素原
C反应蛋白	Pearson Correlation	1	.963**
	Sig. (2-tailed)		.000
	N	12	12
降钙素原	Pearson Correlation	.963**	1
	Sig. (2-tailed)	.000	
	N	12	12

**. Correlation is significant at the 0.01 level (2-tailed).

图 10-6　相关分析结果

二、用 SPSS 实现等级相关分析

以【例 10-2】资料为例进行分析。

1. 建立数据库 定义变量，建立"综合评分"、"存活天数"两个变量名。录入数据并建立数据库文件 sj1002. sav，见图 10-7。

综合评分	存活天数
39	40
80	7
⋮	⋮
92	5
24	18

图 10-7　sj1002. sav

2. 分析步骤

（1）正态性检验　同【例 10-1】，此处略。

（2）线性相关　Analyze →Correlate →Bivariate，将"综合评分"、"存活天数"送入到 Variables 框中，选中 Spearman，单击 OK。

3. 结果及解释　正态性检验结果，$P_{综合评分} = 0.020$，$P_{存活天数} = 0.006$，按照 $\alpha = 0.05$ 的水准，均拒绝 H_0，可认为综合评分和存活天数均不服从正态分布。

Spearman 秩相关分析结果 $r_s = -0.683$，$P = 0.042$（图 10-8），可认为综合评分与存活天数间存在等级相关关系。

Correlations

			综合评分	存活天数
Spearman's rho	综合评分	Correlation Coefficient	1.000	-.683[*]
		Sig. (2-tailed)	.	.042
		N	9	9
	存活天数	Correlation Coefficient	-.683[*]	1.000
		Sig. (2-tailed)	.042	.
		N	9	9

*. Correlation is significant at the 0.05 level (2-tailed).

图 10-8　等级相关分析结果

三、用 SPSS 实现线性回归分析

以【例 10-3】资料为例进行分析。

1. 建立数据库　定义变量，建立"CCT"、"IOP"两个变量名，将"CCT"标签添加为"角膜中央厚度"，将"IOP"标签添加为"眼压"。录入数据并建立数据库文件 sj1003. sav，见图 10-9。

CCT	IOP
445	15.84
532	21.36
⋮	⋮
478	17.89
504	19.85

图 10-9　sj1003. sav

2. 分析步骤

（1）正态性检验与作散点图　同【例 10-1】，此处略。

（2）线性回归　Analyze →Regression →Linear，将"CCT"送入到 Dependent 框中，将"IOP"送入到 Independent 框中，单击 Statistics 按钮，选中 Confidence intervals→Continue，单击 Plots 按钮，将 ＊ZPRED 送入到 X 框中，将 ＊ZRESID 送入到 Y 框中 →Continue，单击 save 按钮，选中 Mahalanobis、Cook's、Leverage values →Continue，单击 OK。

3. 结果及解释

正态性检验结果，CCT $W=0.946$、$P=0.627$；IOP $W=0.946$、$P=0.621$；均大于 0.05，提示两组数据均满足正态性。

散点图结果，提示两变量间存在线性趋势。

如图 10-10 所示，线性回归方程为 $\hat{y}=261.210+12.147x$，对总体回归系数进行方差分析，结果 $F=680.232$、$P<0.001$，可认为两变量间存在线性相关关系；模型的决定系数 $R^2=0.994$。标准化残差图显示，所有的点均在 ± 2 之间，且分布散在均匀，没有提示异常值，满足作线性回归分析的条件。

Coefficients^a

Model		Unstandardized Coefficients		Standardized Coefficients	t	Sig.	95.0% Confidence Interval for B	
		B	Std. Error	Beta			Lower Bound	Upper Bound
1	(Constant)	261.210	10.879		24.010	.000	236.122	286.298
	IOP	12.147	.466	.994	26.081	.000	11.073	13.221

a. Dependent Variable: CCT

图 10-10 （1） 线性回归分析结果

ANOVA^a

Model		Sum of Squares	df	Mean Square	F	Sig.
1	Regression	38460.577	1	38460.577	680.232	.000^b
	Residual	452.323	8	56.540		
	Total	38912.900	9			

a. Dependent Variable: CCT

b. Predictors: (Constant), IOP

图 10-10 （2） 线性回归模型假设检验结果

Model Summary^b

Model	R	R Square	Adjusted R Square	Std. Error of the Estimate
1	.994^a	.988	.987	7.519

a. Predictors: (Constant), IOP

b. Dependent Variable: CCT

图 10-10 （3） 线性回归模型的决定系数

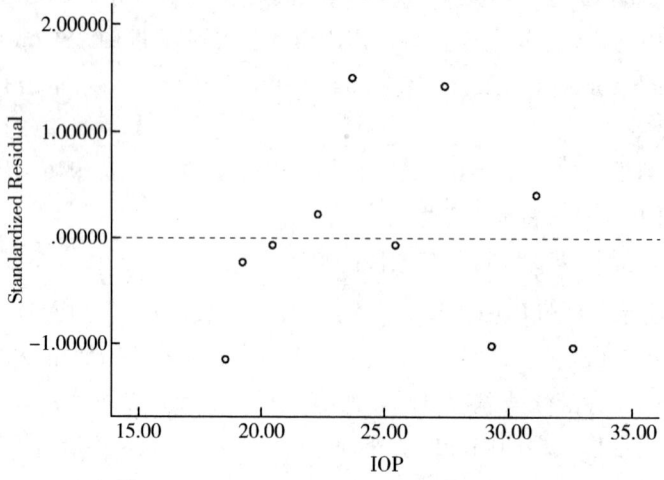

图 10-10（4）　线性回归模型的标准化残差图

第十一章　多重线性回归分析 ▷▷▷▷

　　前一章介绍了双变量相关与回归，探讨的是一个因变量与一个自变量的回归关系。由于事物间的联系常常是多方面的，一个因变量（Y）的变化可能受到其他多个自变量（X_i）的影响，如一个人血压的高低可能与年龄、体重、饮食、职业、精神紧张、饮酒等多种因素有关。多重线性回归（multiple linear regression）是研究一个连续型定量因变量与多个自变量间的线性关系，是简单线性回归的自变量由一个扩展到多个的情形，其基本原理和方法与简单线性回归完全相同。本章主要介绍多重线性回归模型的建立、检验与评价、多重线性回归的应用与注意事项以及 SPSS 统计软件实现等相关内容，知识框架如下：

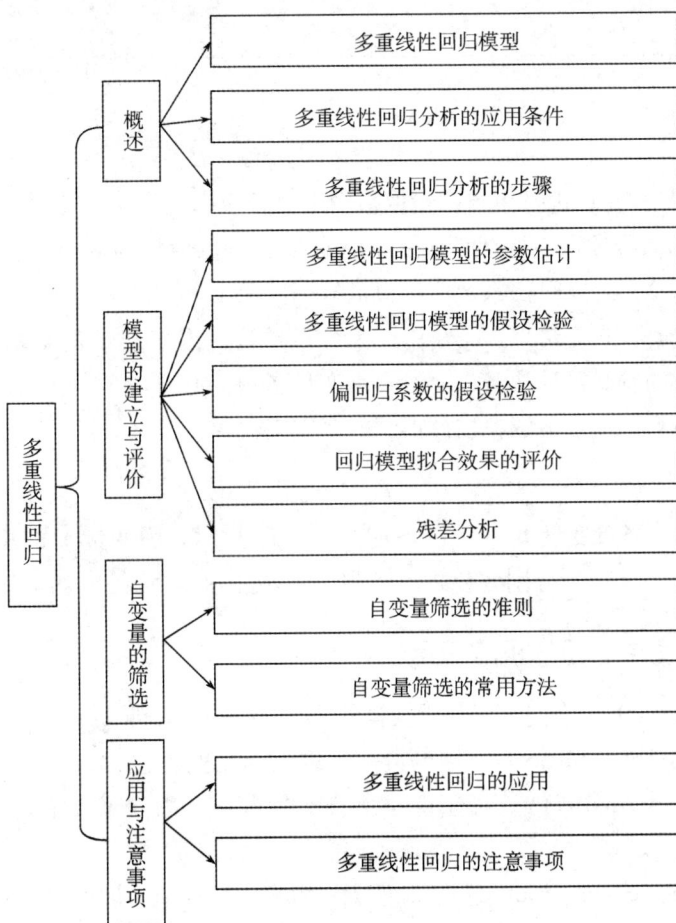

```
                          ┌─────────────────────────────┐
                       ┌─▶│      多重线性回归模型         │
              ┌─概──┐  │  └─────────────────────────────┘
              │     │  │  ┌─────────────────────────────┐
              │  述 ├──┼─▶│   多重线性回归分析的应用条件   │
              └─────┘  │  └─────────────────────────────┘
                       │  ┌─────────────────────────────┐
                       └─▶│   多重线性回归分析的步骤      │
                          └─────────────────────────────┘
                          ┌─────────────────────────────┐
                       ┌─▶│  多重线性回归模型的参数估计   │
              ┌─模──┐  │  └─────────────────────────────┘
              │型的 │  │  ┌─────────────────────────────┐
              │建立 ├──┼─▶│  多重线性回归模型的假设检验   │
  ┌─多──┐    │与评 │  │  └─────────────────────────────┘
  │重线 │    │价   │  │  ┌─────────────────────────────┐
  │性回 ├──┤     ├──┼─▶│   偏回归系数的假设检验        │
  │归   │    └─────┘  │  └─────────────────────────────┘
  └─────┘              │  ┌─────────────────────────────┐
                       ├─▶│   回归模型拟合效果的评价      │
                       │  └─────────────────────────────┘
                       │  ┌─────────────────────────────┐
                       └─▶│        残差分析              │
                          └─────────────────────────────┘
              ┌─自──┐     ┌─────────────────────────────┐
              │变量 ├───▶│    自变量筛选的准则           │
              │的筛 │     └─────────────────────────────┘
              │选   │     ┌─────────────────────────────┐
              └─────┘───▶│   自变量筛选的常用方法        │
                          └─────────────────────────────┘
              ┌─应──┐     ┌─────────────────────────────┐
              │用与 ├───▶│    多重线性回归的应用         │
              │注意 │     └─────────────────────────────┘
              │事项 │     ┌─────────────────────────────┐
              └─────┘───▶│   多重线性回归的注意事项      │
                          └─────────────────────────────┘
```

图 11-1　多重线性回归知识框架图

第一节 概　述

一、多重线性回归模型

多重线性回归分析的基本目的是建立一个多重线性回归模型，利用该模型中 m 个自变量 X_1，X_2，$\cdots$，X_m 的数值来估计因变量 Y 的平均水平。

假定通过实验或观察得到 n 例研究对象的一组资料，对每个研究对象分别测定了因变量 Y 和 m 个自变量 X_1，X_2，$\cdots$，X_m 的数值，数据形式见表 11-1。

表 11-1　多重线性回归分析的数据格式

编号	X_1	X_2	$\cdots$	X_m	Y
1	X_{11}	X_{12}	$\cdots$	X_{1m}	Y_1
2	X_{21}	X_{22}	$\cdots$	X_{2m}	Y_2
$\vdots$	$\vdots$	$\vdots$	$\vdots$	$\vdots$	$\vdots$
n	X_{n1}	X_{n2}	$\cdots$	X_{nm}	Y_n

多重线性回归的统计模型见公式 11-1：

$$\mu_Y = \beta_0 + \beta_1 X_1 + \beta_2 X_2 + \cdots + \beta_m X_m \qquad \text{（公式 11-1）}$$

式中，μ_Y 表示模型中 m 个自变量取值固定时相应因变量 Y 的总体均数；m 为自变量的个数；β_0 为常数项，也称截距，表示所有自变量取值均为 0 时因变量 Y 的平均水平；β_j 为自变量 X_j 的偏回归系数（partial regression coefficient），表示当模型中其他自变量固定不变时，自变量 X_j 每变化一个计量单位，因变量 Y 的平均值变化 β_j 个单位。偏回归系数的符号可反映各自变量对因变量影响的方向。

对于抽样研究，由样本资料估计得到的多重线性回归模型为：

$$\hat{y} = b_0 + b_1 x_1 + b_2 x_2 + \cdots + b_m x_m \qquad \text{（公式 11-2）}$$

式中，$\hat{y}$ 表示当自变量 $x_i = (x_1, x_2, \cdots, x_m)$ 时，因变量 Y 的总体均数的估计值；b_0，b_1，b_2，$\cdots$，b_m 分别为公式 11-1 中 β_0，β_1，β_2，$\cdots$，β_m 的估计值。

二、多重线性回归分析的应用条件

1. 线性（linear）　各自变量与因变量的关系是线性的，即 x_i 与 Y 间具有线性关系。

2. 独立性（independence）　因变量 Y 的取值相互独立。

3. 正态性（normality）　对任意一组自变量取值，因变量 Y 的取值均服从正态分布。

4. 等方差性（equal variance）　对任意一组自变量取值，因变量 Y 的方差相等。

线性和独立性判断方法同前面章节介绍，正态性与等方差性可以采用后面介绍的残差分析来判断。

三、多重线性回归分析的步骤

1. 多重线性回归模型建立。

根据样本提供的数据资料，采用最小二乘法原理求得多重线性回归模型参数 β_0，β_1，β_2，$\cdots$，β_m 的估计值，即求得 b_0，b_1，b_2，$\cdots$，b_m，从而得到 $\hat{Y} = b_0 + b_1 X_1 + b_2 X_2 + \cdots + b_m X_m$ 多重线性回归模型。

2. 模型成立与否的假设检验：对整个模型进行假设检验，模型有统计学意义的前提下，再对各偏回归系数进行假设检验。对求得的多重线性回归方程及各自变量进行假设检验，检验自变量 X_1，X_2，$\cdots$，X_m 与应变量 Y 之间是否存在线性关系。

3. 回归模型拟合效果的评价。

4. 残差分析。

5. 自变量的选择。

6. 回归诊断与评价。

第二节　多重线性回归模型的建立与评价

一、多重线性回归模型的参数估计

与简单直线回归分析相似，多重线性回归模型中参数的估计也采用最小二乘法，即令因变量的观测值 Y 与估计值 $\hat{Y}$ 之间的残差 $(Y - \hat{Y})$ 平方和取得最小值时的 b_j 为相应 β_j 的估计值。随着自变量个数的增加，多重线性回归分析的计算量增大，一般通过统计软件来完成。

【例 11-1】为探索冠心病患者的血清总胆固醇含量（Y）与低密度脂蛋白（X_1）、高密度脂蛋白（X_2）和甘油三酯（X_3）间的线性关系，某研究者测量了 33 名 50～70 岁冠心病患者的血清总胆固醇、低密度脂蛋白、高密度脂蛋白和甘油三酯含量，数据见表 11-2，试据此建立多重线性回归模型。

表 11-2　33 名 50～70 岁冠心病患者的血清学指标测量结果

编号	低密度脂蛋白（X_1）(mmol/L)	高密度脂蛋白（X_2）(mmol/L)	甘油三酯（X_3）(mmol/L)	总胆固醇（Y）(mmol/L)
1	1.37	1.65	1.54	3.62
2	1.89	2.11	1.97	3.54
3	2.73	1.57	1.81	4.77
4	3.52	1.83	2.36	5.36
5	1.84	1.95	1.51	4.03
6	2.41	1.24	1.49	3.90
7	3.79	2.08	1.83	6.17

编号	低密度脂蛋白（X_1）	高密度脂蛋白（X_2）	甘油三酯（X_3）	总胆固醇（Y）
	(mmol/L)	(mmol/L)	(mmol/L)	(mmol/L)
8	2.22	1.59	1.37	4.18
9	3.31	1.99	1.70	5.82
10	2.91	1.81	0.94	4.56
11	3.07	1.55	1.44	4.93
12	3.74	1.53	1.82	6.09
13	2.19	1.60	1.31	5.23
14	3.43	1.61	2.29	5.37
15	2.78	1.49	1.63	4.70
16	3.44	1.21	2.36	5.41
17	2.03	1.39	1.61	4.24
18	2.21	1.71	1.95	4.73
19	1.33	1.81	1.62	3.49
20	3.51	1.87	2.06	5.47
21	2.78	1.22	1.35	4.15
22	2.75	1.17	1.53	4.09
23	2.99	1.27	1.74	4.47
24	3.27	1.49	1.40	4.73
25	3.77	2.19	2.48	6.11
26	2.57	2.21	0.97	4.76
27	4.01	1.94	1.73	6.51
28	3.36	1.27	1.73	5.69
29	3.24	1.81	1.61	5.27
30	3.27	1.49	1.81	4.75
31	2.91	1.50	1.73	4.27
32	1.84	2.31	0.89	4.16
33	2.43	2.09	1.14	4.58

使用 SPSS 软件拟合包含全部自变量的回归方程为：

$$\hat{y} = 0.955 + 0.957x_1 + 0.591x_2 + 0.109x_3$$

由样本资料得到多重线性回归模型后，为了确定回归模型及模型中的自变量是否具有统计学意义，必须进一步进行假设检验，包括检验整体回归模型是否成立，回归模型的拟合效果，各自变量对因变量的作用是否有统计学意义及评价各自变量对因变量作用的大小等。

二、多重线性回归模型的假设检验

多重线性回归整体模型是否成立的假设检验采用方差分析法，其基本思想与简单线性回归相同，即将因变量 Y 的总变异分解成两部分，分别为回归变异和随机误差所引起的变异。相应地，将因变量 Y 的总离均差平方和分解成回归平方和与残差平方和两部分，总的自由度也分解成回归自由度与残差自由度两部分，详见：

$$SS_{总} = SS_{回归} + SS_{残差} \qquad (公式 11\text{-}3)$$

$$\sum_{i-1}^{n} (Y-\overline{Y})^2 = \sum_{i-1}^{n} (\hat{Y}-\overline{Y})^2 + \sum_{i-1}^{n} (Y-\hat{Y})^2 \qquad (公式 11\text{-}4)$$

$$\nu_{总} = \nu_{回归} + \nu_{残差} \qquad (公式 11\text{-}5)$$

$$\nu_{总} = n-1, \quad \nu_{回归} = m, \quad \nu_{残差} = n-m-1 \qquad (公式 11\text{-}6)$$

式中，回归平方和反映了回归模型中 m 个自变量对因变量 Y 总变异的影响；残差平方和反映了除 m 个自变量外，剩余的随机误差对因变量 Y 总变异的影响。

回归模型的假设为：

H_0：$\beta_1 = \beta_2 = \cdots = \beta_m = 0$ 即整体回归模型不成立

H_1：各 β_j（$j=1, 2, \cdots m$）不全为 0，即整体回归模型成立

$\alpha = 0.05$

统计量 F 值的计算公式为：

$$F = \frac{SS_{回归}/m}{SS_{残差}/(n-m-1)} = \frac{MS_{回归}}{MS_{残差}} \qquad (公式 11\text{-}7)$$

当 H_0 成立时，检验统计量 F 服从分子自由度为 m，分母自由度为 $n-m-1$ 的 F 分布。如果 $F \geqslant F_{\alpha, (m, n-m-1)}$，则在 α 水准上拒绝 H_0，接受 H_1，认为含有 m 个自变量的整体回归模型成立，即整体模型具有统计学意义。

方差分析见表 11-3。

表 11-3　多重线性回归整体模型假设检验的方差分析表

变异来源	SS	自由度	MS	F	P
总变异	$SS_{总}$	$n-1$			
回归	$SS_{回归}$	m	$SS_{回归}/m$		
残差	$SS_{残差}$	$n-m-1$	$SS_{残差}/(n-m-1)$	$SS_{回归}/SS_{回归}$	

【例 11-2】 试检验【例 11-1】多重线性回归模型是否成立。

1. 建立检验假设，确定检验水准

H_0：$\beta_1 = \beta_2 = \beta_3 = 0$

H_1：β_1，β_2，β_3 不全为 0

$\alpha = 0.05$

2. 计算检验统计量　方差分析结果见表 11-4，$F = 38.187$，$P < 0.001$。

表 11-4　【例 11-1】多重线性回归整体模型假设检验的方差分析表

变异来源	SS	自由度	MS	F	P
总变异	20.533	32			
回归	16.385	3	5.462	38.187	<0.001
残差	4.148	29	0.143		

3. 确定 P 值，作出统计推断　按 $\alpha=0.05$，拒绝 H_0，接受 H_1，认为含有 3 个自变量的整体回归模型成立，即整体模型具有统计学意义。

三、偏回归系数的假设检验

（一）偏回归系数的假设检验

方差分析法是将回归模型中所有的自变量 X_1，X_2，…，X_m 作为一个整体来检验它们与因变量 Y 的相关程度，整体回归模型成立只能认为总的来说因变量 Y 与各自变量间存在线性关系，但并不能说明模型中每一个自变量是否对因变量有影响。因此，在整体回归模型有统计学意义的前提下，需对每一个自变量的偏回归系数进行假设检验，可采用 t 检验法。

H_0：$\beta_j=0$
H_1：$\beta_j\neq0$
$\alpha=0.05$
检验统计量为：

$$t_{bj}=\frac{b_j}{s_{bj}}, \quad \nu=n-m-1 \qquad （公式 11-8）$$

式中，b_j 为模型中第 j 个自变量 x_j 的总体偏回归系数的点估计值，s_{bj} 为 b_j 的标准误。当 H_0 成立时，检验统计量 t_{bj} 服从自由度为 ν 的 t 分布。如果 $r_{bj}\geqslant t_{\alpha/2,(n-m-1)}$，则在 α 水准上拒绝 H_0，接受 H_1，认为自变量 x_j 对因变量 Y 的作用有统计学意义。

使用 SPSS 软件对【例 11-1】中各偏回归系数进行 t 检验，得：

表 11-5　【例 11-1】偏回归系数的 t 检验与标准化偏回归系数

变量	偏回归系数	标准误	t	P	标准化偏回归系数
常数项	0.955	0.506	1.888	0.069	—
x_1	0.957	0.106	9.007	<0.001	0.852
x_2	0.591	0.209	2.827	0.008	0.237
x_3	0.109	0.195	0.558	0.581	0.053

按照 $\alpha=0.05$，自变量 x_1，x_2 的偏回归系数有统计学意义，而自变量 x_3 的偏回归系数无统计学意义。

（二）标准化偏回归系数

对偏回归系数的 t 检验能够说明模型中各自变量对因变量的作用是否具有统计学意

义，但不能反映各自变量对因变量作用的大小。在比较各自变量对因变量的作用大小时，由于各自变量的计量单位和变异程度不同，回归模型中各自变量的偏回归系数不具有可比性，因此需要将原始观测值进行标准化，即

$$X'_j = \frac{X_j - \overline{X}_j}{S_j} \qquad \text{（公式 11-9）}$$

利用标准化后的数据进行回归分析，得到的回归模型为标准化回归模型，其对应的偏回归系数称为标准化偏回归系数（standardized partial regression coefficient）。通常在偏回归系数有统计学意义的前提下，标准化偏回归系数的绝对值越大说明相应自变量对因变量的影响作用越大。因此，标准化偏回归系数绝对值的大小可直接比较，以评价各自变量对因变量作用的大小。

标准化偏回归系数和偏回归系数的关系：

$$b'_j = b_j \sqrt{\frac{l_{jj}}{l_{YY}}} = b_j \left(\frac{S_j}{S_Y} \right) \qquad \text{（公式 11-10）}$$

【例 11-1】数据中各自变量的标准化偏回归系数见表 11-5。在有统计学意义的两个自变量 x_1，x_2 中，对因变量血清总胆固醇的影响最大的是低密度脂蛋白（x_1），其次是高密度脂蛋白（x_2）。

四、回归模型拟合效果的评价

在多重线性回归整体模型成立的前提下，对模型拟合效果优劣的评价常使用以下指标：

1. 决定系数 R^2 也称确定系数（coefficient of determination），与简单线性回归分析相同，指回归离均差平方和在因变量 Y 总离均差平方和中所占的百分比，即

$$R^2 = \frac{SS_{回归}}{SS_{总}} = 1 - \frac{SS_{残差}}{SS_{总}} \qquad \text{（公式 11-11）}$$

R^2 无度量单位，其取值范围为（0，1），表示在因变量 Y 的总离均差平方和中利用自变量 X_1，X_2，…，X_m 能够解释的百分比，其值越接近于 1，说明回归离均差平方和在因变量 Y 的总离均差平方和中所占的比重越大，包含自变量 X_1，X_2，…，X_m 的回归模型对数据的拟合程度越好。

使用 SPSS 软件对例 11-1 的数据进行计算，得：

$$R^2 = \frac{16.385}{20.533} = 0.798$$

表明冠心病患者血清总胆固醇总变异的 79.8% 可由低密度脂蛋白、高密度脂蛋白和甘油三酯的变化来解释。

决定系数的大小随着模型中自变量个数的增加而增大，即使在模型中增加了没有统计学意义的自变量，回归模型的决定系数也会增大。因此，决定系数只能用来评价自变量个数相同的回归模型的回归效果。

2. 调整决定系数 R_a^2 也称校正决定系数（adjusted determination coefficient），在评价回归模型的拟合效果时，可消除模型中自变量个数的影响，当模型中增加的自变量

没有统计学意义时，R_a^2 减小，其公式为：

$$R_a^2 = 1 - \left(\frac{n-1}{n-p-1}\right)(1-R^2) = 1 - \left(\frac{n-1}{n-p-1}\right)\frac{SS_{残差}}{SS_{总}} = 1 - \frac{MS_{残差}}{MS_{总}}$$

（公式 11-12）

式中，$MS_{残差}$ 为残差均方，n 为拟合多重线性回归模型时的样本量，p 为筛选自变量后模型中的自变量个数。一般情况下，R_a^2 越大，说明回归模型的拟合效果越好。但是当 p/n 很小时，如小于 0.05 时，校正作用趋于消失。

使用 SPSS 软件对【例 11-1】的数据进行计算，得：$R_a^2 = 0.777$。

3. 复相关系数 R　复相关系数（multiple correlation coefficient，R）为决定系数的算数平方根，用来度量因变量 Y 与多个自变量间的线性相关程度，即观测值 Y 与估计值 $\hat{Y}$ 之间的相关程度，其公式为：

$$R = \sqrt{R^2} = \sqrt{\frac{SS_{回归}}{SS_{总}}}$$

（公式 11-13）

复相关系数 R 的取值范围为 $[0, 1]$，其值越接近于 1，说明变量间的线性相关关系越密切，模型拟合效果越好。复相关系数的大小同样与模型中自变量的个数有关，所以只能用来评价自变量个数相同的多重线性回归模型拟合效果的优劣。

使用 SPSS 软件对【例 11-1】的数据进行计算，得：$R = 0.893$。

五、残差分析

与简单线性回归相似，在多重线性回归中，残差 $e_i = Y_I - \hat{Y}_i$，标准化残差 $e'_i = \dfrac{e_i}{\sqrt{MS_{残差}}}$。一般以标准化残差为纵坐标，以 $\hat{Y}_i$ 为横坐标作标准化残差图进行分析。残差分析可以用来验证资料是否满足多重线性回归的条件，并用于评价回归模型的拟合效果。

当标准化残差图中绝大多数散点围绕 0 参考线上下随机均匀分布，且在 ± 2 倍标准差之间，可认为模型拟合效果较好，且资料满足直线回归模型的条件：正态性和等方差性。一般认为在 ± 3 倍标准差以外区域出现的点所对应的原始数据为离群点，在 ± 2 倍标准差以外、± 3 倍标准差以内区域出现的点所对应的原始数据可能为离群点。

如果标准化残差图中散点的分布随着 $\hat{Y}_i$、Y 或某个自变量 x_j 的增大而扩散或收敛，说明不满足等方差性；如果散点的分布呈线性趋势，说明可能漏掉了另外的自变量；如果散点的分布呈一定的曲线变化，说明自变量和因变量间可能存在非线性关系。

对【例 11-1】资料建立回归方程 $\hat{y} = 0.955 + 0.957x_1 + 0.591x_2 + 0.109x_3$ 后绘制标准化残差图，见图 11-2。由图可见，除一个散点分布在 ± 2 倍标准差以外、± 3 倍标准差以内的区域外，其余散点均在 0 参考线上下随机均匀分布，且在 ± 2 倍标准差之间，因此可认为模型拟合效果较好，且资料满足直线回归模型的条件：正态性和等方差性。

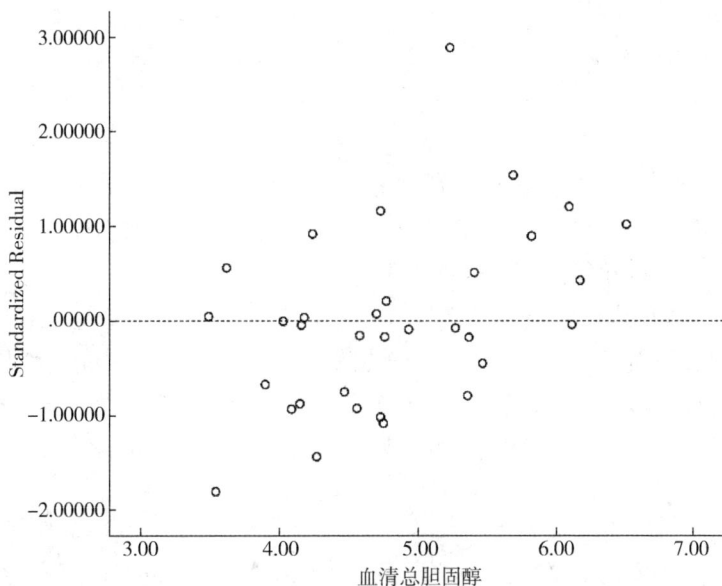

图 11-2　【例 11-1】数据的标准化残差图

第三节　多重线性回归的自变量筛选

应用多重线性回归解决医学研究与实践中的实际问题时，研究者一般根据专业知识和既往研究经验搜集与因变量 Y 可能有关的自变量 X_1，X_2，$\cdots$，X_m 的信息，这些自变量间可能存在相互联系，其中有些自变量可能对因变量没有影响或影响甚微，若把这些自变量引入回归模型，不但计算量大，而且会降低回归参数估计和预测的精度；另一方面，如果模型遗漏了对因变量有重要作用的自变量，会导致回归的效果不好。所以多重线性回归模型应尽可能包含对因变量有较大影响的自变量，影响较小或没有影响的自变量应排除在模型之外，这一过程称为自变量的筛选，由筛选出的自变量建立的回归方程称为最优回归方程。自变量筛选的准则和方法较多，当采用不同的筛选准则会产生不同的方法，由此产生不同的回归结果。

一、自变量筛选的准则

1. 残差平方和减小或决定系数增大　若某一自变量被引入模型后 $SS_{残差}$ 减小了很多，说明该自变量对因变量 Y 的作用大，可被引入模型；反之，说明其对因变量 Y 的作用很小，不应被引入。另一方面，当某一自变量从模型中剔除后 $SS_{残差}$ 增大了很多，说明该自变量对因变量 Y 的作用大，不应从模型中剔除；反之，说明其对因变量 Y 的作用很小，应被剔除。

与简单线性回归相同，多重线性回归分析中回归离均差平方和在因变量 Y 总离均差平方和中所占的百分比称为决定系数或确定系数 R^2，残差平方和与决定系数的关系式为

$$R^2 = \frac{SS_{回归}}{SS_{总}} = 1 - \frac{SS_{残差}}{SS_{总}}$$ （公式 11-11）

因此，残差平方和 $SS_{残差}$ 减小与决定系数 R^2 增大完全等价。但因 $SS_{残差}$ 的大小总是随着回归模型中自变量个数的增加而减小，所以残差平方和减小或决定系数增大原则只适用于自变量个数相同的回归模型间的比较。

2. 残差均方减小或调整决定系数增大 在回归模型中，自变量个数越多，残差平方和 $SS_{残差}$ 越小，决定系数 R_2 越大，而增加的自变量可能对因变量的作用很小或没有作用。因此，仅以残差平方和减小或决定系数增大作为筛选自变量的准则不够合理。

残差均方可消除自变量个数的影响，残差均方与残差平方和的关系式为

$$MS_{残差} = \frac{SS_{残差}}{n - p - 1}$$ （公式 11-14）

式中，$MS_{残差}$ 为残差均方，n 为拟合多重线性回归模型时的样本量，p 为筛选自变量后模型中的自变量个数。

在进行自变量的筛选时，若模型中增加的自变量所引起的残差平方和减小被自由度的减小抵消更多，则残差均方不会减小，甚至增大。或者可采用调整决定系数 R_a^2，其定义为：

$$R_a^2 = 1 - \left(\frac{n-1}{n-p-1}\right)(1 - R^2) = 1 - \left(\frac{n-1}{n-p-1}\right)\frac{SS_{残差}}{SS_{总}} = 1 - \frac{MS_{残差}}{MS_{总}}$$

（公式 11-12）

所以，残差均方减小与调整决定系数增大完全等价，而且该原则在使用时不受模型中自变量个数多少的影响。

3. C_p 统计量 C_p 统计量定义为：

$$C_p = \frac{(SS_{残差})_p}{(MS_{残差})_m} - [n - 2(p+1)]$$ （公式 11-15）

式中，$(SS_{残差})$ 是由 p（$p \leq m$）个自变量进行回归时得到的残差平方和，$(MS_{残差})_m$ 是从含有全部 m 个自变量的回归模型中得到的残差均方，n 为拟合多重线性回归模型时的样本量，p 为筛选自变量后模型中的自变量个数。

当含有 p（$p \leq m$）个自变量的回归模型理论上为最优时，模型合适，则 C_p 的期望值是 $p+1$。因此应选择 C_p 最接近 $p+1$ 的回归方程为最优方程。注意：当 $p = m$，即所有自变量均引入方程时，必有 $C_m = m + 1$，这种情况不在选择之列，故要求 $p < m$。

二、自变量筛选的常用方法

1. 全局择优法 又称所有可能的自变量子集选择法（all possible subsets selection），该法是根据前述自变量的筛选准则，对自变量各种不同组合所建立的所有回归模型进行比

较，从全部组合中挑出一个或几个最优回归模型。对于含有 m 个自变量的回归分析问题，所有可能的自变量子集回归模型有 $2^m - 1$ 个。全局择优法计算量较大，一般以 $m \leqslant 10$ 为宜，利用该法建立的最优回归模型用于估计和预测的效果最好。但是当 $m > 10$ 时，不能保证回归模型内的各自变量都有统计学意义。

2. 前进法 又称向前选择法（forward selection），是从仅含有常数项的模型开始，自变量从无到有，由少到多逐个引入回归模型。该法按偏回归平方和从大到小的顺序，对各自变量的偏回归系数逐个进行假设检验，若偏回归系数有统计学意义，则把该自变量引入模型。前进法的特点是按照自变量对因变量作用的大小逐个引入变量，直到模型外的自变量不能引入为止，缺点是随着后续变量的引入可能会使先进入模型的自变量变得无统计学意义。

3. 后退法 又称后向选择法（backward selection）或向后剔除法，与前进法截然相反，是从包含所有 m 个自变量的全回归模型开始，然后按照偏回归平方和由小到大的顺序，对各自变量的偏回归系数逐个进行假设检验，若偏回归系数无统计学意义，则把该自变量从模型中剔除。后退法的特点是按照自变量对因变量作用的大小逐个剔除变量，直到模型内所有自变量都具有统计学意义为止。该法的优点是考虑到了自变量的组合作用，利用该法选择的自变量个数通常比前进法多；其缺点是当自变量数目较多或某些自变量高度相关时，可能得不到正确的结果，而前进法则可以自动去掉高度相关的自变量。

4. 逐步回归法 又称逐步选择法（stepwise selection），是在前进法和后退法的基础上，进行双向筛选的一种方法，其本质是前进法。即将全部 m 个自变量按照其对因变量作用的大小逐个引入回归模型，每引入一个自变量，就要对它进行假设检验，该变量有统计学意义才引入；而当新的自变量引入模型后，再对模型内包含的全部自变量进行假设检验，剔除不具有统计学意义的自变量。如此反复进行自变量的引入、剔除过程，直到模型外既没有自变量可被引入、模型内也没有自变量可被剔除为止。采用逐步回归法可保证回归模型中的各个自变量都具有统计学意义。

在进行自变量的筛选时，对自变量的引入和剔除可设置相同或不同的检验水准。通常，α 值定得越小表示自变量筛选的标准越严格，被选入模型的自变量个数相对也较少；反之，α 值定得越大表示自变量筛选的标准越宽松，被选入模型的自变量个数也就相对较多。若自变量数量较少或探索性研究，检验水准 α 可取 0.10 或 0.15；若自变量数量较多或验证性研究，检验水准 α 可取 0.05 或 0.01 等。另外，引入自变量的检验水准 $\alpha_{入}$ 要小于或等于剔除自变量的检验水准 $\alpha_{出}$。

第四节 多重线性回归分析的应用与注意事项

一、多重线性回归的应用

多重线性回归在医学研究与实践中应用广泛，可用于观察性研究或实验研究，其常见用途包括：

（一） 影响因素分析

各种疾病的发病、治疗或预后等可能与多种因素有关，在分析其影响因素时，若因变量为连续型定量变量，则可使用多重线性回归，如糖尿病患者的空腹血糖，高血压患者的舒张压、收缩压等。其优点为：①能在众多可能的因素中判断哪些因素是真正影响因变量大小的因素；②能校正或平衡其他因素，反映某个影响因素的作用，并能显示其作用的大小与方向；③能比较各影响因素对因变量的相对作用大小；④能控制混杂因素等非处理因素对研究结果的影响。

（二） 估计与预测

估计与预测是回归方程的重要应用之一。实际工作中某些指标难以测定，此时可将这些指标作为因变量，通过建立其与另一些较易测量指标的多重线性回归模型（通常为最优回归模型），利用较易测量的自变量来估计难测的因变量，如利用身高和体重推算人体表面积，利用胎儿的孕龄、头顶径、胸径和腹径预测新生儿体重等。与简单线性回归相似，多重线性回归亦可根据各自变量的取值，预测因变量 Y 总体均数的可信区间和个体值的预测区间。

（三） 统计控制

统计控制一般是利用建立的最优多重线性回归模型进行逆估计，即在因变量 Y 指定数值或范围内来控制各自变量的取值。如临床中采用射频治疗仪治疗脑肿瘤，脑皮质的毁损半径与射频温度和照射时间存在线性回归关系，基于建立的多重线性回归方程，则可按照预先给定的脑皮质毁损半径，确定最佳控制射频温度和照射时间。

二、多重线性回归的注意事项

（一） 数据类型

多重线性回归分析一般要求因变量为连续型定量变量，自变量可为定量变量、二分类变量、无序变量或有序变量。对无序变量或有序变量，若将其各分类直接数量化，此时的数值往往没有意义，因此常采用哑变量进行处理。假定自变量分为 k 个类别，则建立 $k-1$ 个取值为 0 或 1 的哑变量。

如在分析冠心病患者住院费用（Y）与年龄（X_1）、性别（X_2）、入院病情轻重（X_3）、住院天数（X_4）等的数量依存关系时，自变量 X_3 入院病情轻重分为三个等级：轻、中、重，以病情"轻"为参照组，设置 2 个哑变量，具体赋值如下：

"轻"：$X_{3\_1}=0$, $X_{3\_2}=0$

"中"：$X_{3\_1}=1$, $X_{3\_2}=0$

"重"：$X_{3\_1}=0$, $X_{3\_2}=1$

注意：无序变量或有序变量设置哑变量后，变量筛选时必须将多个哑变量作为一个整体考虑是否引入模型。

（二）样本含量

多重线性回归既可用于大样本研究，亦可用于小样本研究。但对于小样本资料，当回归模型中自变量个数 m 较多，样本量 n 相对于 m 并不很大时，建立的回归模型往往很不稳定，影响回归效果。因此，有学者认为进行多重线性回归时，样本量 n 至少应为自变量个数的 $5 \sim 10$ 倍。

（三）多重共线性

多重共线性是指一些自变量之间存在较强的线性关系。此时，可能导致通过最小二乘法建立回归方程失效，参数估计值的标准误变得很大，回归方程不稳定，回归系数估计值的正负符号与客观实际不一致等不良后果。

消除多重共线性有多种方法，如剔除某个造成共线性的自变量，重建回归方程；将多个存在多重共线性的自变量合并成一个变量；采用逐步回归方法或主成分回归法等。

第五节　SPSS 软件实现与结果分析

以【例 11-1】资料为例。

1. 建立数据集　定义变量，血清总胆固醇含量（Y），低密度脂蛋白（X_1），高密度脂蛋白（X_2），甘油三酯（X_3），录入数据并建立数据库 sj1101. sav，见图 11-3。

X1	X2	X3	Y
1.37	1.65	1.54	3.62
1.89	2.11	1.97	3.54
⋮	⋮	⋮	⋮
1.84	2.31	.89	4.16
2.43	2.09	1.14	4.58

图 11-3　sj1101. sav

2. 分析步骤　analyze →Regression →Linea→在 Linea Regression 窗口中，将"血清总胆固醇含量（Y）"选入 Dependent 框中；将"低密度脂蛋白（X_1）"，"高密度脂蛋白（X_2）"，"甘油三酯（X_3）"选入 Independent 框中；Method 下拉菜单选择 Enter →OK。

3. 结果及解释

Anova[a]

模型		平方和	df	均方	F	Sig.
1	回归	16.385	3	5.462	38.187	.000[b]
	残差	4.148	29	.143		
	总计	20.533	32			

a. 因变量: 血清总胆固醇

b. 预测变量: (常量), 甘油三脂, 高密度脂蛋白, 低密度脂蛋白。

图 11-4　整体回归模型的方差分析

模型汇总

模型	R	R 方	调整 R 方	标准 估计的误差
1	.893[a]	.798	.777	.37818

a. 预测变量: (常量), 甘油三脂, 高密度脂蛋白, 低密度脂蛋白。

图 11-5　回归模型拟合效果评价

系数[a]

模型		非标准化系数 B	标准 误差	标准系数 试用版	t	Sig.
1	(常量)	.955	.506		1.888	.069
	低密度脂蛋白	.957	.106	.852	9.007	.000
	高密度脂蛋白	.591	.209	.237	2.827	.008
	甘油三脂	.109	.195	.053	.558	.581

a. 因变量: 血清总胆固醇

图 11-6　回归参数估计与假设检验及标准化偏回归系数

包含全部自变量的多重线性回归方程为: $\hat{y}=0.955+0.957x_1+0.591x_2+0.109x_3$。

对整体回归模型的方差分析显示, $F=38.187$, $P<0.001$, 按 $\alpha=0.05$, 拒绝 H_0, 认为含有 3 个自变量的整体回归模型成立, 即整体模型具有统计学意义。

决定系数 $R^2=0.798$, 调整决定系数 $R_a^2=0.777$, 复相关系数 $R=0.893$。

按照 $\alpha=0.05$, 自变量 x_1, x_2 的偏回归系数有统计学意义, 而自变量 x_3 的偏回归系数无统计学意义; 在有统计学意义的两个自变量 x_1, x_2 中, 对因变量血清总胆固醇的影响最大的是低密度脂蛋白 (x_1), 其次是高密度脂蛋白 (x_2)。

第十二章 Logistic回归分析 ▷▷▷▷

医学研究中，经常需要探讨一个反应变量（因变量）Y 与另一个解释变量（自变量）X 或一组解释变量（X_1，X_2，X_3，$\cdots$，X_k）之间的数量依存关系。之前章节学习的简单线性回归以及多重线性回归模型可以解决此类问题，但要求因变量 Y 为连续型随机变量，同时满足正态性与方差齐性。如果遇到因变量为分类变量，例如发病与否、疗效优劣或中医证型等非连续型变量时，上述模型就不再适用。此时，欲探讨二者之间关系，需用 Logistic 回归分析模型。

Logistic 回归（Logistic regression）分析是 1837 年，由德国数学家、生物学家 P. E. Verhust 建立的离散型概率模型，适用于因变量为分类变量的回归分析，近年来广泛应用于医学研究各领域。Logistic 回归按照研究设计的类型不同可分为非条件 Logistic 回归和条件 Logistic 回归。本章主要讲述非条件 Logistic 回归中最常用的二分类 Logistic 回归和条件 Logistic 回归中最基本的 1∶1 匹配的 Logistic 回归。知识结构框架如下：

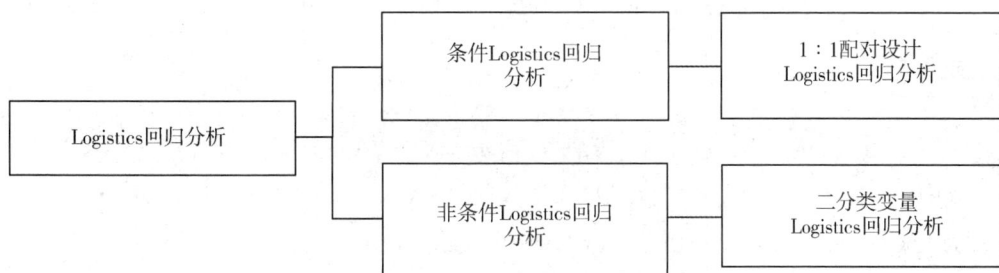

图 12-1　Logistic 回归分析知识框架图

第一节　Logistic 回归模型概述

在多重线性回归模型中，要求因变量 Y 服从正态分布，且满足方差齐，取值范围在 $(-\infty, +\infty)$。但对于观测结果为二分类或多分类反应变量时，例如是否患有肺癌、肿瘤分期、睡眠质量等级等，多重线性回归模型便不再适用。以肺癌的相关危险因素研究为例，因变量 Y 为肺癌发生与否，用概率 P（$Y=1$）来描述肺癌发生的概率，则概率 P 的取值范围在 $[0, 1]$ 之间，而且 P（$Y=1$）与自变量（X_1，X_2，X_3，$\cdots$，X_k）之间并非呈现线性关系，往往是 S 型曲线关系，显然无法满足线性回归模型的前提条件。为此，统计学家引入了 Logit 变换（Logit transformation）的方法成功解决了上述问题。

一、Logit 变换

以一个二分类因变量 Y 与一组自变量 X（即 X_1，X_2，X_3，…，X_k）的关系为例，当出现阳性结果时赋值 $Y=1$，否则赋值 $Y=0$。即出现阳性结果的概率为 P（$Y=1 \mid X$）或记为 P，出现阴性结果的概率为 Q（$Y=0 \mid X$）或记为 Q，根据概率原理有 $P+Q=1$。

此时对 P（$Y=1$）做以下变换：

$$\text{Logit}\ [P\ (Y=1)\ ] = \ln\left[\frac{P\ (Y=1)}{1-P\ (Y=1)}\right] \qquad \text{（公式 12-1）}$$

式中 $\ln$ 是以 e 为底的自然对数，这种变换方式称之为 Logit 变换。

二、Logistic 回归模型的建立

Logit 变换把在 $[0，1]$ 上取值的 π 变换到在 $(-\infty，+\infty)$ 上取值的 Logit（π）。当 π 趋向于 0 时，Logit（π）趋向于 $-\infty$；当 π 趋向于 1 时，Logit（π）趋向于 $+\infty$。Logit（π）值在 $(-\infty，+\infty)$ 间，对方程右边的 X_1，X_2，…，X_m 的取值没有任何限制。

如果有 k 个自变量 X_1，X_2，X_3，…，X_k，因变量 Y 阳性结果发生的概率为 π，阴性结果发生的概率则为 $1-\pi$，则 Logistic 回归模型可表达为：

$$\text{Logit}\ (\pi)\ =\ln\frac{\pi}{1-\pi}=\beta_0+\beta_1 X_1+\beta_2 X_2 \cdots+\beta_k X_k \qquad \text{（公式 12-2）}$$

或

$$\pi=\frac{\exp\ (\beta_0+\beta_1 X_1+\beta_2 X_2+\cdots+\beta_k X_k)}{1+\exp\ (\beta_0+\beta_1 X_1+\beta_2 X_2+\cdots+\beta_k X_k)} \qquad \text{（公式 12-3）}$$

式中 $\exp$ 表示以 e 为底的指数，β_0 为常数项（constant），也称为截距，而 β_1，β_2，…，β_k 称为 Logistic 回归系数（coefficient of Logistic regression）。上述公式可用来估计或预测当 β_1，β_2，…，β_k 取某一组确定数值时，因变量 $Y=1$ 发生概率。

实际应用中，π 往往是未知的，常用样本指标 P 估计总体概率 π，此时 Logistic 回归模型可表达为：

$$\text{Logit}\ (P)\ =\ln\left(\frac{P}{1-P}\right)=b_0+b_1 X_1+b_2 X_2+\cdots+b_m X_m \qquad \text{（公式 12-4）}$$

式中 P，b_1，b_1，…，b_m 为参数 π，β_0，β_1，β_2，…，β_m 的估计值。

如果把 Logit（P）看成因变量，那么 Logistic 回归模型与多重线性回归模型在形式上是一致的，不同的是：①Logistic 回归模型中因变量是分类变量，而不是连续变量，其误差（残差）的分布是二项分布，而不是正态分布，所有的分析均是建立在二项分布的基础上进行的。②Logistic 回归系数的估计采用最大似然估计法而不是最小二乘法，系数及模型的检验采用 Wald 检验、似然比检验或记分检验而不是 t 检验和方差分析。

三、模型参数的意义

将 Logit（π）视为一个整体，Logistic 回归系数的解释类似多重线性回归，可解释为：在控制了其他自变量的情况下，自变量 X_i 每改变 1 个单位所引起的 Logit（π）的改变量。Logistic 回归模型的回归系数如果与流行病学中的优势比（odds ratio，OR）联系起来，将更有实际意义，因而得到更为广泛的应用。

事件 A 出现的概率与非事件 A（$\overline{A}$）出现的概率之比称之为优势（odds）。例如吸烟者患肺癌的概率 π 与未患肺癌的概率 $1-\pi$ 之比，即为肺癌患病的优势，$odds=\dfrac{\pi}{1-\pi}$，因此 Logistic 回归模型就可转变为：

$$\text{Logit}（\pi）=\ln（odds）=\beta_0+\beta_1X_1+\beta_2X_2+\cdots+\beta_kX_k \qquad （公式 12-5）$$

$$odds=\exp（\beta_0+\beta_1X_1+\beta_2X_2+\cdots+\beta_kX_k） \qquad （公式 12-6）$$

吸烟者肺癌患病的优势 $P_1/（1-P_1）$ 与非吸烟者肺癌患病的优势 $P_0/（1-P_0）$ 之比，定义为吸烟患病风险的优势比（odds ratio，OR）。假定在其他因素的水平保持不变时，吸烟因素的两个水平 $X_j=c_1$（吸烟）与 $X_j=c_0$（不吸烟）的发病情况，可求得 c_1 与 c_0 两个暴露水平的肺癌发病情况优势比 $OR=\dfrac{P_1/（1-P_1）}{P_0/（1-P_0）}$，对 OR 值求对数，可得：

$$\ln(OR)=\ln\frac{P_1/(1-P_1)}{P_0/(1-P_0)}=\text{Logit}(\pi_1)-\text{Logit}(\pi_0)$$

$$=\Big(\beta_0+\beta_jc_1+\sum_{t\neq j}^{m}\beta_tx_t\Big)-\Big(\beta_0+\beta_jc_0+\sum_{t\neq j}^{m}\beta_tx_t\Big)=\beta_j(c_1-c_0)$$

即

$$OR_j=e^{[\beta_j(c_1-c_0)]} \qquad （公式 12-7）$$

式中 P_1 和 P_0 分别表示吸烟与不吸烟时的发病率，OR_j 表示多变量调整后的优势比（adjusted odds ratio，OR_{adj}），即扣除了其他自变量的影响后吸烟对于肺癌的作用。优势比适用于流行病学研究中的病例对照研究。

当样本含量 n 较大时，β_j 的抽样分布近似服从正态分布，若 X_j 只有暴露与非暴露两个水平时，则 OR_j 的 95% 置信区间计算式为：

$$95\%CI=\exp（\beta_j\pm1.96S_{\beta_j}） \qquad （公式 12-8）$$

式中 S_{β_j} 是 β_j 的标准误，当 $\beta_j=0$ 时，$OR_j=1$，表示暴露因素与疾病结局间不存在关联；当 $\beta_j>0$ 时，$OR_j>1$，表示暴露因素是疾病的危险因素；当 $\beta_j<0$ 时，$OR_j<1$，表示暴露因素是疾病的保护因素。

虽然 β_j 是 OR 的自然对数值，但对于同一组资料进行赋值时，由于危险因素的赋值形式或疾病结局的赋值形式的不同，则会使 β_j 的涵义、大小、方向性都发生变化。所以在进行结果解释时，务必根据具体的赋值情况来进行分析，而不能机械套用上述对暴露因素与疾病结局关联性的解释。

四、回归模型的假设检验

Logistic 回归模型建立后，需要对拟合的回归模型进行假设检验，判断总体回归模型是否成立，从整体上来检验自变量对于结局的影响是否有统计学意义，此外还需要对模型中所有自变量的回归系数做假设检验，判断每一个自变量对模型是否有贡献。常用的假设检验包括似然比检验（likelihood ratio tests，LRTs），Wald 检验，以及比分检验（score test），此处仅介绍前两种。

（一）Logistic 回归模型的假设检验

对建立起的 Logistic 回归模型是否成立进行假设检验常用的方法为似然比检验（likelihood ratio tests，LRTs）。似然比检验的基本思想是比较在两种不同假设条件下的对数似然函数值，看其差别大小。其具体做法是，先拟合一个不包含准备检验的变量在内的 Logistic 回归模型，求出它的对数似然函数值 $\ln L_0$，然后把需要检验的变量加入模型中去再进行拟合，得到一个新的对数似然函数值 $\ln L_1$。似然比统计量 G 的计算公式为：

$$G = 2\ (\ln L_1 - \ln L_0) \tag{公式 12-9}$$

当样本含量较大时，假设前后两个模型分别包含 l 个自变量和 p 个自变量。在零假设下得到的 G 统计量服从自由度为 d（$d = p - l$）的 χ^2 分布。若 $G \geqslant \chi^2_{\alpha, d}$ 时，表示新加入的 d 个自变量对回归方程有统计学意义。如果只对一个回归系数检验，则 $d = 1$。

（二）回归系数的假设检验

除对 Logistic 回归模型整体进行检验外，还需要对模型中的每一个自变量的回归系数进行检验。回归系数的假设检验为：$H_0: \beta_j = 0$，$H_1: \beta_j \neq 0$。常用的假设检验的方法为 Wald 检验。Wald 检验只需将各参数 β_j 的估计值 b_j 与 0 比较，并用它的标准误 S_{bj} 作为参照，计算统计量：

$$z = \frac{b_j}{S_{bj}} \text{或} \chi^2 = \left(\frac{b_j}{S_{bj}}\right)^2 \tag{公式 12-10}$$

式中 z 为标准正态统计量，各参数 β_j 的 95% 置信区间为 $b_j \pm 1.96 S_{bj}$。

在似然比检验、Wald 检验以及比分检验三种方法中，一般认为，似然比检验最为可靠，既可用于单个自变量的假设检验，又适合多个自变量同时检验；而比分检验结果一般与似然比检验一致，小样本量时比分检验统计量较似然比检验统计量更接近 χ^2 分布，应用时犯 I 型错误的概率要小一些；而 Wald 检验未考虑各影响因素间的综合作用，比较适合单个自变量的检验，但是结果略偏于保守。实际工作中，应注意使用的统计软件采用的是何种假设检验方法，采用不同方法所得的结果可能会有所不同，但大样本含量时，使用 3 种方法的检验结果往往一致。

五、Logistic 回归模型的评价与预测

（一）回归模型的评价

回归模型建立后，要评价模型预测值与对应的观测值是否具有良好的一致性，即评价模型有效地匹配观测数据的程度，这就是拟合优度检验。对所建立的 Logistic 回归模型进行拟合优度检验，是通过比较模型预测的与实际观测的事件发生与否的实际频数是否有差别来进行检验。如果模型拟合效果好，说明得出的结论更符合实际情况；反之，则说明预测值与实际值差别较大，得出的结论不可靠。

做拟合优度检验时，建立的检验假设分别为：

H_0：模型的拟合效果好

H_1：模型的拟合效果不好

检验水准 $\alpha = 0.10$ 或 0.20

模型拟合优度检验常用的方法有似然比检验、Hosmer-Lemeshow 检验（H-L 检验）、偏差检验（Deviance）和 Pearsonχ^2 检验，分别计算 $-2\ln(L)$，χ^2_{HL}，χ^2_D 和 χ^2_P，统计量越小，说明拟合效果越好。

1. 似然比检验 判断某回归方程的拟合优度是否达到较好状态，常以所建立的回归方程为基础，再向方程中引入新变量，并用似然比检验判断拟合效果是否改善，如果没有进一步改善，则以此方程为最终结果。此时使用的模型拟合优度信息指标为 $-2\ln(L)$，对于某特定回归方程，其 $-2\ln(L)$ 越小，该回归方程的拟合效果越好。

2. Hosmer-Lemeshow 检验 根据模型预测概率的大小将所观测的样本十等分，然后根据每一组因变量实际观测值 A 与回归方程预测值 T 计算 Pearsonχ^2 拟合统计量，自由度为 $k-2$（k 为组数，组数通常为 10 或更少，需注意每个组预测频数都不得小于 5，否则会增加 I 类错误概率）。当自变量数量增加时，特别是模型纳入连续型自变量后，变量间不同取值的组合数量会很大。如果各组合下观测例数较少，拟合优度的偏差检验和 Pearsonχ^2 检验的自由度较大，结果会变得不可靠，有时相差甚大。此时较宜选择 H-L 检验来评价回归模型的拟合优度。

3. 偏差检验 是以全模型的对数似然函数记为 $\ln L_1$，待检验的模型的对数似然函数记为 $\ln L_2$，目标模型与全模型在拟合优度上的偏差（Deviance）记为 D，偏差越小，模型拟合效果越好。

$$D = 2(\ln L_1 - \ln L_2) \tag{公式 12-11}$$

$$2\sum_{g=1}^{k} r_g \ln\left(\frac{r_g}{n_g p_g} + (n_g - r_g)\ln\left(\frac{n_g - r_g}{n_g - n_g p_g}\right)\right) \tag{公式 12-12}$$

式中，n_g、r_g、$n_g - r_g$ 分别为各层的观察例数、阳性数和阴性数；g 为层数，P_g 表示现有样本内各层概率的估计值。

4. Pearsonχ^2 检验 是衡量模型偏离实际情况程度的统计量，某些情况下，可作为偏差的替代选择。偏差统计量和 Pearsonχ^2 统计量常常比较接近，可得到相同结论。但

由于两统计量对 χ^2 分布近似程度不同，有时会出现两者相差较大，甚至会得出相反结论。一般而言，在评价用最大似然法所拟合的 Logistic 回归模型时，偏差统计量比 Pearsonχ^2 统计量更可靠。在样本量较大时，二者结果一致。统计量越小，模型拟合效果越好。

$$\chi^2 = \sum_{g=1}^{k} \frac{(r_g - n_g p_)^2}{n_g p_g \ (1-p)} \qquad \text{（公式 12-13）}$$

（二） 回归模型的预测精准度

回归模型的预测精准度（predicted percentage correct）可以间接评价模型的拟合程度。评价回归模型预测精准度时可采用广义决定系数（Generalized coefficient of determination），包括 Cox-Snell R^2 系数和 Nagelkerke R^2 系数。

1. Cox-Snell 广义决定系数　其计算公式为

$$\text{Cox-Snell's } R^2 = 1 - \left[\frac{L(0)}{L(\hat{\beta})} \right]^{2/n} \qquad \text{（公式 12-14）}$$

2. Nagelkerke 广义决定系数　其计算公式为

$$\text{Nagelkerke's } R^2 = \frac{1 - [L(0) / L(\hat{\beta})]^{2/n}}{1 - [L(0)]^{2/n}} \qquad \text{（公式 12-15）}$$

式中，$L(0)$ 为模型中只含有常数项时的似然值，$L(\hat{\beta})$ 为当前模型的似然值。该指标的解释类似于线性回归模型中的决定系数，上述两个指标取值都在 0～1 之间，广义决定系数越大，说明总变异中能够被回归模型所解释的比例越大，此时模型的预测精准度越高。但对于 Logistic 回归而言，通常得到的模型决定系数的大小都不会像线性回归模型中的决定系数那么大。

3. 预测准确率　是指根据各例观察对象的解释变量，通过建立起的 Logistic 回归模型，计算相应的预测概率，以 0.500 为分界值对各例观察对象进行重新分类后正确者占总数的百分比。

六、自变量筛选

与多重线性回归分析一样，Logistic 回归分析也可对自变量进行筛选，只保留对回归方程具有统计学意义的自变量。通常常用的自变量筛选的方法有向前法（Forward）、后退法（Backward）、逐步法，检验统计量是似然比检验统计量 G、Wald χ^2 等。前进法比较容易发现独立作用最强的自变量；后退法则对组合作用较强的几个变量比较敏感；逐步法可保证最终进入模型的自变量均有统计学意义，无统计学意义的自变量都将被剔除。但需注意，逐步回归所获得的结果是保证此时获得的模型最大似然函数值最大，但并不能保证此时的模型其预测精度最高。

不同的自变量筛选方法，规定不同的检验水准，得到的回归模型都不同。模型的选定要综合考虑研究目的、专业知识、研究经验、以及回归诊断等作出合理选择。

第二节　非条件 Logistic 回归分析

Logistic 回归按设计类型的不同，分为没有进行匹配设计的非条件 Logistic 回归（unconditional Logistic regression）与进行了匹配设计的条件 Logistic 回归（conditional Logistic regression）。本节以因变量为二分类变量为例讲解非条件 Logistic 回归分析。

一、二分类变量 Logistic 回归模型

如果因变量 Y 为二分类变量，例如生存与死亡、正常与异常等，其取值只有两种 1 或 0。通常情况下以事件发生赋值为 1，事件不发生赋值为 0，此时欲研究事件发生的概率 P 与自变量 X_i 之间的关系，可进行因变量为二分类资料的 Logistic 回归分析。二分类变量 Logistic 回归分析的自变量可以是二分类变量、多分类变量（包括无序多分类与有序多分类）及数值变量。因变量为二分类资料的 Logistic 回归模型为：

$$\text{Logit}(P) = \ln\left(\frac{p}{1-p}\right) = b_0 + b_1 X_1 + b_2 X_2 + \cdots + b_k X_k \qquad (\text{公式 } 12\text{-}16)$$

二、案例与分析思路

【例 12-1】欲分析 2 型糖尿病相关危险因素的研究，分别调查了 2 型糖尿病病人 495 例，健康对照 998 例，调查项目包括性别、年龄、文化程度、饮酒情况、睡眠质量、体力活动以及吸烟情况 7 个相关因素的资料，各因素的赋值见表 12-1 所示。

表 12-1　糖尿病 7 个相关因素与赋值表

因素	变量名	赋值与单位
性别	X_1	男＝1，女＝2
年龄	X_2	＜45 岁＝1，45 以上＝2，55 岁以上＝3，65 岁以上＝4
文化程度	X_3	小学及以下＝1，初中＝2，高中及中专＝3，大专＝4，大学及以上＝5
饮酒情况	X_4	无＝0，有＝1
睡眠质量	X_5	好＝1，一般＝2，差＝3
体力活动	X_6	无＝1，轻度＝2，中度＝3，重度＝4
吸烟情况	X_7	不吸＝0，吸烟＝1
糖尿病	Y	对照＝0，病例＝1

1. 分析思路　本案例因变量 Y 为 2 型糖尿病患病与否，属于二分类变量。病例与对照没有进行匹配设计，此时想要研究各调查因素与二分类因变量间的数量依存关系，可选择非条件二分类 Logistic 回归分析。

2. 分析步骤与结果解读　应用 SPSS 软件默认的 Enter 法，将所有自变量引入模型，输出的结果如下：

（1）对所建立的回归模型进行假设检验

H_0：$\beta_1 = \beta_2 = \cdots = \beta_k = 0$

H_1：$\beta_j \neq 0$（$j = 1, 2, 3, \cdots, k$）

检验水准 $\alpha=0.05$

表 12-2　模型系数总检验（Omnibus Tests of Model Coefficients）

		Chi-square	df	Sig.
Step1	Step	146.486	7	.000
	Block	146.486	7	.000
	Model	146.486	7	.000

模型系数总检验结果显示 $P<0.001$，拒绝 H_0，接受 H_1，表明建立起来的回归模型至少有一个自变量的作用是有意义的，所以回归模型有统计学意义。

（2）对所建立起来的回归模型进行评价

表 12-3　模型综合分析（Model Summary）

Step	−2 Log likelihood	Cox & Snell R Square	Nagelkerke R Square
1	1750.427[a]	0.093	.130

a. Estimation terminated at iteration number 4 because parameter estimates changed by less than .001.

模型综合分析是对模型拟合效果进行评价，其中−2 倍对数似然比越接近于 0，拟合效果越好，而后两个是广义决定系数，类似于线性回归中的决定系数 R^2，越大越好，最大值为 1。

（3）所建立起来的回归模型的预测准确性进行评估

表 12-4　分类表（Classification Table [a]）

	Observed		Predicted		
			2 型糖尿病		Percentage Correct
			否	是	
Step1	2 型糖尿病	否	897	101	89.9
		是	380	115	23.2
	Overall Percentage	67.8			
	a. The cut value is .500				

分类表显示的是引入自变量的回归模型进行预测的准确性的评估结果，结果显示，利用此回归模型预测的准确率可达到 67.8%。

（4）建立的回归模型的参数估计与检验

表 12-5　进入方程中的自变量及其有关参数的估计与检验（Variables in Equation）

		B	S.E.	Wald	df	Sig.	Exp（B）	95%C.I. for EXP（B） Lower	Upper
Step1[a]	X1	.015	.119	.016	1	.900	1.015	.803	1.283
	X2	−.094	.058	2.609	1	.106	.911	.813	1.020
	X3	.107	.059	3.339	1	.068	1.113	.992	1.248
	X4	1.508	.505	8.926	1	.003	4.518	1.680	12.149

续表

	B	S. E.	Wald	df	Sig.	Exp (B)	95%C. I. for EXP (B) Lower	Upper
X5	.486	.094	26.803	1	.000	1.626	1.352	1.954
X6	−.173	.086	4.107	1	.043	.841	.711	.994
X7	1.206	.142	72.112	1	.000	3.340	2.529	4.412
Constant	−3.092	.649	22.723	1	.000	.045		

a. Variable (s) entered on step1：X1, X2, X3, X4, X5, X6, X7.

可见，饮酒情况的回归系数为 1.508，Wald χ^2 为 8.926，$P=0.003$，有统计学意义，OR 值为 4.158，说明饮酒人群患 2 型糖尿病是不饮酒人群的 4.158 倍；睡眠质量的回归系数为 0.486，Wald χ^2 为 26.803，$P<0.001$，有统计学意义，OR 值为 1.626，说明睡眠质量每降低一个等级人群患 2 型糖尿病的危险是上一个等级的 1.626 倍；体力活动的回归系数为−0.173，Wald χ^2 为 4.107，$P=0.043$，有统计学意义，OR 值为 0.841，说明体力活动每增加一个等级人群患 2 型糖尿病的危险是上一个等级的 0.841 倍；吸烟情况的回归系数为 1.206，Wald χ^2 为 72.112，$P<0.001$，有统计学意义，OR 值为 3.340，说明吸烟人群患 2 型糖尿病是不吸烟人群的 3.340 倍。其建立起的 Logistic 回归方程为：

$$\text{Logit}\ (p) = -3.092 + 0.015X_1 - 0.094X_2 + 0.107X_3 + 1.508X_4 + 0.486X_5 - 0.173X_6 + 1.206X_7$$

如应用 SPSS 软件默认的 Forward LR 逐步法，进入模型的标准为 0.05，剔除模型的标准为 0.10，最终一步输出的结果如下表所示：

表 12-6　进入方程中的自变量极其有关参数的估计与检验（Variables in Equation）

		B	S. E.	Wald	df	Sig.	Exp (B)	95%C. I. for EXP (B) Lower	Upper
Step3	X4	1.401	.499	7.878	1	.005	4.058	1.526	10.794
	X5	.473	.093	25.581	1	.000	1.604	1.336	1.927
	X7	1.174	.117	100.287	1	.000	3.235	2.571	4.071
	Constant	−3.616	.649	44.382	1	.000	.027		

可见，利用逐步回归法得到的饮酒情况的回归系数为 1.401，Wald χ^2 为 7.878，$P=0.005$，有统计学意义，OR 值为 4.058，说明饮酒人群患 2 型糖尿病是不饮酒人群的 4.058 倍；睡眠质量的回归系数为 0.473，Wald χ^2 为 25.581，$P<0.001$，有统计学意义，OR 值为 1.604，说明睡眠质量每降低一个等级人群患 2 型糖尿病的危险是上一个等级的 1.604 倍；吸烟情况的回归系数为 1.174，Wald χ^2 为 100.287，$P<0.001$，有统计学意义，OR 值为 3.235，说明吸烟人群患 2 型糖尿病是不吸烟人群的 3.235 倍。其建立起的 Logistic 回归方程为：

$$\text{Logit}\ (p) = -3.616 + 1.401X_4 + 0.473X_5 + 1.174X_7$$

本例中 Logistic 逐步回归模型引入的所有自变量的回归系数都有统计学意义，相较于全进入法要好。但预测的准确率方面，只有常数项时模型预测准确率为 66.8%，筛选变量引入后，模型预测准确率为 68.3%，只提高了 1.5%，Cox & Snell R^2 以及 Nagelkerke R^2 系数分别为 0.088 与 0.122，说明该回归模型的预测能力不够强。

第三节　条件 Logistic 回归模型

条件 Logistic 回归（Conditional Logistic Regression）又称匹配 Logistic 回归（Fit Logistic Regression）适用于配对或配比研究资料。在流行病学的病例对照研究中，有时由于存在一种或多种混杂因素的影响而难以寻找某病的危险因素，为此需要采取匹配设计。将病例和对照按照年龄、性别、民族、籍贯等条件进行匹配，形成多个匹配组（每一匹配可视为一个层），以达到控制混杂因素和满足一定样本含量需求的目的。若匹配组中包含一个病例与一个对照，称为 1:1 匹配或配对；若匹配组中包含一个病例与 m 个对照，则称 1:m 匹配；若匹配组中病例数与对照数的比例是不固定的，则称为 $n:m$ 匹配，$n:m$ 匹配设计增加了收集资料的灵活性。最常用的是每组中有一个病例和若干个对照，即 1:m 配对研究（一般 $m \leqslant 4$）。由于匹配时，效应发生的概率 $P(Y=1 \mid$ 匹配中 1 人得病）是"病例和对照两者之一得病的条件下，病例得病的条件概率"，故称之为条件 Logistic 回归。

一、条件 Logistic 回归的原理

现以 1:m 病例对照研究为例，讲解如何建立条件 Logistic 回归模型。假设有 n 个匹配组，每个组中有 1 个病例与 m 个对照，用 X_{itj} 表示第 i 组第 t 个观察对象的第 j 个研究因素的观察值。假定每个研究因素在不同的匹配组中对因变量的作用是相同的，对于 n 个匹配组的资料，按独立事件的概率乘法原理可得模型的条件似然函数为：

$$L = \prod_{i=1}^{n} \frac{1}{1 \sum_{t=1}^{m} \exp\left[\sum_{j=1}^{m} \beta_j (x_{itj} - x_{i0j})\right]} \qquad \text{（公式 12-17）}$$

其中 $t=1, 2, \cdots, m$ 表示对照，$t=0$ 表示病例，$j=1, 2, \cdots, k$ 表示协变量个数，各协变量的值为病例组和对照组相应的研究变量的差值。

条件 Logistic 回归似然函数无常数项 β_0，其回归模型结果只能作因素分析，不能用于预测。因此，进行具体资料的条件 Logistic 回归分析时，一般不需写出回归模型。条件 Logistic 回归模型中参数的估计方法也是采用极大似然估计法，模型及参数的假设检验、OR 值的解读、OR 值及其可信区间的计算均与非条件 Logistic 回归一致。

二、案例与分析思路

【例 12-2】为研究患子宫内膜癌的相关危险因素，某课题组采用 1:1 匹配的病例对照研究，对退休居住在社区的妇女进行调查，对照匹配的条件如下：与子宫内膜癌患者的年龄相差不超过 1 岁、婚姻状况相同、居住在同一社区。因变量为 case（case＝1 为

子宫内膜癌患者，case＝0 为对照），研究纳入的自变量包括：患者年龄，是否服用雌激素（est＝1 服用，est＝0 未服用），胆囊病史（gall＝1 有，gall＝0 没有）以及是否服用其他非雌激素药物（nonest＝1 服用，nonest＝0 未服用）。资料如表 12-7 所示。试用条件 Logistic 回归对此资料进行分析。

表 12-7　子宫内膜癌危险因素筛选 1∶1 病例对照研究

| 病例组 | | | | | | 对照组 | | | | | |
ID	Case	age	est	gall	nonest	ID	Case	age	est	gall	nonest
1	1	74	1	0	1	1	0	75	0	0	0
2	1	67	1	0	1	2	0	67	0	0	1
3	1	76	1	0	1	3	0	76	1	0	1
4	1	74	1	0	0	4	0	70	1	1	1
5	1	69	1	1	1	5	0	69	1	0	1
6	1	70	1	0	1	6	0	71	0	0	0
7	1	65	1	1	1	7	0	65	0	0	0
8	1	68	1	1	1	8	0	68	0	0	1
9	1	61	0	0	1	9	0	61	0	0	1
10	1	64	1	0	1	10	0	65	0	0	0
11	1	68	1	1	1	11	0	69	1	1	0
12	1	74	1	0	1	12	0	74	1	0	1
13	1	67	1	1	1	13	0	68	1	0	1
14	1	62	1	1	1	14	0	62	0	1	0
15	1	71	1	0	1	15	0	71	1	0	1
16	1	83	1	0	1	16	0	82	0	0	0
17	1	70	0	0	1	17	0	70	0	0	1
18	1	74	1	0	1	18	0	75	0	0	0
19	1	70	1	0	1	19	0	70	0	0	0
20	1	66	1	0	1	20	0	66	1	0	1
21	1	77	1	0	1	21	0	77	1	1	1
22	1	66	1	0	1	22	0	67	0	0	1
23	1	71	1	0	0	23	0	72	0	0	0
24	1	80	1	0	1	24	0	79	0	0	0
25	1	64	1	0	1	25	0	64	1	0	1
26	1	63	1	0	1	26	0	63	1	0	1
27	1	72	0	1	1	27	0	72	0	0	0
28	1	57	1	0	1	28	0	57	1	0	1
29	1	74	0	1	1	29	0	74	0	0	1
30	1	62	1	0	1	30	0	62	1	0	1

续表

病例组						对照组					
ID	Case	age	est	gall	nonest	ID	Case	age	est	gall	nonest
31	1	73	1	0	1	31	0	72	1	0	1
32	1	71	1	0	1	32	0	71	1	0	1
33	1	64	0	0	1	33	0	65	1	0	1
34	1	63	1	0	1	34	0	64	0	0	1
35	1	79	1	1	1	35	0	78	1	1	1
36	1	80	1	0	1	36	0	81	0	0	1
37	1	82	1	0	1	37	0	82	0	0	1
38	1	71	1	0	1	38	0	71	0	0	1
39	1	83	1	0	1	39	0	83	0	0	1
40	1	61	1	0	1	40	0	60	0	0	1
41	1	71	1	0	1	41	0	71	0	0	0
42	1	69	1	0	1	42	0	69	0	1	1
43	1	77	1	0	1	43	0	76	1	0	1
44	1	64	1	0	0	44	0	64	1	0	0
45	1	79	0	1	0	45	0	82	1	0	1
46	1	72	1	0	1	46	0	72	1	0	1
47	1	82	1	1	1	47	0	81	0	0	0
48	1	73	1	0	1	48	0	74	1	0	1
49	1	69	1	0	1	49	0	68	0	0	1
50	1	79	1	0	1	50	0	79	0	0	1
51	1	72	1	0	0	51	0	71	1	0	1
52	1	72	1	0	1	52	0	72	1	0	1
53	1	65	1	0	1	53	0	67	0	0	0
54	1	67	1	0	1	54	0	66	1	0	1
55	1	64	1	1	1	55	0	63	0	0	1
56	1	62	1	0	0	56	0	63	0	0	0
57	1	83	0	1	1	57	0	83	0	1	0
58	1	81	1	0	1	58	0	79	0	0	0
59	1	67	1	0	1	59	0	66	1	0	1
60	1	73	1	1	1	60	0	72	1	0	1
61	1	67	1	1	1	61	0	67	1	1	1
62	1	74	1	0	1	62	0	75	0	0	1
63	1	68	1	1	1	63	0	69	1	0	1

1. 分析思路 本案例采用 1∶1 匹配的病例对照研究，因变量 Y 为子宫内膜癌患病与否，属于二分类变量。此时要想研究调查因素与因变量 Y 之间的数量依存关系，可采用了 1∶1 匹配的条件 Logistic 回归分析。

2. 分析步骤与结果解读 应用 SPSS 软件默认的 Enter 法，将所有自变量引入模型，输出的结果如下：

表 12-8 进入方程中的自变量及其有关参数的估计与检验（Variables in Equation）

case		B	S.E.	Wald	df	Sig.	Exp（B）	95%C. I. for EXP（B） Lower	Upper
1	nonest	0.256	.807	.100	1	.752	1.291	.265	6.279
	est	2.698	.824	10.712	1	.001	14.851	2.952	74.723
	age	0.277	.403	.473	1	.491	1.320	.599	2.908
	gall	1.836	.904	4.122	1	.042	6.270	1.066	36.893

可见，是否服用雌激素的回归系数为 2.698，Wald χ^2 为 10.712，$P=0.001$，有统计学意义，OR 值为 14.851，说明服用雌激素的人患子宫内膜癌的风险是不服用人群的 14.851 倍；是否具有胆囊病史的回归系数为 1.836，Wald χ^2 为 4.122，$P=0.042$，有统计学意义，OR 值为 6.270，说明具有胆囊病史的人患子宫内膜癌的风险是没有该病人群的 6.270 倍。

如应用 SPSS 软件 Forward stepwise，最终一步输出的结果如下：

表 12-9 进入方程中的自变量及其有关参数的估计与检验（Variables in Equation）

case		B	S.E.	Wald	df	Sig.	Exp（B）	95%C. I. for EXP（B） Lower	Upper
1	est	2.779	.760	13.349	1	.000	16.096	3.626	71.457
	gall	1.655	.798	4.302	1	.038	5.234	1.095	25.006

利用 Forward stepwise 最终得到的回归模型中的自变量都是有统计学意义的。是否服用雌激素的回归系数为 2.779，Wald χ^2 为 13.349，$P<0.001$，有统计学意义，OR 值为 16.096，说明服用雌激素的人患子宫内膜癌的风险是不服用人群的 16.096 倍；是否具有胆囊病史的回归系数为 1.655，Wald χ^2 为 0.798，$P=0.038$，有统计学意义，OR 值为 5.234，说明具有胆囊病史的人患子宫内膜癌的风险是没有该病人群的 5.234 倍。

第四节　Logistic 回归模型的应用与注意事项

一、Logistic 回归模型的应用

1. 流行病学危险因素的筛选 Logistic 回归模型常用于流行病学中对于疾病危险因

素的探索。描述性流行病学中的横断面研究以及分析性流行病学研究中的病例对照研究与队列研究都可利用 Logistic 回归模型对疾病相关病因进行评估，并验证疾病相关危险因素效应的大小。对于疾病危险因素的筛选，首先需在设计阶段就根据研究目的、专业背景拟定可能产生影响的自变量，按照 Logistic 回归模型的步骤，采取不同的方法筛选自变量，无统计学意义的自变量予以剔除，通过回归系数与 OR 值筛选出有统计学意义的影响因素。

2. 控制与调整混杂因素 在医学研究中，研究者在对其干预因素的效应进行评价时，常常会受到各种混杂因素的影响，例如年龄、性别、病情的轻重程度、病程的长短、各种行为危险因素等。对混杂因素的控制可以从两个阶段进行，首先是研究设计阶段，通过分层、匹配对研究对象的纳入与排除标准进行限定，从而达到控制混杂因素的目的；其次，对于研究设计阶段不易控制的混杂因素，可通过数据分析时，一些多因素分析方法加以校正与调整。当临床试验最终的效应指标为分类变量时，欲验证疗效评价指标是否和某因素或某些因素相关时可使用 Logistic 回归模型，且可对其他影响到疗效评价的混杂因素进行调整。

3. 预测与判别 Logistic 回归模型是一个概率模型，因此 Logistic 回归非常重要的作用之一就是预测与判别。非条件 Logistic 回归模型可用于对某种事件发生的概率进行预测。通过假设检验，确定回归模型中解释变量间的关系，并且保证建立的回归模型具有较好的拟合优度，当给出特定的自变量之后，便可通过建立的 Logistic 回归模型计算该事件发生的概率，并对结局作出概率性的判断。对于队列研究和横断面调查，在自然状态下进行随机抽样以及数据的收集，建立的回归模型有较好的拟合优度，能很好解释变量间的关联性，此时给定相应自变量的数值后，可以预测个体出现可能结局的概率，从而判别个体可能的疾病结局。但对于病例对照研究，通常不能根据 Logistic 回归模型预测概率；对于条件 Logistic 回归，因缺乏截距，模型不完整，只能帮助分析变量的效应而无法进行预测与判别。

二、Logistic 回归模型的注意事项

1. 个体的独立性 在建立 Logistic 回归模型时，要求研究对象间彼此独立，即个体间的独立性。在某些国家卫生管理的服务调查中，通常以家庭为单位进行整群抽样研究时，同一个家庭中的个体之间受遗传因素、环境因素、行为因素等影响而不独立。家庭成员的观测指标间存在着一定的内部相关性，对于这种个体存在聚集性特征的资料进行分析时，不能采用单水平的 Logistic 回归分析，而需考虑广义估计方程或多水平模型等更复杂的统计分析方法。

2. 变量的赋值 因变量为二分类时，通常将研究者关心的结局，阳性事件的发生赋值为 1，而对立结局的发生赋值为 0，模型分析的是研究者关心的结局的相关影响因素。如将二者倒置，对回归系数以及效应指标的解释都将改变方向。

自变量在 Logistic 回归模型中可以是定量变量，二分类变量，无序多分类变量或有序多分类变量。二分类变量赋值通常将暴露因素赋值为 1，非暴露因素赋值为 0，解释

为相对于非暴露因素，暴露因素对于因变量的影响；无序多分类变量需要进行哑变量化，k 个分类变量将产生 $k-1$ 个哑变量，分别解释为在其他自变量固定的条件下，该自变量对于因变量的影响；自变量为有序多分类变量时，可按照分类顺序的大小，赋值为 $1,2,\cdots,k$，回归系数的解释为每增加一个等级得到的优势比的自然对数值；定量变量可以按原始数据纳入模型，也可根据专业将定量变量离散化，从而拟合入模型中。

3. 样本含量 Logistic 回归模型的所有统计推断都是建立在大样本的基础之上，因此要求有足够的样本含量。应用 Logistic 回归模型进行数据分析时，随着自变量个数的增加，自变量各水平间的交叉分类数将逐渐增多，每一分类下都要有一定的观测单位，才可获得稳定可靠的参数估计。因此，Logistic 回归分析所需样本含量一般较多重线性回归多，要求样本含量至少为自变量个数的 20 倍以上。

4. 有序 Logistic 回归的平行线假设检验 本章仅介绍了非条件的二分类 Logistic 回归以及 1∶1 配对设计的条件 Logistic 回归。当因变量为有序多分类变量（例如包含了 n 个类别）时，需拟合有序 Logistic 回归分析，需要对所拟合的 $n-1$ 个方程对应的累积概率曲线的平行线进行检验，即检验各自变量在不同累积概率模型中的回归系数是否相同。SPSS 软件采用似然比检验判断不同累积概率曲线的平行性，如果似然比检验结果为 $P>0.10$，说明平行性假设满足，可采用有序 Logistic 回归分析；如果平行性假设未满足，则需采用多分类 Logistic 回归模型。具体过程，请参阅有关书籍。

第五节 SPSS 软件实现与结果分析

一、用 SPSS 实现非条件二分类 Logistic 回归检验

【例 12-3】对【例 12-1】资料进行非条件 Logistic 回归分析

1. 建立数据文件 定义变量，性别 X1，年龄 X2，文化程度 X3，饮酒情况 X4，睡眠质量 X5，体力活 X6，吸烟情况 X7，是否患病 Y，输入数据，建立数据文件 sj1201.sav，见图 12-2。

2. 分析步骤 Logistic 回归步骤：Analyze →Regression →Binary Logistic… →Y →Dependent → X1～X7→ Covariates；→ Options…→CI for exp（B）：95%→ Continue→OK。

X1	X2	X3	X4	X5	X6	X7	Y
1	2	2	1	2	1	1	0
1	4	4	1	3	4	1	0
⋮	⋮	⋮	⋮	⋮	⋮	⋮	⋮
2	3	1	1	1	3	0	0
1	1	1	2	3	0	1	1

图 12-2　sj1201.sav

3. 结果及解释

（1）对所建立的回归模型进行假设检验

$\chi^2=146.486$，$P<0.001$ 的检验水准下，表明建立起来的回归模型至少有一个自变量的作用是有意义的，所以回归模型有统计学意义。

Omnibus Tests of Model Coefficients

		Chi-square	df	Sig.
Step 1	Step	146.486	7	.000
	Block	146.486	7	.000
	Model	146.486	7	.000

图 12-3 模型系数总检验

（2）对所建立起来的回归模型进行评价

Model Summary

Step	-2 Log likelihood	Cox & Snell R Square	Nagelkerke R Square
1	1750.427[a]	.093	.130

a. Estimation terminated at iteration number 4 because parameter estimates changed by less than .001.

图 12-4 模型综合分析

-2 对数似然比 $=1750.427$，Cox & Snell $R^2=0.093$，Nagelkerke $R^2=0.130$。

（3）所建立起来的回归模型的预测准确性进行评估

Classification Table[a]

			Predicted		
	Observed		2型糖尿病		Percentage Correct
			否	是	
Step 1	2型糖尿病	否	897	101	89.9
		是	380	115	23.2
	Overall Percentage				67.8

a. The cut value is .500

图 12-5 模型预测准确率

结果显示，利用此回归模型预测的准确率可达到 67.8%。

（4）建立的回归模型的参数估计与检验

所有纳入的自变量中最终有意义的自变量为 X4，X5，X6，X7 其建立起的 Logistic 回归方程为：

Variables in the Equation

		B	S.E.	Wald	df	Sig.	Exp(B)	95% C.I.for EXP(B)	
								Lower	Upper
Step 1[a]	X1	.015	.119	.016	1	.900	1.015	.803	1.283
	X2	-.094	.058	2.609	1	.106	.911	.813	1.020
	X3	.107	.059	3.339	1	.068	1.113	.992	1.248
	X4	1.508	.505	8.926	1	.003	4.518	1.680	12.149
	X5	.486	.094	26.803	1	.000	1.626	1.352	1.954
	X6	-.173	.086	4.107	1	.043	.841	.711	.994
	X7	1.206	.142	72.112	1	.000	3.340	2.529	4.412
	Constant	-3.092	.649	22.723	1	.000	.045		

a. Variable(s) entered on step 1: X1, X2, X3, X4, X5, X6, X7.

图 12-6　**Logistic 回归分析回归系数估计及假设检验结果**

$$\text{Logit}(P) = -3.092 + 0.015X_1 - 0.094X_2 + 0.107X_3 + 1.508X_4 + 0.486X_5 - 0.173X_6 + 1.206X_7$$

二、用 SPSS 实现 1：1 配对设计 Logistic 回归检验

【例 12-2】对【例 12-2】资料进行条件 Logistic 回归分析。

1. 建立数据文件　定义变量，因变量 case1 为子宫内膜癌患者，case2 为对照，自变量包括：age 年龄，est 是否服用雌激素，gall 胆囊病史以及 nonest 是否服用其他非雌激素药物，录入数据并建立数据文件 sj1202. sav，见图 12-7。

id	case1	age1	est1	gall1	nonest1	case2	age2	est2	gall2	nonest2
1	1	74	1	0	1	0	75	0	0	0
2	1	67	1	0	1	0	67	0	0	1
⋮	⋮	⋮	⋮	⋮	⋮	⋮	⋮	⋮	⋮	⋮
62	1	74	1	0	1	0	75	0	0	1
63	1	68	1	1	1	0	69	1	0	1

图 12-7　sj1202. sav

2. 分析步骤

（1）求各变量差值　以因变量 case1，case2 为例，Transform→Compute Variable→Target Variable 输入差值名称 case→Numeric Expression 为 case1-case2→OK。其余自变量皆以此方式求出各自差值，最后将生成 5 个差值新变量 case，age，est，gall，nonest，这 5 个新变量将引入后续配对 Logistic 回归过程。

（2）Logistic 回归步骤　Analyze →Regression →Multinomial Logistic…→case →Dependent →age，est，gall，nonest→Covariate（s）：→Model→Custom/Stepwise→取消 Include intercept in model→ age，est，gall，nonest → Forced Entry Terms：→

Continue→OK。

3. 结果及解释

（1）对模型中所有系数进行似然比检验

Model Fitting Information

Model	Model Fitting Criteria	Likelihood Ratio Tests		
	-2 Log Likelihood	Chi-Square	df	Sig.
Null	87.337			
Final	53.178	34.159	4	.000

图 12-8 模型拟合信息

结果显示，最终模型假设检验的 $\chi^2 = 34.159$，$P < 0.001$。说明模型中并非所有自变量的回归系数都为 0，该模型有统计学意义。

（2）对模型的拟合效果评价

结果显示，本模型的广义决定系数比较大，模型拟合效果尚可。

（3）模型似然比检验

Pseudo R-Square

Cox and Snell	.419
Nagelkerke	.558
McFadden	.391

图 12-9 模型伪 R^2 表格

Likelihood Ratio Tests

Effect	Model Fitting Criteria	Likelihood Ratio Tests		
	-2 Log Likelihood of Reduced Model	Chi-Square	df	Sig.
nonest	53.279	.102	1	.750
est	72.013	18.836	1	.000
age	53.658	.480	1	.488
gall	58.770	5.592	1	.018

The chi-square statistic is the difference in -2 log-likelihoods between the final model and a reduced model. The reduced model is formed by omitting an effect from the final model. The null hypothesis is that all parameters of that effect are 0.

图 12-10 模型似然比检验

结果输出从当模型中分别剔除每一个自编量后拟合新的条件 Logistic 回归模型的－2倍似然对数值，用于考察是否可以从当前模型中剔除该自变量。可以看出 nonest（是否服用非激素类药物）以及 age（年龄）的 P 值均大于 0.05，提示可以进一步利用逐步回归的方式进行自变量筛选。

（4）模型的参数估计与假设检验

Parameter Estimates

case		B	Std. Error	Wald	df	Sig.	Exp(B)	95% Confidence Interval for Exp (B)	
								Lower Bound	Upper Bound
1.00	nonest	.256	.807	.100	1	.752	1.291	.265	6.279
	est	2.698	.824	10.712	1	.001	14.851	2.952	74.723
	age	.277	.403	.473	1	.491	1.320	.599	2.908
	gall	1.836	.904	4.122	1	.042	6.270	1.066	36.893

图 12-11　模型的参数估计与假设检验

所有纳入的自变量中最终有意义的自变量为 est（是否服用雌激素）的回归系数为 2.698，Wald χ^2 为 10.712，$P=0.001$，有统计学意义，*OR* 值为 14.851，说明服用雌激素的人患子宫内膜癌的风险是不服用人群的 14.851 倍；gall（是否具有胆囊病史）的回归系数为 1.836，Wald χ^2 为 4.122，$P=0.042$，有统计学意义，*OR* 值为 6.270，说明具有胆囊病史的人患子宫内膜癌的风险是没有该病人群的 6.270 倍。

第十三章　其他常用多元统计分析方法软件概述 ▷▷▷▷

多元统计分析（multivariate statistical analysis）是一种综合分析方法，它能够在多个对象和对个指标互相关联的情况下分析它们的统计规律，很适合中医学研究的特点，在中医学领域的应用越来越广泛。它的重要基础之一是多元正态分析，又称多元分析。如果每个个体有多个观测数据，那么这样的数据叫做多元数据。分析多元数据的统计方法就叫做多元统计分析。它是统计学中的一个重要的分支学科，被科研人员广泛应用在生物和医学等领域。常用的方法有多元方差分析、多元线性回归分析、判别分析、聚类分析、主成分分析、因子分析、典型相关分析、生存分析、通径分析、结构方程模型等。

一、判别分析

判别分析（discriminant analysis）指根据明确分类的受试对象的两个或多个定量指标的取值确定一个或几个线性判别函数，然后根据某种或某些规则，基于已建立的判别函数式判别归属尚不明确的那些新个体的分类的一种研究方法。判别分析不仅用于连续变量，也可用于类别已确定的情况。当类别本身未定时，先用聚类分析先分出类别，然后再进行判别分析。

二、聚类分析

聚类分析（cluster analysis）是根据"物以类聚"的基本原理将属性相似的对象来进行分类组成群体的一种多元统计分析方法。聚类分析有变量聚类分析和样品聚类分析两种。对变量或样品的亲疏关系描述的指标有以下两种：一种是相似系数，性质越接近的事物，其相似系数的绝对值越接近于 1；性质无关的事物，其相似系数越接近于 0。相似系数一般用于对变量进行聚类。另一种是距离系数，距离越近的事物归为一类，距离越远的事物归为不同的类。距离系数一般用于对样品的进行聚类。

三、主成分分析

主成分分析（principal component analysis）是在不损失或很少损失原有信息的前提下，将原来多个彼此相关的指标转换为新的少数几个彼此独立的综合指标的一种统计分析方法。1901 年由 Pearson 首先提出的，就是将多个彼此相关的原变量组合出来几个互不相关且未丢失任何信息的综合变量，并给综合变量所蕴藏的信息给以合理的解释，深刻揭示事物的内在规律，达到数据降维的目的。主成分分析的优点是有助于分辨出影响因变量的主要因素。其缺点是只涉及一组变量之间的相互依赖关系。

四、因子分析

因子分析（factor analysis）指通过对描述事物性质的原始变量的相关系数矩阵内部结构的研究，找出几个能反映所有原变量的少数几个隐藏的具有代表性的、不可观测的公共因子的方法。1904 年由 Charles Spearman 提出的。因子分析可以将相同本质的变量归入一个因子，可减少变量的数目，还可检验变量间关系的假设。因子分析的方法有主成分法、极大似然法、主因子法等。

五、典型相关分析

典型相关分析（canonical correlation）是将一组变量与另一组变量之间单变量的多重线性相关关系转化为对少数几对综合变量之间的简单线性相关性的分析，是通过两组变量间的典型相关系数来综合描述两组多元随机变量之间相关关系的统计方法。把两组指标的每一组作为整体考虑，比一般相关分析只研究一个指标和另一个指标间的关系，或者一个指标与多个指标间的关系，更能揭示出两组变量之间的内在联系。两组变量都是连续变量，其资料都必须服从多元正态分布。典型相关分析广泛应用于生物、医学、心理学等领域。

六、生存分析

生存分析（survival analysis）指根据试验或调查得到的数据对生物或人的生存时间进行分析和推断，研究生存时间和结局与众多影响因素间关系及其程度大小的方法，也称生存率分析或存活率分析。生存分析涉及有关疾病的愈合、死亡或器官的生长发育等指标。某些研究虽然与生存无关，但由于研究中随访资料常因失访等原因造成某些数据观察不完全，要用专门方法进行统计处理，这类方法起源于对寿命资料的统计分析，也称为生存分析。生存分析方法常见的模型有 Cox 比例风险回归模型和参数回归模型两种。

七、通径分析

通径分析（path analysis）是在研究观察变量间协方差矩阵和相关矩阵基础上，从定量的角度建立模型来探索和分析系统内变量间因果关系的一种统计方法，是作为通过分析变量间的相关结构来定量地研究和解释变量间的因果关系或相关关系的一种工具。1921 年由美国群体遗传学家 Sewall. Wright 教授首次提出的。通径分析一般包括模型设定、模型识别、模型估计、模型评价、模型修改五个步骤。通径分析一般运用回归分析的检验方法进行假设检验，并且要借助于数理统计的方法和原理进行模型的拟合，然后比较模型的优劣，并寻找出最适合的模型。如果通径模型包括多个可测变量和隐变量并且通过可测变量来推导衡量隐变量所起的作用，它通常被看作结构方程模型。通径分析广泛应用于生物、心理学和医学等领域。

八、结构方程模型

结构方程模型（structural equation modeling，SEM）是一种分析和处理复杂的多变量数据的一种探究性分析方法。1973 年瑞士籍的统计学家 Karl Jöreskog 年将含隐变量的因子分析模型与通径分析有效结合，形成了结构方程模型。SEM 由测量模型（Measurement Model）和结构模型（Structure Model）两个部分所组成，测量模型反映了观察变量与隐变量之间的关系，通过验证性因子分析来实现；结构模型反映了隐变量之间的关系，通过通径分析来实现。结构方程模型广泛应用于社会学、心理学和医学等领域。

第十四章　统计分析计划、报告和自查 ▷▷▷

第一节　统计学分析计划书概述

统计分析计划书是在研究方案确定以后，由统计学专业人员制定的具体的统计分析工作流程。包括统计分析方法的选择、主要指标、次要指标、评价方法等，并按预期的统计分析结果列出统计分析表备用。统计分析计划书在研究过程中可以修改、补充和完善，但在首次揭盲前应以文件形式予以确认。

统计分析计划书应根据具体的研究内容来制定，此处附一个通用格式供参考。

1. 研究目的

2. 研究设计

3. 研究单位和负责人

4. 统计单位、统计人员及完成时间

5. 数据管理

5.1 数据录入与修改

5.2 数据审核与锁定

6. 统计分析数据集

6.1 意向治疗数据集

6.2 全分析集

6.3 符合方案集

6.4 安全集

7. 统计分析方法

7.1 分析软件

7.2 分析指标

7.2.1 主要指标

7.2.2 次要指标

7.3 统计描述

7.3.1 数值变量

7.3.2 分类变量

7.4 分析方法

7.4.1 脱落分析

第二节 统计学报告准则概述

1988 年"国际医学期刊编辑委员会"制订了医学研究报告中统计学描述与书写准则，其目的是帮助作者对编辑和评论者的质疑做出反应，提高统计学应用质量、规范科研和科研报告程序，同时有助于读者更好地理解和判断所阅读的科研报告是否可信。

一、国际医学期刊编辑委员会的统计学报告准则的基本内容

（1）应阐明所用统计学方法，使读者能够通过原始资料核实报告结果。若可能，给出测量误差或不确定性（诸如可信区间）的适当指标，避免单独地依赖统计学假设检验，否则，有时可能表达不出重要的数量信息。

（2）适宜地选择实验对象，给出其随机化的细节。

（3）对任何盲法的观测，应描述其试验方法及成功之处。

（4）报告试验观测例数及观察中的丢失（如临床实验中的丢失）情况。

（5）研究设计和统计学方法所引用的参考文献必须是标准的出版物（给出所在的页数），如有可能，最好引用报道该设计和方法的原始论文。

（6）指明所用的任何通用计算机程序。

（7）图表仅限于用以说明文章的论据并提供支持，不要使图与表的资料重复。

（8）避免阐述专业意义时，使用专门术语，如"随机化"（它是指随机化的设计），"正常"，"显著"，"相关"以及"样本"。

二、统计学报告准则确定的基本原则

针对临床、护理或实验室的研究工作的科学和技术著作应能使普通的、具有一般素养的读者（而不是该领域研究特殊课题的专家）在初次阅读时便能够看懂，这是撰写统计学报告的基本原则。针对统计学报告准则的基本内容，结合护理专业的研究工作其部分准则可解释如下：

（一） 统计学报告结果可核实

论文和著作结果是否可核实是科学研究是否可信的重要依据，也是很多严谨的杂志期刊在稿件审核中的必要步骤。因此在撰写护理类科学研究期刊时，必须描述具有足够细节的统计学方法，使有素养的读者能够通过原始资料核实研究报告的结果。研究者应该报告他们所用的是哪一种统计学方法，并讲明为什么使用该方法。必须将研究设计中的不足和优势尽可能详细地告诉读者，从而使读者对资料的可靠性有正确的理解，同样也应告诉读者进行该研究和进一步进行解释所冒的风险。

当统计学目标确定后，研究者必须决定哪一种统计学指标和方法是合适的。研究者通常可能选择平均数或中位数，非参数检验或标准近似值，用修正、配对、分层来处理混杂因子，但究竟选择哪一种统计学方法一般需要对问题和资料两方面进行评价。任何统计学工作被确定后，试用多种方法并进行报告，有利于判定研究者的实验结果是不是不合适和不道德的。对于结果大致相同的方法，在报告中可以不必分别介绍，但研究者应陈述他们确实已试用了哪些方法，并进行进一步的探讨。值得注意的是，在研究报告中不相符的结果同样也应报告，因为研究者有时可能发现引起这些不相符的结果原因，是与另外一些重要的但又意想不到的方面有着重要的关系，进而引发新的发现。

统计学报告中应详细说明正文和图表中的单位，因为仔细选择测量单位通常有利于生物学假设和统计学分析的阐明和统一。但是如果读者对该单位是清楚的，当其多次出现时，可以无需再次注明。

（二） 给出测量误差或不确定性的适当指标

研究者必须选择一种定量所见表述其研究结果的方法，且该方法应该是对实际的结果提供情报的最有效方法，如均数、标准差和置信区间。尽管也许一种显著性检验对其他资料有所帮助，但不能只报告显著性检验，而不使用某些额外资料，例如，研究报告中给出精确的 P 值，比仅描述 "$P < 0.05$" 或 "P 值无显著性" 更有利于读者将自己选择的临界值与已得出 P 值相比较，而得出该研究的结论。而在独立的样本研究中仅报告 P 值又会遗漏重要的信息，这是由于报告均数、标准差以及样本量的信息更易于进行显著性检验从而获得具体的 P 值，但仅知 P 值却无法得出其他任何一项。

护理或临床试验进行统计学检验时，研究者应清楚地阐明无效假设和备择假设是怎样产生的。统计学理论要求无效假设应在资料被检验以前甚至在对最初结果进行最简短的观察以前产生，否则 P 值就如同有意义的概率一样不能被解释。另外，研究者还应详细说明为什么使用单侧检验或双侧检验。

（三） 适宜地选择实验对象

统计学报告应阐述选择患者或其他研究单位的原因和方法，而且应准确地逐项阐明全部可能的适宜对象或研究的范围。例如某统计学报告仅说对某种情况的自然病史已先后观察了 100 个患者，这是不够的，还必须考虑这些患者与其他人按年龄、性别以及其他因素相比如何？来自一个地区或全体居民中的患者有何特殊？患者来自"无选择性"的初步诊断系列还是包括已安排治疗的患者？对最初身体状况相同的两组患者进行外科和内科治疗结果的比较如何？为什么预计的情况未能被证实？另外，在一些特殊情况下将产生许多其他问题。例如，若研究者研究的患者来自其他或自己工作的医院，关于患者范围的有关问题同样需要回答，如为什么从某年某月某日开始？为什么仅包括从急诊室入院的患者？总之，作者应试图将自己想象为对该研究一无所知的读者，并对对象的选择进行合适的选择。

研究者对每一种统计学的研究都应有一些决定适宜样本"范围"标准，许多还应有更详细的"适宜"样本标准。护理或临床的统计学样本不应出现下列几种情况：将某特殊的年龄组排除在外；预先进行过治疗；拒绝将随机化或病情太重以致不能回答问题者划入样本范围。

研究报告中还应阐明研究范围和适宜标准在何时、怎样进行设计的，范围和适宜标准是否在研究开始之前就在书面草案中陈述过？它们在研究过程中是否有所改进？某些适宜标准是否是为了处理未预见到的某些问题而在最后加入的？例如，一份书面研究设计可能要求研究"所有"患者，但若女性患者仅占 5%，此时最好将这部分女性患者排除，以消除混杂因素的影响，确保样本"纯度"。

（四） 给出样本的随机化的细节

随机化的报告需要注意两方面的因素。首先，应简略地告诉读者该随机化是怎样进行的（抛掷硬币，随机数字表，其他方法）。其次，随机化可应用于许多方面。例如，一个样本可能从较大的总体中随机选出，或对研究的患者可能随机分配进行治疗，或治疗的患者可能随机进行一种或多种试验。如此，仅仅说一项研究是"随机化"的是不够的，详细报告随机比的细节是保证不发生模棱两可解释的前提条件。

假若随机化是"分区组的"（例如，通过安排每一个连续组中 6 位患者，3 位指定用某种疗法，其他 3 位用另一种），应报告分区组的原因和要素。分区组可能影响常规的统计学分析，作者应阐明在自己的分析中怎样利用分区组或为什么不分区组。

（五） 对任何盲法的观察，应描述其试验方法及成功之处

"盲法"有时能在研究阶段从患者或研究组的成员中获得的某些隐蔽资料，能起到减少偏性的作用。但由于有多种遮蔽的方法，研究报告必须阐明什么措施对谁是隐蔽的。仅说该研究是"盲法"或"双盲的"，而不加任何解释则很少能满足统计报告的需求。

（六） 给出观察的例数

在护理或者临床等医学研究中，称同一处理为重复，即样品的重复测定、同一处理组中的人数。并称重复的次数为重复数，统计术语为样本量（sample size），统计符号是 n。

　　根据统计学原理，为了用样本的信息推断相应总体的统计学特征，必须保证从该总体中随机化抽取的研究单位有足够多的数量，即样本量应足够大。如果仅仅从少数或极有限的研究对象获取关于疾病病因、临床过程、诊治效能的信息，并据此做出推导结论，显然是片面、不完整的，有时甚至可能是错误的。理论上认为，当样本量趋近于总体的单位数量时，其样本统计量值将趋近于总体参数真值。实际上，我们无法也无须花费巨大的研究成本来获得总体参数的真值，但是我们可以通过有一定数量的样本信息来推断相应总体参数的最大可能估计值，即用样本统计量作为总体参数的无偏估计量。然而，样本统计量的这种无偏性的统计学特征只有在样本量足够大的条件下才具有，当样本量较小时就变得极不稳定。所以在小样本量条件下计算出的统计量并不具有统计学推断的价值。为了使从研究样本获取的研究结论具有外推性，样本除了具有同质性、随机性和代表性之外，还必须有足够的样本量。研究结论只有在随机化分组和足够的样本量基础之上，才能使非处理因素均衡一致，才能增强样本对总体的代表性，才能尽量减少抽样误差、偏倚，控制或识别机遇的影响。

　　一般来说，在完全随机分组的前提下，样本量越大，各组之间非处理因素的均衡性越好。但当样本量太大时，又会给整个实验的质量控制工作带来更多的困难，同时也会造成浪费。为此，必须在实验设计时，确定出在保证实验结果具有一定的可靠性的前提下的最少的样本量，即样本量应减至满足统计分析需求的最低程度，统计学家称之为"精选小样本"原则。具体的实施方法是在研究设计阶段，预先根据研究目的和统计学要求，按适宜的估计样本量的方法计算出适宜的样本量。因此，适宜的样本量具有先验性质。那种先进行试验，然后根据手头的病例做出的统计分析结论只能是数字游戏。

（七）　引用参考文献的严谨性

　　研究设计和统计学方法所引用的参考文献必须是标准的出版物（给出所在的页数），如有可能，最好引用报道该设计和方法的原始论文。原始论文对方法学研究者有很大的价值，但自从第一次报告该方法后，常较少解释该方法及其内含或计算结果及其意义的次要部分。标准出版物，如教科书或综述文章，常给出清楚的说明，介绍该方法的前因后果，并给出有帮助的例子。符号应采用通用的标准；宁愿解释适应读者需要的该方法的一般用法，而不解释第一次报告的具体的和有时独特的用法。除了使用教科书、综述文章、或其他标准出版物的一般性建议外，使用原始的说明最有利于交流，并且是唯一可行的。

（八）　指明所用的任何通用计算机程序

　　应指明计算机程序及其操作方法，因为有时会发现这些程序有错误。读者也希望了解这些程序，以便于他们自己使用。相反，为特殊任务所编的程序不需要提供文件，因为读者已对在特定的或"保密的"程序中产生错误的可能性有所警惕，同时他们也不能在自己的工作中使用同样的程序。

（九） 准确全面的描述统计学方法

应在何处描述统计学方法？通常放在论文的方法部分，但我们常常偏爱在使用的统计学方法第一次出现时即描述它。因此，在方法部分应对所用统计学方法进行综合描述，在结果部分总结数据时应详细说明分析资料所采用的统计学方法。在一篇文章中，各处应用的方法可能略有不同；一般根据资料和分析的早期步骤决定哪些结果应详细地报告，或在探查临界或意外的研究结果中应使用哪些方法。详述统计学方法使其接近于应用的观点，有时对在特殊的途径中为什么要选择特殊方法会导致更多的想法和进一步的讨论。

第三节　研究论文统计学项目自查清单

一、随机临床对照试验论文自查清单

为提高医学论文统计学报告质量，国内统计学专家特制成"随机对照临床试验论文统计学项目自查清单"（表 12-1）该清单可供医学研究者在项目申报或投稿时自查。其中，A 代表摘要，I 代表引言，M 代表材料与方法，R 为结果（R3～R8 的例数可以流程图的方式给出），D 为讨论部分。

表 12-1　随机对照临床试验论文统计学项目自查清单

编号	项目
A1	分组的具体方法，应说明如何"随机分组"
A2	实验的实施与评价是否实行盲法及谁对什么"盲"
A3	样本总量与分组样本量
A4	应说明分析的主要指标
A5	对主要指标使用的统计检验方法
A6	主要指标的集中趋势（如均数或比值）与离散趋势（如标准差或可信区间）
A7	主要指标比较的精确 P 值
A8	关于两组主要指标差异的临床结论
I1	研究类型的定性陈述（"探索"或"确证"）
I2	清楚陈述研究目的及研究假设（优效、非劣效或等效性检验）
M1	目标人群描述如人口、地理、医院性质、是否转诊、诊断
M2	明确的诊断标准
M3	入选标准与排除标准
M4	确定样本量及确定理由
M5	确定有临床意义的最小差值或比值
M6	抽样的具体方法
M7	分组的具体方法

编号	项目
M8	是否盲法及谁"盲"对什么因素
M9	实验和对照因素育法效果的描述如外观、剂量、用法、时程等
M10	实施者和实验过程可比性的说明如术者经验、个体化干预
M11	研究的单位，如人、肿瘤、眼……
M12	效果评价的主要指标
M13	主要指标的测量方法与精确度
M14	负性反应或事件的测量范围与方法
M15	数据收集的方法与质量保证措施
M16	个体观察终点与整体研究终点的定义
M17	控制可能偏倚的努力如混杂变量
M18	统计学方法使用的软件及版本
M19	对主要指标拟行比较的统计学方法
M20	对主要指标拟行单侧还是双侧检验，若单侧检验则其理由
M21	对主要指标进行检验的 α 水平
R1	研究或实验的起止时间
R2	随访的起止时间
R3	征集对象例数
R4	符合研究标准数
R5	实际行分组数
R6	完成干预例数
R7	偏离计划数及偏离原因
R8	随访数、失访数
R9	效果分析采取的数据集及各组样本量
R10	负性反应或事件的分析集
R11	各组人口学及临床特征的基线水平的可比性与不同
R12	分析主要指标的各组例数与样本数（人/牙/眼……）
R13	干预前后主要指标的集中与离散趋势描述并明确标记
R14	主要指标干预前后差值或比值的均数与置信区间
R15	有无进行特殊数据处理（如异常值、数据转换等）
R16	主要指标统计检验的实际方法
R17	主要指标检验的统计量值
R18	主要指标检验的精确 P 值而不是大于或小于某界值
R19	对引言的假设做接受或拒绝的决定
R20	负性反应或时间的各族人数、次数、性质、程度及统计分析
R21	计划内多重比较多具体方法
R22	图示是否符合复制图原则（图形性质、坐标、刻度、变异度显示等）

续表

编号	项目
R23	"a±b" 中 b 有无明确标记?
R24	比率中分母清楚吗?
D1	与引言对应，说明本研究的性质
D2	对主要指标结果的临床结论或生物医学解释
D3	对设计中可能存在偏倚的说明
D4	比较利弊，得出总的临床性结论
D5	临床结论的适用性/外推性说明
D6	结合其他文献加强或平衡本文结论

资料来源：刘清海，方积乾。应重视医学临床试验论文统计学问题——统计学报告项目自查清单的研制。中华医学杂志，2007，87（34）：2446-2448

二、观察性流行病学研究论文自查清单

加强观察性流行病学研究报告的质量（strengthening the reporting of observational studies in epidemiology，STROBE）是由流行病学家、方法学家、统计学家、研究者和编辑组成的一个国际性合作小组共同起草，主要目的是为观察性流行病学研究论文提供报告规范，从而改进这类研究报告的质量。

STROBE 声明是由 22 个条目组成的清单（表 12-2），这些条目是优质的观察性研究报告必备的重要内容（附表）。这些条目分别针对论文的题目和摘要（条目 1）、引言（条目 2~3）、方法（条目 4~12）、结果（条目 13~17）和讨论（条目 18~21）以及其他信息（条目 22，关于研究资金）等。18 个条目适用于——队列设计、病例-对照设计和横断面设计——全部这三种研究设计，其余 4 个条目（条目 6、12、14 和 15）则根据设计类型而定，并且对于全部或部分条目而言存在不同版本。对一些条目而言（用"□"表示），病例—对照研究中病例和对照的资料以及队列和横断面研究中暴露组和未暴露组的资料要分别描述。尽管本书只列出了一个清单，但在 STROBE 网站 http：//www.strobe-statement.org/可以获得三种设计方案相应的条目清单。

表 12-2　STROBE 声明清单

项目与主题		条目	建议
文题和摘要		1	①采用专业术语描述研究类型；②摘要内容丰富，能准确表述研究的方法和结果
引言	背景/原理	2	解释研究的科学背景和依据
	研究目标	3	阐明研究目标，包括任何预先确定的假设
方法	研究设计	4	描述研究设计的要素
	研究设置	5	描述研究机构、研究地点和相关资料（包括招募的时间范围、暴露、随访和数据收集等）

续表

项目与主题		条目	建议
	参与者	6	①队列研究描述研究对象的入选标准、来源和方法，描述随访方法；病例对照研究描述病例和对照的入选标准、来源和方法，描述选择病例和对照的原理；横断面研究描述研究对象的入选标准、来源和方法；②队列研究：配对研究需描述配对标准、暴露与非暴露数量；病例对照研究：配对研究需描述配对标准和与每个病例匹配的对照
	研究变量	7	明确界定结局指标、暴露因素、预测指标、潜在混杂因素及效应修饰因子，如有可能应给出诊断标准
	数据来源/测量	8*	描述每一研究变量的数据来源和详细的测定、评估方法（如有多组，应描述各组之间评估方法的可比性）
	偏倚	9	描述潜在的偏倚及消除方法
	样本量	10	描述样本量的确定方法
	定量指标	11	解释定量指标的分析方法，如有可能应描述如何选择分组及其原因
	统计方法	12	①描述所用统计学方法，包括控制混杂因素的方法；②描述亚组分析和交互作用所用方法；③描述缺失值的处理方法；④如有可能，队列研究应解释失访资料的处理方法；病例对照研究应解释病例和对照的匹配方法；横断面研究应描述根据抽样策略确定的方法；⑤描述敏感性分析方法
结果	参与者	13*	①报告各阶段研究对象的数量，包括征集着、接受检验者、检验合格者、纳入研究者、完成随访者和进行分析者的数量；②描述各阶段研究对象退出的原因；③可考虑使用流程图
	描述性资料	14*	①描述研究对象的特征（如人口学、临床和社会特征）以及暴露因素和潜在混杂因素的信息；②描述各相关变量有缺失值的研究对象数量；③队列研究描述随访时间（如平均随访时间、总随访时间）
	结局数据	15*	队列研究报告发生结局事件的数量或根据时间总结发生结局事件的数量；病例对照研究报告各暴露类别的数量或暴露的综合指标；横断面研究报告结局事件的数量或总结暴露的测量结果
	主要结果	16	①给出未校正和校正混杂因素的关联强度估计值、精确度（如 $95\%CI$）。阐明哪些混杂因素被校正及其原因；②对连续性变量分组时报告分组界值（切分点）；③如果有关联，可将有意义时期内的相对危险度转换成绝对危险度
	其他分析	17	报告其他分析结果，如亚组和交互作用分析、敏感度分析
讨论	关键结果	18	概括与研究假设有关的重要结果
	局限性	19	结合潜在偏倚和误差的来源，讨论研究的局限性及潜在偏倚的方向和大小
	解释	20	结合研究目的、局限性、多因素分析、类似研究的结果和其他相关证据，客观、全面地解释结果
	可推广性	21	讨论研究结果的普适性及可推广性（外推有效性）
其他信息	资金来源	22	给出研究的资金来源和资助机构在研究中的作用，如果相关，提供资助机构在本文给予的初始研究中的作用

* 在病例对照研究中分别给出病例和对照的信息，如果可能，在队列研究和横断面研究里给出暴露组和未暴露组的信息

附录　统计用表 ▷▷▷▷

附表1　标准正态分布曲线下左侧面积 $\Phi(z)$ 值

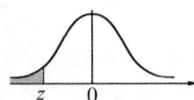

z	0.00	0.01	0.02	0.03	0.04	0.05	0.06	0.07	0.08	0.09
−3.0	0.0013	0.0013	0.0013	0.0012	0.0012	0.0011	0.0011	0.0011	0.0010	0.0010
−2.9	0.0019	0.0018	0.0018	0.0017	0.0016	0.0016	0.0015	0.0015	0.0014	0.0014
−2.8	0.0026	0.0025	0.0024	0.0023	0.0023	0.0022	0.0021	0.0021	0.0020	0.0019
−2.7	0.0035	0.0034	0.0033	0.0032	0.0031	0.0030	0.0029	0.0028	0.0027	0.0026
−2.6	0.0047	0.0045	0.0044	0.0043	0.0041	0.0040	0.0039	0.0038	0.0037	0.0036
−2.5	0.0062	0.0060	0.0059	0.0057	0.0055	0.0054	0.0052	0.0051	0.0049	0.0048
−2.4	0.0082	0.0080	0.0078	0.0075	0.0073	0.0071	0.0069	0.0068	0.0066	0.0064
−2.3	0.0107	0.0104	0.0102	0.0099	0.0096	0.0094	0.0091	0.0089	0.0087	0.0084
−2.2	0.0139	0.0136	0.0132	0.0129	0.0125	0.0122	0.0119	0.0116	0.0113	0.0110
−2.1	0.0179	0.0174	0.0170	0.0166	0.0162	0.0158	0.0154	0.0150	0.0146	0.0143
−2.0	0.0228	0.0222	0.0217	0.0212	0.0207	0.0202	0.0197	0.0192	0.0188	0.0183
−1.9	0.0287	0.0281	0.0274	0.0268	0.0262	0.0256	0.0250	0.0244	0.0239	0.0233
−1.8	0.0968	0.0351	0.0344	0.0336	0.0329	0.0322	0.0314	0.0307	0.0301	0.0294
−1.7	0.1151	0.0436	0.0427	0.0418	0.0409	0.0401	0.0392	0.0384	0.0375	0.0367
−1.6	0.1357	0.0537	0.0526	0.0516	0.0505	0.0495	0.0485	0.0475	0.0465	0.0455
−1.5	0.1587	0.0655	0.0643	0.0630	0.0618	0.0606	0.0594	0.0582	0.0571	0.0559
−1.4	0.0808	0.0793	0.0778	0.0764	0.0749	0.0735	0.0721	0.0708	0.0694	0.0681
−1.3	0.0968	0.0951	0.0934	0.0918	0.0901	0.0885	0.0869	0.0853	0.0838	0.0823
−1.2	0.1151	0.1131	0.1112	0.1093	0.1075	0.1056	0.1038	0.1020	0.1003	0.0985
−1.1	0.1357	0.1335	0.1314	0.1292	0.1271	0.1251	0.1230	0.1210	0.1190	0.1170
−1.0	0.1587	0.1562	0.1539	0.1515	0.1492	0.1469	0.1446	0.1423	0.1401	0.1379
−0.9	0.1841	0.1814	0.1788	0.1762	0.1736	0.1711	0.1685	0.1660	0.1635	0.1611
−0.8	0.2119	0.2090	0.2061	0.2033	0.2005	0.1977	0.1949	0.1922	0.1894	0.1867
−0.7	0.2420	0.2389	0.2358	0.2327	0.2296	0.2266	0.2236	0.2206	0.2177	0.2148
−0.6	0.2743	0.2709	0.2676	0.2643	0.2611	0.2578	0.2546	0.2514	0.2483	0.2451
−0.5	0.3085	0.3050	0.3015	0.2981	0.2946	0.2912	0.2877	0.2843	0.2810	0.2776

z	0.00	0.01	0.02	0.03	0.04	0.05	0.06	0.07	0.08	0.09
−0.4	0.3446	0.3409	0.3372	0.3336	0.3300	0.3264	0.3228	0.3192	0.3156	0.3121
−0.3	0.3821	0.3783	0.3745	0.3707	0.3669	0.3632	0.3594	0.3557	0.3520	0.3483
−0.2	0.4207	0.4168	0.4129	0.4090	0.4052	0.4013	0.3974	0.3936	0.3807	0.3859
−0.1	0.4602	0.4562	0.4522	0.4483	0.4443	0.4404	0.4364	0.4325	0.4286	0.4247
−0.0	0.5000	0.4960	0.4920	0.4880	0.4840	0.4801	0.4761	0.4721	0.4681	0.4641

注：$\Phi(z) = 1 - \Phi(-z)$。

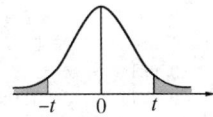

附表 2　t 分布界值表

	概率，P									
ν	单侧：0.25	0.20	0.10	0.05	0.025	0.01	0.005	0.0025	0.001	0.0005
	双侧：0.50	0.40	0.20	0.10	0.05	0.02	0.010	0.0050	0.002	0.0001
1	1.000	1.376	3.078	6.314	12.706	31.821	63.657	127.321	318.309	636.619
2	0.816	1.061	1.886	2.920	4.303	6.965	9.925	14.089	22.327	31.599
3	0.765	0.978	1.638	2.353	3.182	4.540	5.841	7.453	10.215	12.924
4	0.741	0.941	1.533	2.132	2.776	3.747	4.604	5.597	7.173	8.610
5	0.727	0.920	1.476	2.015	2.570	3.365	4.032	4.773	5.893	6.868
6	0.718	0.906	1.440	1.943	2.447	3.143	3.707	4.317	5.208	5.959
7	0.711	0.896	1.415	1.895	2.365	2.998	3.499	4.029	4.785	5.408
8	0.706	0.889	1.397	1.859	2.306	2.896	3.355	3.833	4.501	5.041
9	0.703	0.883	1.383	1.833	2.262	2.821	3.250	3.690	4.297	4.781
10	0.700	0.879	1.372	1.812	2.228	2.764	3.169	3.581	4.144	4.587
11	0.697	0.876	1.363	1.796	2.201	2.718	3.106	3.496	4.025	4.437
12	0.695	0.873	1.356	1.782	2.179	2.681	3.055	3.428	3.930	4.318
13	0.694	0.870	1.350	1.771	2.160	2.650	3.012	3.372	3.852	4.221
14	0.692	0.868	1.345	1.761	2.145	2.624	2.977	3.326	3.787	4.140
15	0.691	0.866	1.341	1.753	2.131	2.602	2.947	3.286	3.733	4.073
16	0.690	0.865	1.337	1.746	2.120	2.583	2.921	3.252	3.686	4.015
17	0.689	0.863	1.333	1.740	2.110	2.567	2.898	3.222	3.646	3.965
18	0.688	0.862	1.330	1.734	2.101	2.552	2.878	3.197	3.610	3.922
19	0.688	0.861	1.328	1.729	2.093	2.539	2.861	3.174	3.579	3.883
20	0.687	0.860	1.325	1.725	2.086	2.528	2.845	3.153	3.552	3.849
21	0.686	0.859	1.323	1.721	2.080	2.518	2.831	3.135	3.527	3.819
22	0.686	0.858	1.321	1.717	2.074	2.508	2.819	3.119	3.505	3.792
23	0.685	0.858	1.319	1.714	2.069	2.500	2.807	3.104	3.485	3.768
24	0.685	0.857	1.318	1.711	2.064	2.492	2.797	3.091	3.467	3.745
25	0.684	0.856	1.316	1.708	2.060	2.485	2.787	3.078	3.450	3.725
26	0.684	0.856	1.315	1.706	2.056	2.479	2.779	3.067	3.435	3.707
27	0.684	0.855	1.314	1.703	2.052	2.473	2.771	3.056	3.421	3.690
28	0.683	0.855	1.313	1.701	2.048	2.467	2.763	3.047	3.408	3.674
29	0.683	0.854	1.311	1.699	2.045	2.462	2.756	3.038	3.396	3.659
30	0.683	0.854	1.310	1.697	2.042	2.457	2.750	3.030	3.385	3.646

续表

ν	概率，P									
	单侧：0.25	0.20	0.10	0.05	0.025	0.01	0.005	0.0025	0.001	0.0005
	双侧：0.50	0.40	0.20	0.10	0.05	0.02	0.010	0.0050	0.002	0.0001
31	0.683	0.853	1.309	1.696	2.040	2.453	2.744	3.022	3.375	3.633
32	0.682	0.853	1.309	1.694	2.037	2.449	2.738	3.015	3.365	3.622
33	0.682	0.853	1.308	1.692	2.035	2.445	2.733	3.008	3.356	3.611
34	0.682	0.852	1.307	1.691	2.032	2.441	2.728	3.002	3.348	3.601
35	0.682	0.852	1.306	1.690	2.030	2.438	2.724	2.996	3.340	3.591
36	0.681	0.852	1.306	1.688	2.028	2.434	2.719	2.990	3.332	3.582
37	0.681	0.851	1.305	1.687	2.026	2.431	2.715	2.985	3.325	3.574
38	0.681	0.851	1.304	1.686	2.024	2.429	2.712	2.980	3.319	3.565
39	0.681	0.851	1.304	1.685	2.023	2.426	2.708	2.976	3.313	3.558
40	0.681	0.851	1.303	1.684	2.021	2.423	2.704	2.971	3.307	3.551
50	0.679	0.849	1.299	1.676	2.009	2.403	2.678	2.937	3.261	3.496
60	0.679	0.848	1.296	1.671	2.000	2.390	2.660	2.915	3.232	3.460
70	0.678	0.847	1.294	1.667	1.994	2.381	2.648	2.899	3.211	3.435
80	0.678	0.846	1.292	1.664	1.990	2.374	2.639	2.887	3.195	3.416
90	0.677	0.846	1.291	1.662	1.987	2.368	2.632	2.878	3.183	3.402
100	0.677	0.845	1.290	1.660	1.984	2.364	2.626	2.871	3.174	3.390
200	0.676	0.843	1.286	1.653	1.972	2.345	2.601	2.839	3.131	3.340
∞	0.674	0.842	1.282	1.645	1.960	2.326	2.576	2.807	3.090	3.290

附表3　百分率的95%可信区间

阳性数 x	样本量，n											
	10	15	20	25	30	40	50	60	70	80	90	100
0	0~31	0~22	0~17	0~14	0~12	0~9	0~7	0~6	0~6	0~5	0~4	0~4
1	0~45	0~32	0~25	0~20	0~12	0~13	0~11	0~9	0~8	0~7	0~6	0~5
2	3~56	2~41	1~32	1~26	1~22	1~17	1~14	1~11	0~10	1~9	0~8	0~7
3	7~65	4~48	3~38	3~31	2~27	2~21	2~17	1~14	1~12	1~11	1~10	1~8
4	12~74	8~55	6~44	5~36	4~31	3~24	2~19	2~16	2~14	2~13	1~11	1~10
5	19~81	12~62	9~49	7~41	6~35	4~27	3~22	3~18	3~16	2~14	2~13	2~11
6		16~68	12~54	9~45	8~39	6~30	5~24	4~20	3~18	3~16	3~14	2~12
7		21~73	15~59	12~49	10~42	8~33	6~26	5~23	4~20	4~17	1~15	3~14
8		27~79	19~64	15~54	12~46	9~35	7~29	6~25	5~21	5~19	4~17	4~15
9			23~69	18~58	15~49	11~38	9~31	7~26	6~23	5~20	5~18	4~16
10			27~73	21~61	17~53	13~41	10~34	8~29	7~25	6~22	6~20	5~18
11				24~65	20~56	15~44	11~36	10~30	8~26	7~23	6~21	6~19
12				28~69	23~59	17~47	13~38	11~32	9~28	8~25	7~22	6~20
13				31~72	26~63	19~49	15~41	12~34	10~30	9~26	8~23	7~21
14					28~66	21~52	16~43	13~36	11~31	10~27	9~25	8~22
15					31~69	23~54	18~45	15~38	13~33	11~29	10~26	9~23
16						25~57	20~47	16~40	14~34	12~30	11~27	10~24
17						27~59	21~49	18~41	15~36	13~32	12~28	10~25

阳性数	样本量，n											
x	10	15	20	25	30	40	50	60	70	80	90	100
18						29～62	23～51	19～43	16～37	14～33	12～30	11～27
19						32～64	25～53	20～45	17～39	15～34	13～31	12～28
20						34～66	26～55	22～47	18～41	16～36	14～32	13～29
21							28～57	23～49	20～42	17～37	15～33	13～30
22							30～59	25～50	21～43	18～39	16～35	14～31
23							32～61	26～52	22～45	19～40	17～36	15～32
24							34～63	28～53	23～46	20～41	18～37	16～33
25							36～65	29～55	25～48	21～43	19～38	17～34
26								31～57	26～49	23～44	20～39	18～35
27								32～58	27～51	24～45	21～40	19～37
28								34～60	29～52	25～46	22～42	20～38
29								35～62	30～54	26～48	23～43	20～39
30								37～63	31～55	27～49	24～44	21～40
31									33～57	28～5	25～45	22～41
32									34～58	29～51	26～46	23～42
33									35～59	31～53	27～47	24～43
34									36～61	32～54	28～48	25～44
35									38～62	33～55	29～50	26～45
36										34～56	30～51	27～46
37										35～58	31～52	28～47
38										36～59	32～53	29～48
39										37～60	33～54	29～49
40										39～61	34～55	30～50
41											35～56	31～51
42											36～57	32～52
43											37～59	33～53
44											38～60	34～54
45											39～61	35～55
46												36～56
47												37～57
48												38～58
49												39～59
50												40～60

附表 4 F 界值表 (方差齐性检验用，双侧界值)

$\alpha = 0.05$

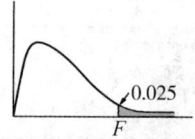

ν_2	ν_1															
	1	2	3	4	5	6	7	8	9	10	12	15	20	30	60	∞
1	648	800	864	900	922	937	948	957	963	969	977	985	993	1001	1010	1018
2	38.51	39.00	39.17	39.25	39.30	39.33	39.36	39.37	39.39	39.40	39.41	39.43	39.45	39.46	39.48	39.50
3	17.44	16.04	15.44	15.10	14.88	14.73	14.62	14.54	14.47	14.42	14.34	14.25	14.17	14.08	13.99	13.90
4	12.22	10.65	9.98	9.60	9.36	9.20	9.07	8.98	8.90	8.84	8.75	8.66	8.56	8.46	8.36	8.26
5	10.01	8.43	7.76	7.39	7.15	6.98	6.85	6.76	6.68	6.62	6.52	6.43	6.33	6.23	6.12	6.02
6	8.81	7.26	6.60	6.23	5.99	5.82	5.70	5.60	5.52	5.46	5.37	5.27	5.17	5.07	4.96	4.85
7	8.07	6.54	5.89	5.52	5.29	5.12	4.99	4.90	4.82	4.76	4.67	4.57	4.47	4.36	4.25	4.14
8	7.57	6.06	5.42	5.05	4.82	4.65	4.53	4.43	4.36	4.30	4.20	4.10	4.00	3.89	3.78	3.67
9	7.21	5.71	5.08	4.72	4.48	4.32	4.20	4.10	4.03	3.96	3.87	3.77	3.67	3.56	3.45	3.33
10	6.94	5.46	4.83	4.47	4.24	4.07	3.95	3.85	3.78	3.72	3.62	3.52	3.42	3.31	3.20	3.08
11	6.72	5.26	4.63	4.28	4.04	3.88	3.76	3.66	3.59	3.53	3.43	3.33	3.23	3.12	3.00	2.88
12	6.55	5.10	4.47	4.12	3.89	3.73	3.61	3.51	3.44	3.37	3.28	3.1S	3.07	2.96	2.85	2.73
13	6.41	4.97	4.35	4.00	3.77	3.60	3.48	3.39	3.31	3.25	3.15	3.05	2.95	2.84	2.72	2.60
14	6.30	4.86	4.24	3.89	3.66	3.50	3.38	3.29	3.21	3.15	3.05	2.95	2.84	2.73	2.61	2.49
15	6.20	4.77	4.15	3.80	3.58	3.41	3.29	3.20	3.12	3.06	2.96	2.86	2.76	2.64	2.52	2.40
16	6.12	4.69	4.08	3.73	3.50	3.34	3.22	3.12	3.05	2.99	2.89	2.79	2.68	2.57	2.45	2.32
17	6.04	4.62	4.01	3.66	3.44	3.28	3.16	3.06	2.98	2.92	2.82	2.72	2.62	2.50	2.38	2.25
18	5.98	4.56	3.95	3.61	3.38	3.22	3.10	3.01	2.93	2.87	2.77	2.67	2.56	2.44	2.32	2.19
19	5.92	4.51	3.90	3.56	3.33	3.17	3.05	2.96	2.88	2.82	2.72	2.62	2.51	2.39	2.27	2.13
20	5.87	4.46	3.86	3.51	3.29	3.13	3.01	2.91	2.84	2.77	2.68	2.57	2.46	2.35	2.22	2.09
21	5.83	4.42	3.82	3.48	3.25	3.09	2.97	2.87	2.80	2.73	2.64	2.53	2.42	2.31	2.18	2.04
22	5.79	4.38	3.78	3.44	3.22	3.05	2.93	2.84	2.76	2.70	2.60	2.50	2.39	2.27	2.14	2.00
23	5.75	4.35	3.75	3.41	3.18	3.02	2.90	2.81	2.73	2.67	2.57	2.47	2.36	2.24	2.11	1.97
24	5.72	4.32	3.72	3.38	3.15	2.99	2.87	2.78	2.70	2.64	2.54	2.44	2.33	2.21	2.08	1.94
25	5.69	4.29	3.69	3.35	3.13	2.97	2.85	2.75	2.68	2.61	2.51	2.41	2.30	2.18	2.05	1.91
26	5.66	4.27	3.67	3.33	3.10	2.94	2.82	2.73	2.65	2.59	2.49	2.39	2.28	2.16	2.03	1.88
27	5.63	4.24	3.65	3.31	3.08	2.92	2.80	2.71	2.63	2.57	2.47	2.36	2.25	2.13	2.00	1.85
28	5.61	4.22	3.63	3.29	3.06	2.90	2.78	2.69	2.61	2.55	2.45	2.34	2.23	2.11	1.98	1.83
29	5.59	4.20	3.61	3.27	3.04	2.88	2.76	2.67	2.59	2.53	2.43	2.32	2.21	2.09	1.96	1.81
30	5.57	4.18	3.59	3.25	3.03	2.87	2.75	2.65	2.57	2.51	2.41	2.31	2.20	2.07	1.94	1.79
40	5.42	4.05	3.46	3.13	2.90	2.74	2.62	2.53	2.45	2.39	2.29	2.18	2.07	1.94	1.80	1.64
60	5.29	3.93	3.34	3.01	2.79	2.63	2.51	2.41	2.33	2.27	2.17	2.06	1.94	1.82	1.67	1.48
120	5.15	3.80	3.23	2.89	2.67	2.52	2.39	2.30	2.22	2.16	2.05	1.94	1.82	1.69	1.53	1.31
∞	5.02	3.69	3.12	2.79	2.57	2.41	2.29	2.19	2.11	2.05	1.94	1.83	1.71	1.57	1.39	1.00

附表 5 **F** 界值表（方差分析用）

上行：$P=0.05$ 下行：$P=0.01$

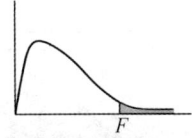

分母的自由度 ν_2	分子的自由度，ν_1											
	1	2	3	4	5	6	7	8	9	10	11	12
1	161	200	216	225	230	234	237	239	241	242	243	244
	4052	4999	5403	5625	5764	5859	5928	5981	6022	6056	6082	6106
2	18.51	19.00	19.16	19.25	19.30	19.33	19.36	19.37	19.38	19.39	19.40	19.41
	98.49	99.00	99.17	99.25	99.30	99.33	99.34	99.36	99.38	99.40	99.41	99.42
3	10.13	9.55	9.28	9.12	9.01	8.94	8.88	8.84	8.81	8.78	8.76	8.74
	34.12	30.82	29.46	28.71	28.24	27.91	27.67	27.49	27.34	27.23	27.13	27.05
4	7.71	6.94	6.59	6.39	6.26	6.16	6.09	6.04	6.00	5.96	5.93	5.91
	21.20	18.00	16.69	15.98	15.52	15.21	14.98	14.80	14.66	14.54	14.45	14.37
5	6.60	5.79	5.41	5.19	5.05	4.95	4.88	4.82	4.78	4.74	4.70	4.68
	16.26	13.27	12.06	11.39	10.97	10.67	10.45	10.27	10.15	10.05	9.96	9.89
6	5.99	5.14	4.76	4.53	4.39	4.28	4.21	4.15	4.10	4.06	4.03	4.00
	13.74	10.92	9.78	9.15	8.75	8.47	8.26	8.10	7.98	7.87	7.79	7.72
7	5.59	4.74	4.35	4.12	3.97	3.87	3.76	3.73	3.68	3.63	3.60	3.57
	12.25	9.55	8.45	7.85	7.46	7.19	7.00	6.84	6.71	6.62	6.54	6.47
8	5.32	4.46	4.07	3.84	3.69	3.58	3.50	3.44	3.39	3.34	3.31	3.28
	11.26	8.65	7.59	7.01	6.63	6.37	6.19	6.03	5.91	5.82	5.74	5.67
9	5.12	4.26	3.86	3.63	3.48	3.37	3.29	3.23	3.18	3.13	3.10	3.07
	10.56	8.02	6.99	6.42	6.06	5.80	5.62	5.47	5.35	5.26	5.18	5.11
10	4.96	4.10	3.71	3.48	3.33	3.22	3.14	3.97	3.02	2.97	2.94	2.91
	10.04	7.56	6.55	5.99	5.64	5.39	5.21	5.06	4.95	4.85	4.78	4.71
11	4.84	3.98	3.59	3.36	3.20	3.09	3.01	2.95	2.90	2.86	2.82	7.29
	9.65	7.20	6.22	5.67	5.32	5.07	4.88	4.74	4.63	4.54	4.46	4.40
12	4.75	3.88	3.49	3.26	3.11	3.00	2.92	2.85	2.80	2.76	2.72	2.69
	9.33	6.93	5.95	5.41	5.06	4.82	4.65	4.50	4.39	4.30	4.22	4.16
13	4.67	3.80	3.41	3.18	3.02	2.92	2.84	2.77	2.72	2.67	2.63	2.60
	9.07	6.70	5.74	5.20	4.86	4.62	4.44	4.30	4.19	4.10	4.02	3.96
14	4.60	3.74	3.34	3.11	2.96	2.85	2.77	2.70	2.65	2.60	2.56	2.53
	8.86	6.51	5.56	5.03	4.69	4.46	4.28	4.14	4.03	3.94	3.86	3.80
15	4.54	3.68	3.29	3.06	2.90	2.79	2.70	2.64	2.59	2.55	2.51	2.48
	8.68	6.36	5.42	4.89	4.56	4.32	4.14	4.00	3.89	3.80	3.73	3.67

续表

分母的自由度 ν_2	分子的自由度，ν_1											
	1	2	3	4	5	6	7	8	9	10	11	12
16	4.49	3.63	3.24	3.01	2.85	2.74	2.66	2.59	2.54	2.49	2.45	2.42
	8.53	6.23	5.29	4.77	4.44	4.20	4.03	3.89	3.78	3.69	3.61	3.55
17	4.45	3.59	3.20	2.96	2.81	2.70	2.62	2.55	2.50	2.45	2.41	2.38
	8.40	6.11	5.18	4.67	4.34	4.10	3.93	3.79	3.68	3.59	3.52	3.45
18	4.42	3.55	3.16	2.93	2.77	2.66	2.58	2.51	2.46	2.41	2.37	2.34
	8.28	6.01	5.09	4.58	4.25	4.01	3.85	3.71	3.60	3.51	3.44	3.37
19	4.38	3.52	3.13	2.90	2.74	2.63	2.55	2.48	2.43	2.38	2.34	2.31
	8.18	5.93	5.01	4.50	4.17	3.94	3.77	3.63	3.52	3.43	3.36	3.30
20	4.35	3.49	3.10	2.87	2.71	2.60	2.52	2.45	2.40	2.35	2.31	2.28
	8.10	5.85	4.94	4.43	4.10	3.87	3.71	3.56	3.45	3.37	3.30	3.23
21	4.32	3.47	3.07	2.84	2.68	2.57	2.49	2.42	2.37	2.32	2.28	2.25
	8.02	5.78	4.87	4.37	4.04	3.81	3.65	3.51	3.40	3.31	3.24	3.17
22	4.30	3.44	3.05	2.82	2.66	2.55	2.47	2.40	2.35	2.30	2.26	2.23
	7.94	5.72	4.82	4.31	3.99	3.76	3.59	3.45	3.35	3.26	3.18	3.12
23	4.28	3.42	3.03	2.80	2.64	2.53	2.45	2.38	2.32	2.28	2.24	2.20
	7.88	5.66	4.76	4.26	3.94	3.71	3.54	3.41	3.30	3.21	3.14	3.07
24	4.26	3.40	3.01	2.78	2.62	2.51	2.43	2.36	2.30	2.26	2.22	2.18
	7.82	5.61	4.72	4.22	3.90	3.67	3.50	3.36	3.25	3.17	3.09	3.03
25	4.24	3.38	2.99	2.76	2.60	2.49	2.41	2.34	2.28	2.24	2.20	2.16
	7.77	5.57	4.68	4.18	3.86	3.63	3.46	3.32	3.21	3.13	3.05	2.99

附表 6-1　Dunnett-t 检验临界值表（单侧）

（表中横行数字，上行：$P=0.05$　下行：$P=0.01$）

误差的自由度（ν）	处理组数（不包括对照组）T								
	1	2	3	4	5	6	7	8	9
5	2.02	2.44	2.68	2.85	2.98	3.08	3.16	3.24	3.30
	3.37	3.90	4.21	4.43	4.60	4.73	4.85	4.94	5.03
6	1.94	2.34	2.56	2.71	2.83	2.92	3.00	3.07	3.12
	3.14	3.61	3.88	4.07	4.21	4.33	4.43	4.51	4.59
7	1.89	2.27	2.48	2.62	2.73	2.82	2.89	2.95	3.01
	3.00	3.42	3.66	3.83	3.96	4.07	4.15	4.23	4.30
8	1.86	2.22	2.42	2.55	2.66	2.74	2.81	2.87	2.92
	2.90	3.29	3.51	3.67	3.79	3.88	3.96	4.03	4.09

续表

误差的自由度 (ν)	处理组数（不包括对照组）T								
	1	2	3	4	5	6	7	8	9
9	1.83	2.18	2.37	2.50	2.60	2.68	2.75	2.81	2.86
	2.82	3.19	3.40	3.55	3.66	3.75	3.82	3.89	3.94
10	1.81	2.15	2.34	2.47	2.56	2.64	2.70	2.76	2.81
	2.76	3.11	3.31	3.45	3.56	3.64	3.71	3.78	3.83
11	1.80	2.13	2.31	2.44	2.53	2.60	2.67	2.72	2.77
	2.72	3.06	3.25	3.38	3.48	3.56	3.63	3.69	3.74
12	1.78	2.11	2.29	2.41	2.50	2.58	2.64	2.69	2.74
	2.68	3.01	3.19	3.32	3.42	3.50	3.56	3.62	3.67
13	1.77	2.09	2.27	2.39	2.48	2.55	2.61	2.66	2.71
	2.65	2.97	3.15	3.27	3.37	3.44	3.51	3.56	3.61
14	1.76	2.08	2.25	2.37	2.46	2.53	2.59	2.64	2.69
	2.62	2.94	3.11	3.23	3.32	3.40	3.46	3.51	3.56
15	1.75	2.07	2.24	2.36	2.44	2.51	2.57	2.62	2.67
	2.60	2.91	3.08	3.20	3.29	3.36	3.42	3.47	3.52
16	1.75	2.06	2.23	2.34	2.43	2.50	2.56	2.61	2.65
	2.58	2.88	3.05	3.17	3.26	3.33	3.39	3.44	3.48
17	1.74	2.05	2.22	2.33	2.42	2.49	2.54	2.59	2.64
	2.57	2.86	3.03	3.14	3.23	3.30	3.36	3.41	3.45
18	1.73	2.04	2.21	2.32	2.41	2.48	2.53	2.58	2.62
	2.55	2.84	3.01	3.12	3.21	3.27	3.33	3.38	3.42
19	1.73	2.03	2.20	2.31	2.40	2.47	2.52	2.57	2.61
	2.54	2.83	2.99	3.10	3.18	3.25	3.31	3.36	3.40
20	1.72	2.03	2.19	2.30	2.39	2.46	2.51	2.56	2.60
	2.53	2.81	2.97	3.08	3.17	3.23	3.29	3.34	3.38
24	1.71	2.01	2.17	2.28	2.36	2.43	2.48	2.53	2.57
	2.49	2.77	2.92	3.03	3.11	3.17	3.22	3.27	3.31
30	1.70	1.99	2.15	2.25	2.33	2.40	2.45	2.50	2.54
	2.46	2.72	2.87	2.97	3.05	3.11	3.16	3.21	3.24
40	1.68	1.97	2.13	2.23	2.31	2.37	2.42	2.47	2.51
	2.42	2.68	2.82	2.92	2.99	3.05	3.10	3.14	3.18
60	1.67	1.95	2.10	2.21	2.28	2.35	2.39	2.44	2.48
	2.39	2.64	2.78	2.87	2.94	3.00	3.04	3.08	3.12
120	1.66	1.93	2.08	2.18	2.26	2.32	2.37	2.41	2.45
	2.36	2.60	2.73	2.82	2.89	2.94	2.99	3.03	3.06
∞	1.64	1.92	2.06	2.16	2.23	2.29	2.34	2.38	2.42
	2.33	2.56	2.68	2.77	2.84	2.89	2.93	2.97	3.00

附表 6-2 Dunnett-t 检验临界值表（双侧）

（表中横行数字，上行：$P=0.05$　下行：$P=0.01$）

误差的自由度 (ν)	处理组数（不包括对照组）T								
	1	2	3	4	5	6	7	8	9
5	2.57	3.03	3.39	3.66	3.88	4.06	4.22	4.36	4.49
	4.03	4.63	5.09	5.44	5.73	5.97	6.18	6.36	6.53
6	2.45	2.86	3.18	3.41	3.60	3.75	3.88	4.00	4.11
	3.71	4.22	4.60	4.88	5.11	5.30	5.47	5.61	5.74
7	2.36	2.75	3.04	3.24	3.41	3.54	3.66	3.76	3.86
	3.50	3.95	4.28	4.52	4.71	4.87	5.01	5.13	5.24
8	2.31	2.67	2.94	3.13	3.28	3.40	3.51	3.60	3.68
	3.36	3.77	4.06	4.27	4.44	4.58	4.70	4.81	4.90
9	2.26	2.61	2.86	3.04	3.18	3.29	3.39	3.48	3.55
	3.25	3.63	3.90	4.09	4.24	4.37	4.48	4.57	4.65
10	2.23	2.57	2.81	2.97	3.11	3.21	3.31	3.39	3.46
	3.17	3.53	2.78	3.95	4.10	4.21	4.31	4.40	4.47
11	2.20	2.53	2.76	2.92	3.05	3.15	3.24	3.31	3.38
	3.11	3.45	3.68	3.85	3.98	4.09	4.18	4.26	4.33
12	2.18	2.50	2.72	2.88	3.00	3.10	3.18	3.25	3.32
	3.05	3.39	3.61	3.76	3.89	3.99	4.08	4.15	4.22
13	2.16	2.48	2.69	2.84	2.96	3.06	3.14	3.21	3.27
	3.01	3.33	3.54	3.69	3.81	3.91	3.99	4.06	4.13
14	2.14	2.46	2.67	2.81	2.93	3.02	3.10	3.17	3.23
	2.98	3.29	3.49	3.64	3.75	3.84	3.92	3.99	4.05
15	2.19	2.44	2.64	2.79	2.90	2.99	3.07	3.13	3.19
	2.95	3.25	3.45	3.59	3.70	3.79	3.86	3.93	3.99
16	2.12	2.42	2.63	2.77	2.88	2.96	3.04	3.10	3.16
	2.92	3.22	3.41	3.55	3.65	3.74	3.82	3.88	3.93
17	2.11	2.41	2.61	2.75	2.85	2.94	3.01	3.08	3.13
	2.90	3.19	3.38	3.51	3.62	3.70	3.77	3.83	3.89
18	2.10	2.40	2.59	2.73	2.84	2.92	2.99	3.05	3.11
	2.88	3.17	3.35	3.48	3.58	3.67	3.74	3.80	3.85
19	2.09	2.39	2.58	2.72	2.82	2.90	2.97	3.04	3.69
	2.86	3.15	3.33	3.46	3.55	3.64	3.70	3.76	3.81
20	2.09	2.38	2.57	2.70	2.81	2.89	2.96	3.02	3.07
	2.85	3.13	3.31	3.43	3.53	3.61	3.67	3.73	3.78
24	2.06	2.35	2.53	2.66	2.76	2.84	2.91	2.96	3.01
	2.80	3.07	3.24	3.36	3.45	3.52	3.58	3.64	3.69
30	2.04	2.32	2.50	2.62	2.72	2.79	2.86	3.91	2.96
	2.75	3.01	3.17	3.28	3.37	3.44	3.50	3.55	3.59

续表

误差的自由度（ν）	处理组数（不包括对照组）T								
	1	2	3	4	5	6	7	8	9
40	2.02	2.29	2.47	2.58	2.67	2.75	2.81	2.86	2.90
	2.70	2.95	3.10	3.21	3.29	3.36	3.41	3.46	3.50
60	2.00	2.27	2.43	2.55	2.63	2.70	2.76	2.81	2.85
	2.66	2.90	3.04	3.14	3.22	3.28	3.33	3.38	3.42
120	1.98	2.24	2.40	2.51	2.59	2.66	2.71	2.76	2.80
	2.62	2.84	2.98	3.08	3.15	3.21	3.25	3.30	3.33
∞	1.96	2.21	2.37	2.47	2.55	2.62	2.67	2.71	2.75
	2.58	2.79	2.92	3.01	3.08	3.14	3.18	3.22	3.25

附表 7　χ^2 分布界值表

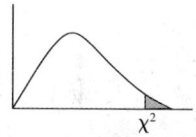

ν	α（右侧尾部面积）												
	0.995	0.990	0.975	0.950	0.900	0.750	0.500	0.250	0.100	0.050	0.025	0.010	0.005
1	—	—	—	—	0.02	0.10	0.45	1.32	2.71	3.84	5.02	6.63	7.88
2	0.01	0.02	0.05	0.10	0.21	0.58	1.39	2.77	4.61	5.99	7.38	9.21	10.60
3	0.07	0.11	0.22	0.35	0.58	1.21	2.37	4.11	6.25	7.81	9.35	11.34	12.84
4	0.21	0.30	0.48	0.71	1.06	1.92	3.36	5.39	7.78	9.49	11.14	13.28	14.86
5	0.41	0.55	0.83	1.15	1.61	2.67	4.35	6.63	9.24	11.07	12.83	15.09	16.75
6	0.68	0.87	1.24	1.64	2.20	3.45	5.35	7.84	10.64	12.59	14.45	16.81	18.55
7	0.99	1.24	1.69	2.17	2.83	4.25	6.35	9.04	12.02	14.07	16.01	18.48	20.28
8	1.34	1.65	2.18	2.73	3.49	5.07	7.34	10.22	13.36	15.51	17.53	20.09	21.95
9	1.73	2.09	2.70	3.33	4.17	5.90	8.34	11.39	14.68	16.92	19.02	21.67	23.59
10	2.16	2.56	3.25	3.94	4.87	6.74	9.34	12.55	15.99	18.31	20.48	23.21	25.19
11	2.60	3.05	3.82	4.57	5.58	7.58	10.34	13.70	17.28	19.68	21.92	24.72	26.76
12	3.07	3.57	4.40	5.23	6.30	8.44	11.34	14.85	18.55	21.03	23.34	26.22	28.30
13	3.57	4.11	5.01	5.89	7.04	9.30	12.34	15.98	19.81	22.36	24.74	27.69	29.82
14	4.07	4.66	5.63	6.57	7.79	10.17	13.34	17.12	21.06	23.68	26.12	29.14	31.32
15	4.60	5.23	6.26	7.26	8.55	11.04	14.34	18.25	22.31	25.00	27.49	30.58	32.80
16	5.14	5.81	6.91	7.96	9.31	11.91	15.34	19.37	23.54	26.30	28.85	32.00	34.27
17	5.70	6.41	7.56	8.67	10.09	12.79	16.34	20.49	24.77	27.59	30.19	33.41	35.72

续表

ν	\multicolumn{13}{c}{α（右侧尾部面积）}
	0.995	0.990	0.975	0.950	0.900	0.750	0.500	0.250	0.100	0.050	0.025	0.010	0.005
18	6.26	7.01	8.23	9.39	10.86	13.68	17.34	21.60	25.99	28.87	31.53	34.81	37.16
19	6.84	7.63	8.91	10.12	11.65	14.56	18.34	22.72	27.20	30.14	32.85	36.19	38.58
20	7.43	8.26	9.59	10.85	12.44	15.45	19.34	23.83	28.41	31.41	34.17	37.57	40.00
21	8.03	8.90	10.28	11.59	13.24	16.34	20.34	24.93	29.62	32.67	35.48	38.93	41.40
22	8.64	9.54	10.98	12.34	14.04	17.24	21.34	26.04	30.81	33.92	36.78	40.29	42.80
23	9.26	10.20	11.69	13.09	14.85	18.14	22.34	27.14	32.01	35.17	38.08	41.64	44.18
24	9.89	10.86	12.40	13.85	15.66	19.04	23.34	28.24	33.20	36.42	39.36	42.98	45.56
25	10.52	11.52	13.12	14.61	16.47	19.94	24.34	29.34	34.38	37.65	40.65	44.31	46.93
26	11.16	12.20	13.84	15.38	17.29	20.84	25.34	30.43	35.56	38.89	41.92	45.64	48.29
27	11.81	12.88	14.57	16.15	18.11	21.75	26.34	31.53	36.74	40.11	43.19	46.96	49.64
28	12.46	13.56	15.31	16.93	18.94	22.66	27.34	32.62	37.92	41.34	44.46	48.28	50.99
29	13.12	14.26	16.05	17.71	19.77	23.57	28.34	33.71	39.09	42.56	45.72	49.59	52.34
30	13.79	14.95	16.79	18.49	20.60	24.48	29.34	34.80	40.26	43.77	46.98	50.89	53.67
40	20.71	22.16	24.43	26.51	29.05	33.66	39.34	45.62	51.81	55.76	59.34	63.69	66.77
50	27.99	29.71	32.36	34.76	37.69	42.94	49.33	56.33	63.17	67.50	71.42	76.15	79.49
60	35.53	37.48	40.48	43.19	46.46	52.29	59.33	66.98	74.40	79.08	83.30	88.38	91.95
70	43.28	45.44	48.76	51.74	55.33	61.70	69.33	77.58	85.53	90.53	95.02	100.43	104.21
80	51.17	53.54	57.15	60.39	64.28	71.14	79.33	88.13	96.58	101.88	106.63	112.33	116.32
90	59.20	61.75	65.65	69.13	73.29	80.62	89.33	98.65	107.57	113.15	118.14	124.12	128.30
100	67.33	70.06	74.22	77.93	82.36	90.13	99.33	109.14	118.50	124.34	129.56	135.81	140.17

附表 8　t 界值表（配对比较的符号秩和检验用）

n	$P(1)$:　0.05	0.025	0.01	0.005
	$P(2)$:　0.10	0.05	0.02	0.010
5	0~15	—	—	—
6	2~19	0~21	—	—
7	3~25	2~26	0~28	—
8	5~31	3~33	1~35	0~36
9	8~37	5~40	3~42	1~44
10	10~45	8~47	5~50	3~52
11	13~53	10~56	7~59	5~61
12	17~61	13~65	9~69	7~71

续表

n	$P(1):$ 0.05 $P(2):$ 0.10	0.025 0.05	0.01 0.02	0.005 0.010
13	21~70	17~74	12~79	9~82
14	25~80	21~84	15~90	12~93
15	30~90	25~95	19~101	15~105
16	35~101	29~107	23~113	19~117
17	41~112	34~119	27~126	23~130
18	47~124	40~131	32~139	27~144
19	53~137	46~144	37~153	32~158
20	60~150	52~158	43~167	37~173
21	67~164	58~173	49~182	42~189
22	75~178	65~188	55~198	48~205
23	83~193	73~203	62~214	54~222
24	91~209	81~219	69~231	61~239
25	100~225	89~236	76~249	68~257
26	110~241	98~253	84~267	75~276
27	119~259	107~271	92~286	83~295
28	130~276	116~290	101~305	91~315
29	140~295	126~309	110~325	100~335
30	151~314	137~328	120~345	109~356
31	163~333	147~349	130~366	118~378
32	175~353	159~369	140~388	128~400
33	187~374	170~391	151——410	138~423
34	200~395	182~413	162~433	148~447
35	213~417	195~435	173~457	159~471
36	227~439	208~458	185~481	171~495
37	241~462	221~482	198~505	182~521
38	256~485	235~506	211~530	194~547
39	271~509	249~531	224~556	207~573
40	286~534	264~556	238~582	220~600
41	302~559	279~582	252~609	233~628
42	319~584	294~60Q	266~637	247~656
43	336~610	310~636	281~665	261~685
44	353~637	327~663	296~694	276~714
45	371~664	343~692	312~723	291~744
46	389~692	361~720	328~753	307~774
47	407~721	378~750	345~783	322~806
48	426~750	396~780	362~814	339~837
49	446~779	415~810	379~846	355~870
50	466~809	434~841	397~878	373~902

附表 9　t 界值表（两样本比较的秩和检验用）

行	P（1）	P（2）
1	0.050	0.10
2	0.025	0.05
3	0.010	0.02
4	0.005	0.01

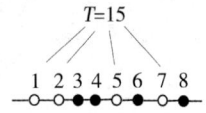

T=15

1 2 3 4 5 6 7 8

n_1 (较小 n)	\multicolumn{11}{c}{$n_1 \sim n_2$}										
	0	1	2	3	4	5	6	7	8	9	10
2			3~13	3~15	3~17	4~18	4~20	4~22	4~24	5~25	
				3~19	3~21	3~23	3~25	4~26			
3	6~15	6~18	7~20	8~22	8~25	9~27	10~29	10~32	11~34	11~37	12~39
		6~21	7~23	7~26	8~28	8~31	9~33	9~36	10~38	10~41	
			6~27	6~30	7~32	7~35	7~38	8~40	8~43		
			6~33	6~36	6~39	7~41	7~44				
4	11~25	12~28	13~31	14~34	15~37	16~40	17~43	18~46	19~49	20~52	21~55
	10~26	11~29	12~32	13~35	14~38	14~42	15~45	16~48	17~51	18~54	19~57
		10~30	11~33	11~37	12~40	13~43	13~47	14~50	15~53	15~57	16~60
			10~34	10~38	11~41	11~45	12~48	12~52	13~55	13~59	14~62
5	19~36	20~40	21~44	23~47	24~51	26~54	27~58	28~62	30~65	31~69	33~72
	47~38	18~42	20~45	21~49	22~53	23~57	24~61	26~64	27~68	28~72	29~76
	16~39	17~43	18~47	19~51	20~55	21~59	22~63	23~67	24~71	25~75	26~79
	15~40	16~44	16~49	17~53	18~57	19~61	20~65	21~69	22~73	22~78	23~82
6	28~50	29~55	31~59	33~63	35~67	37~71	38~76	40~80	42~84	44~88	46~92
	26~52	27~57	29~61	31~65	32~70	34~74	35~79	37~83	38~88	40~92	42~96
	24~54	25~59	27~63	28~68	29~73	30~78	32~82	33~87	34~92	36~96	37~101
	23~55	24~60	25~65	26~70	27~75	28~80	30~84	31~89	32~94	33~99	34~104
7	39~66	41~71	43~76	45~81	47~86	49~91	52~95	54~100	56~105	58~110	61~114
	36~69	38~74	40~79	42~84	44~89	46~94	48~99	50~104	52~109	54~114	56~119
	34~71	35~77	37~82	39~87	40~93	42~98	44~103	45~109	47~114	49~119	51~124
	32~73	34~78	35~84	37~89	38~95	40~100	41~106	43~111	44~117	45~122	47~128
8	51~58	54~90	56~96	59~101	62~106	64~110	67~117	69~123	72~128	75~133	77~139
	49~87	51~93	53~99	55~105	58~110	60~116	62~122	65~127	67~133	70~138	72~144
	45~91	47~97	49~103	51~109	53~115	56~120	58~126	60~132	62~138	64~144	66~150
	43~93	45~99	47~105	49~111	51~117	53~123	54~130	56~136	58~142	60~148	62~154
9	66~105	69~111	72~117	75~123	78~129	81~135	84~141	87~147	90~152	93~159	96~165
	62~109	65~115	68~121	71~127	73~134	76~140	79~146	82~152	84~159	87~165	90~171
	59~112	61~119	63~126	66~132	68~139	71~145	73~152	76~158	78~165	81~171	83~178
	56~115	58~122	61~128	63~135	65~142	67~149	69~156	72~162	74~169	76~176	78~183

n_1（较小 n）	0	1	2	3	4	5	6	7	8	9	10
10	82~128	86~134	89~141	92~148	96~154	99~161	103~167	106~174	110~180	113~187	117~193
	78~132	81~139	84~146	88~152	91~159	94~166	97~173	100~180	103~187	107~193	110~200
	74~136	77~143	79~151	82~158	85~165	88~172	91~179	93~187	96~194	99~201	102~208
	71~139	73~147	76~154	79~161	81~169	84~176	86~184	89~191	92~198	94~206	97~213
11	100~153	104~160	108~167	112~174	116~181	120~188	123~196	127~203	131~210	135~217	139~224
	96~157	99~165	103~172	106~180	110~187	113~195	117~202	121~209	124~217	128~224	132~231
	91~162	94~170	97~178	100~186	103~194	107~201	110~209	113~217	116~225	119~233	123~240
	87~166	90~174	93~182	96~190	99~198	102~206	105~214	108~222	111~230	114~238	116~247
12	120~180	125~188	129~195	133~203	138~210	142~218	146~226	150~234	155~241	159~249	163~257
	115~185	119~193	123~201	127~209	131~217	135~225	139~233	143~241	147~249	151~257	155~265
	109~191	113~199	116~208	120~216	124~224	127~233	131~241	134~250	138~258	142~266	145~275
	105~195	109~203	112~212	115~221	119~229	122~238	125~247	129~255	132~264	135~273	158~282
13	142~209	147~217	152~225	156~234	161~242	166~250	171~258	175~267	180~275	185~283	189~292
	136~215	141~223	145~232	150~240	154~249	158~258	163~266	167~275	172~283	176~292	181~300
	130~221	134~230	138~239	142~248	146~257	150~266	154~275	158~284	162~293	166~302	170~311
	125~226	129~235	133~244	136~254	140~263	144~272	148~281	151~291	154~301	158~310	162~319
14	166~240	171~249	176~258	182~266	187~275	192~284	197~293	202~302	207~311	212~320	218~328
	160~246	164~256	169~265	174~274	179~283	183~293	188~302	193~311	198~320	203~329	208~338
	152~254	156~264	161~273	165~283	170~292	174~302	178~312	183~321	187~331	192~340	196~350
	147~259	151~269	155~279	159~289	163~299	168~308	172~318	175~329	179~339	183~349	187~359
15	192~273	197~283	203~292	208~302	214~311	220~320	225~330	231~339	236~349	242~358	248~367
	184~281	190~290	195~300	200~310	205~320	210~330	216~339	221~349	226~359	232~368	237~378
	176~289	181~299	186~309	190~320	195~330	200~340	205~350	210~360	214~371	219~381	224~391
	171~294	175~305	180~315	184~326	189~336	193~347	197~358	201~369	206~379	210~390	215~400

附表 10 H 界值表（三样本比较的秩和检验用）

n	n_1	n_2	n_3	P = 0.05	P = 0.01
7	3	2	2	4.71	——
	3	3	1	5.14	——
	3	3	2	5.36	——
8	4	2	2	5.33	——
	4	3	1	5.20	——
	5	2	1	5.00	——

续表

n	n_1	n_2	n_3	P 0.05	P 0.01
	3	3	3	5.60	7.20
	4	3	2	5.44	6.30
9	4	4	1	4.97	6.67
	5	2	2	5.16	6.53
	5	3	1	4.96	—
	4	3	3	5.72	6.75
10	4	4	2	5.45	7.04
	5	3	2	5.25	6.82
	5	4	1	4.99	6.95
	4	4	3	5.60	7.14
11	5	3	3	5.65	7.08
	5	4	2	5.27	7.12
	5	5	1	5.13	7.31
	4	4	4	5.69	7.65
12	5	4	3	5.63	7.44
	5	5	2	5.34	7.27
13	5	4	4	5.62	7.76
	5	5	3	5.71	7.54
14	5	5	4	5.64	7.79
15	5	5	5	5.78	7.98

附表 11 m 界值表（随机区组比较的秩和检验用）

（$P=0.05$）

区组数 (b)	处理组数（k）													
	2	3	4	5	6	7	8	9	10	11	12	13	14	15
2	—	—	20	38	64	96	138	192	258	336	429	538	664	808
3	—	18	37	64	104	158	225	311	416	542	691	865	1063	1292
4	—	26	52	89	144	217	311	429	574	747	950	1189	1460	1770
5	—	32	65	113	183	277	396	547	731	950	1210	1512	1859	2254
6	18	42	76	137	222	336	482	664	887	1155	1469	1831	2253	2738
7	24.5	50	92	167	272	412	591	815	1086	1410	1791	2233	2740	3316
8	32	50	105	190	310	471	676	931	1241	1612	2047	2552	3131	3790
9	24.5	56	118	214	349	529	760	1047	1396	1813	2302	2871	3523	4264
10	32	62	131	238	388	588	845	1164	1551	2014	2558	3189	3914	4737

续表

区组数	处理组数（k）													
(b)	2	3	4	5	6	7	8	9	10	11	12	13	14	15
11	40.5	66	144	261	427	647	929	1280	1706	2216	2814	3508	4305	5211
12	32	72	157	285	465	706	1013	1396	1862	2417	3070	3827	4697	5685
13	40.5	78	170	309	504	764	1098	1512	2017	2618	3326	4146	5088	6159
14	50	84	183	333	543	823	1182	1629	2172	2820	3581	4465	5479	6632
15	40.5	90	196	356	582	882	1267	1745	2327	3021	3837	4784	5871	7106

附表 12 q **界值表** 上行：$P=0.05$ 下行：$P=0.01$

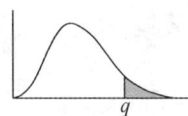

ν	组数，k								
	2	3	4	5	6	7	8	9	10
5	3.64	4.60	5.22	5.67	6.03	6.33	6.58	6.80	6.99
	5.70	6.98	7.80	8.42	8.91	9.32	9.67	9.97	10.24
6	3.46	4.34	4.90	5.30	5.63	5.90	6.12	6.32	6.49
	5.24	6.33	7.03	5.56	7.97	8.32	8.61	8.87	9.10
7	3.34	4.16	4.68	5.06	5.36	5.61	5.82	6.00	6.16
	4.95	5.92	6.54	7.01	7.37	7.68	7.94	8.17	8.37
8	3.26	4.04	4.53	4.89	5.17	5.40	5.60	5.77	5.92
	4.75	5.64	6.20	6.62	6.96	7.24	7.47	7.68	7.86
9	3.20	3.95	4.41	4.76	5.02	5.24	5.43	5.59	5.74
	4.60	5.43	5.96	6.35	6.66	6.91	7.13	7.33	7.49
10	3.15	3.88	4.33	4.65	4.91	5.12	5.30	5.46	5.60
	4.48	5.27	5.77	6.14	6.43	6.67	6.87	7.05	7.21
12	3.08	3.77	4.20	4.51	4.75	4.95	5.12	5.27	5.39
	4.32	5.05	5.50	5.84	6.10	6.32	6.51	6.67	6.81
14	3.03	3.70	4.11	4.41	4.64	4.83	4.99	5.13	5.25
	4.21	4.89	5.32	5.63	5.88	6.08	6.26	6.41	6.54
16	3.00	3.65	4.05	4.33	4.56	4.74	4.90	5.03	5.15
	4.13	4.79	5.19	5.49	5.72	5.92	6.08	6.22	6.35
18	2.97	3.61	4.00	4.28	4.49	4.67	4.82	4.96	5.07
	4.07	4.70	5.09	5.38	5.60	5.79	5.94	6.08	6.20
20	2.95	3.58	3.96	4.23	4.45	4.62	4.77	4.90	5.01
	4.02	4.64	5.02	5.29	5.51	5.69	5.84	5.97	6.09
30	2.89	3.49	3.85	4.10	4.30	4.46	4.60	4.72	4.82
	3.89	4.45	4.80	5.05	5.24	5.40	5.54	5.65	5.76

续表

ν	组数，k								
	2	3	4	5	6	7	8	9	10
40	2.86	3.44	3.79	4.04	4.23	4.39	4.52	4.63	4.73
	3.82	4.37	4.70	4.93	5.11	5.26	5.39	5.50	5.60
60	2.83	3.40	3.74	3.98	4.16	4.31	4.44	4.55	4.65
	3.76	4.28	4.59	4.82	4.99	5.13	5.25	5.36	5.45
120	2.80	3.36	3.68	3.92	4.10	4.24	4.36	4.47	4.56
	3.70	4.20	4.50	4.71	4.87	5.01	5.12	5.21	5.30
∞	2.77	3.31	3.63	3.86	4.03	4.17	4.29	4.39	4.47
	3.64	4.12	4.40	4.60	4.76	4.88	4.99	5.08	5.16

附表 13　r 界值表

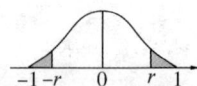

ν	概率，P								
	单侧： 0.25	0.10	0.05	0.025	0.01	0.005	0.0025	0.001	0.000
	双侧： 0.50	0.20	0.10	0.05	0.02	0.01	0.005	0.002	0.001
1	0.707	0.951	0.988	0.997	1.000	1.000	1.000	1.000	1.000
2	0.500	0.800	0.900	0.950	0.980	0.990	0.995	0.998	0.999
3	0.404	0.687	0.805	0.878	0.934	0.959	0.974	0.986	0.991
4	0.347	0.608	0.729	0.811	0.882	0.917	0.942	0.963	0.974
5	0.309	0.551	0.669	0.755	0.833	0.875	0.906	0.935	0.951
6	0.281	0.507	0.621	0.707	0.789	0.834	0.870	0.905	0.925
7	0.260	0.472	0.582	0.666	0.750	0.798	0.836	0.875	0.898
8	0.242	0.443	0.549	0.632	0.715	0.765	0.805	0.847	0.872
9	0.228	0.419	0.521	0.602	0.685	0.735	0.776	0.820	0.847
10	0.216	0.398	0.497	0.576	0.658	0.708	0.750	0.795	0.823
11	0.206	0.380	0.476	0.553	0.634	0.684	0.726	0.772	0.801
12	0.197	0.365	0.457	0.532	0.612	0.661	0.703	0.750	0.780
13	0.189	0.351	0.441	0.514	0.592	0.641	0.683	0.730	0.760
14	0.182	0.338	0.426	0.497	0.574	0.623	0.664	0.711	0.742
15	0.176	0.327	0.412	0.482	0.558	0.606	0.647	0.694	0.725
16	0.170	0.317	0.400	0.468	0.542	0.590	0.631	0.678	0.708
17	0.165	0.308	0.389	0.456	0.529	0.575	0.616	0.662	0.693
18	0.160	0.299	0.378	0.444	0.515	0.561	0.602	0.648	0.679
19	0.156	0.291	0.369	0.433	0.503	0.549	0.589	0.635	0.665
20	0.152	0.284	0.360	0.423	0.492	0.537	0.576	0.622	0.652

续表

ν		0.25	0.10	0.05	0.025	0.01	0.005	0.0025	0.001	0.000
	单侧：	0.25	0.10	0.05	0.025	0.01	0.005	0.0025	0.001	0.000
	双侧：	0.50	0.20	0.10	0.05	0.02	0.01	0.005	0.002	0.001
21		0.148	0.277	0.352	0.413	0.482	0.526	0.565	0.610	0.640
22		0.145	0.271	0.344	0.404	0.472	0.515	0.554	0.599	0.629
23		0.141	0.265	0.337	0.396	0.462	0.505	0.543	0.588	0.618
24		0.138	0.260	0.330	0.388	0.453	0.496	0.534	0.578	0.607
25		0.136	0.255	0.323	0.381	0.445	0.487	0.524	0.568	0.597
26		0.133	0.250	0.317	0.374	0.437	0.479	0.515	0.559	0.588
27		0.131	0.245	0.311	0.367	0.430	0.471	0.507	0.550	0.579
28		0.128	0.241	0.306	0.361	0.423	0.463	0.499	0.541	0.570
29		0.126	0.237	0.301	0.355	0.416	0.456	0.491	0.533	0.562
30		0.124	0.233	0.296	0.349	0.409	0.449	0.484	0.526	0.554
31		0.122	0.229	0.291	0.344	0.403	0.442	0.477	0.518	0.546
32		0.120	0.225	0.287	0.339	0.397	0.436	0.470	0.511	0.539
33		0.118	0.222	0.283	0.334	0.392	0.430	0.464	0.504	0.532
34		0.116	0.219	0.279	0.329	0.386	0.424	0.458	0.498	0.525
35		0.115	0.216	0.275	0.325	0.381	0.418	0.452	0.492	0.519
36		0.113	0.213	0.271	0.320	0.376	0.413	0.446	0.486	0.513
37		0.111	0.210	0.267	0.316	0.371	0.408	0.441	0.480	0.507
38		0.110	0.207	0.264	0.312	0.367	0.403	0.435	0.474	0.501
39		0.108	0.204	0.261	0.308	0.362	0.398	0.430	0.469	0.495
40		0.107	0.202	0.257	0.304	0.358	0.393	0.425	0.463	0.490
41		0.106	0.199	0.254	0.301	0.354	0.389	0.420	0.458	0.484
42		0.104	0.197	0.251	0.297	0.250	0.384	0.416	0.453	0.479
43		0.103	0.195	0.248	0.294	0.346	0.380	0.411	0.449	0.474
44		0.102	0.192	0.246	0.291	0.342	0.376	0.407	0.444	0.469
45		0.101	0.190	0.243	0.288	0.338	0.372	0.403	0.439	0.465
46		0.100	0.188	0.240	0.285	0.335	0.368	0.399	0.435	0.460
47		0.099	0.186	0.238	0.282	0.331	0.365	0.395	0.421	0.456
48		0.098	0.184	0.235	0.279	0.328	0.361	0.391	0.427	0.451
49		0.097	0.182	0.233	0.276	0.325	0.358	0.387	0.423	0.447
50		0.096	0.181	0.231	0.273	0.322	0.354	0.384	0.419	0.443

附表 14　r_s 界值表

n	单侧： 双侧：	0.25 0.50	0.10 0.20	0.05 0.10	0.025 0.05	0.01 0.02	0.005 0.01	0.0025 0.005	0.001 0.002	0.0005 0.001
4		0.600	1.000	1.000						
5		0.500	0.800	0.900	1.000	1.000				
6		0.371	0.657	0.829	0.886	0.943	1.000	1.000		
7		0.321	0.571	0.714	0.786	0.893	0.929	0.964	1.000	1.000
8		0.310	0.524	0.643	0.738	0.833	0.881	0.905	0.952	0.976
9		0.267	0.483	0.600	0.700	0.783	0.833	0.867	0.917	0.933
10		0.248	0.455	0.564	0.648	0.745	0.794	0.830	0.879	0.903
11		0.236	0.427	0.536	0.618	0.709	0.755	0.800	0.845	0.873
12		0.217	0.406	0.503	0.587	0.678	0.727	0.769	0.818	0.846
13		0.209	0.385	0.484	0.560	0.648	0.703	0.747	0.791	0.824
14		0.200	0.367	0.464	0.538	0.626	0.679	0.723	0.771	0.802
15		0.189	0.354	0.446	0.521	0.604	0.654	0.700	0.750	0.779
16		0.182	0.341	0.429	0.503	0.582	0.635	0.679	0.729	0.762
17		0.176	0.328	0.414	0.485	0.566	0.615	0.662	0.713	0.748
18		0.170	0.317	0.401	0.472	0.550	0.600	0.643	0.695	0.728
19		0.165	0.309	0.391	0.460	0.535	0.584	0.628	0.677	0.712
20		0.161	0.299	0.380	0.447	0.520	0.570	0.612	0.662	0.696
21		0.156	0.292	0.370	0.435	0.508	0.556	0.599	0.648	0.681
22		0.152	0.284	0.361	0.425	0.496	0.544	0.586	0.634	0.667
23		0.148	0.278	0.353	0.415	0.486	0.532	0.573	0.622	0.654
24		0.144	0.271	0.344	0.406	0.476	0.521	0.562	0.610	0.642
25		0.142	0.265	0.337	0.398	0.466	0.511	0.551	0.598	0.630
26		0.138	0.259	0.331	0.390	0.457	0.501	0.541	0.587	0.619
27		0.136	0.255	0.324	0.382	0.448	0.491	0.531	0.577	0.608
28		0.133	0.250	0.317	0.375	0.440	0.483	0.522	0.567	0.598
29		0.130	0.245	0.312	0.368	0.433	0.475	0.513	0.558	0.589
30		0.128	0.240	0.306	0.362	0.425	0.467	0.504	0.549	0.580
31		0.126	0.236	0.301	0.356	0.418	0.459	0.496	0.541	0.571
32		0.124	0.232	0.296	0.350	0.412	0.452	0.489	0.533	0.563
33		0.121	0.229	0.291	0.345	0.405	0.446	0.482	0.525	0.554
34		0.120	0.225	0.287	0.340	0.399	0.439	0.475	0.517	0.547
35		0.118	0.222	0.283	0.335	0.394	0.433	0.468	0.510	0.539

续表

n	单侧：	0.25	0.10	0.05	0.025	0.01	0.005	0.0025	0.001	0.0005
	双侧：	0.50	0.20	0.10	0.05	0.02	0.01	0.005	0.002	0.001
36		0.116	0.219	0.279	0.330	0.388	0.427	0.462	0.504	0.533
37		0.114	0.216	0.275	0.325	0.382	0.421	0.456	0.497	0.526
38		0.113	0.212	0.271	0.321	0.378	0.415	0.450	0.491	0.519
39		0.111	0.210	0.267	0.317	0.373	0.410	0.444	0.485	0.513
40		0.110	0.207	0.264	0.313	0.368	0.405	0.439	0.479	0.507
41		0.108	0.204	0.261	0.309	0.364	0.400	0.433	0.473	0.501
42		0.107	0.202	0.257	0.305	0.359	0.395	0.428	0.468	0.495
43		0.105	0.199	0.254	0.301	0.355	0.391	0.426	0.463	0.490
44		0.104	0.197	0.251	0.298	0.351	0.386	0.409	0.458	0.484
45		0.103	0.194	0.248	0.294	0.347	0.382	0.414	0.453	0.479
46		0.102	0.192	0.246	0.291	0.343	0.378	0.410	0.448	0.474
47		0.101	0.190	0.243	0.288	0.340	0.374	0.405	0.443	0.469
48		0.100	0.188	0.240	0.285	0.336	0.370	0.401	0.439	0.465
49		0.098	0.186	0.238	0.282	0.333	0.366	0.397	0.434	0.460
50		0.097	0.184	0.235	0.279	0.329	0.363	0.393	0.430	0.456

附表 15 随机数字表

	1～10	11～20	21～30	31～40	41～50
1	22 17 68 65 81	68 95 23 92 35	87 02 22 57 51	61 09 43 95 06	58 24 82 03 47
2	19 36 27 59 46	13 79 93 37 55	39 77 32 77 09	85 52 05 30 62	47 83 51 62 74
3	16 77 23 02 77	09 61 87 25 21	28 06 24 25 93	16 71 13 59 78	23 05 47 47 25
4	78 43 76 71 61	20 44 90 32 64	97 67 63 99 61	46 38 03 93 22	69 81 21 99 21
5	03 28 28 26 08	73 37 32 04 05	69 30 16 09 05	88 69 58 28 99	35 07 44 75 47
6	93 22 53 64 39	07 10 63 76 35	87 03 04 79 88	08 13 13 85 51	55 34 57 72 69
7	78 76 58 54 74	92 38 70 96 92	52 06 79 79 45	82 63 18 27 44	69 66 92 19 09
8	23 68 35 26 00	99 53 93 61 28	52 70 05 48 34	56 65 05 61 86	90 92 10 70 80
9	15 39 25 70 99	93 86 52 77 65	15 33 59 05 28	22 87 26 07 47	86 96 98 29 06
10	58 71 96 30 24	18 46 23 34 27	85 13 99 24 44	49 18 09 79 49	74 16 32 23 02
11	57 35 27 33 72	24 53 63 94 09	41 10 76 47 91	44 04 95 49 66	39 60 04 59 81
12	48 50 86 54 48	22 06 34 72 52	82 21 15 65 20	33 29 94 71 11	15 91 29 12 03
13	61 96 48 95 03	07 16 39 33 66	98 56 10 56 79	77 21 30 27 12	90 49 22 23 62
14	36 93 89 41 26	29 70 83 63 51	99 74 20 52 36	87 09 41 15 09	98 60 16 03 03
15	18 87 00 42 31	57 90 12 02 07	23 47 37 17 31	54 08 01 88 63	39 41 88 92 10
16	88 56 53 27 59	33 35 72 67 47	77 34 55 45 70	08 18 27 38 90	16 95 86 70 75
17	09 72 95 84 29	49 41 31 06 70	42 38 06 45 18	64 84 73 31 65	52 53 37 97 15
18	12 96 88 17 31	65 19 69 02 83	60 75 86 90 68	24 64 19 35 51	56 61 87 39 12

	1~10	11~20	21~30	31~40	41~50
19	85 94 57 24 16	92 09 84 38 76	22 00 27 69 85	29 81 94 78 70	21 94 47 90 12
20	38 64 43 59 98	98 77 87 68 07	91 51 67 62 44	40 98 05 93 78	23 32 65 41 18
21	53 44 09 42 72	00 41 86 79 79	68 47 22 00 20	35 55 31 51 51	00 83 63 22 55
22	40 76 66 26 84	57 99 99 90 37	36 63 32 08 58	37 40 13 68 97	87 64 81 07 83
23	02 17 79 18 05	12 59 52 57 02	22 07 90 47 03	28 14 11 39 79	20 69 22 40 98
24	95 17 82 06 53	31 51 10 96 46	92 06 88 07 77	56 11 50 81 69	40 23 72 51 39
25	35 76 22 42 92	96 11 83 44 80	34 68 35 48 77	33 42 40 90 60	73 96 53 97 86
26	26 29 13 56 41	85 47 04 66 08	34 72 57 59 13	82 43 80 46 15	38 26 61 70 04
27	77 80 20 75 82	72 82 32 99 90	63 95 73 76 63	89 73 44 99 05	48 67 26 43 18
28	46 40 66 44 52	91 36 74 43 53	30 82 13 54 00	78 45 63 98 35	55 03 36 67 68
29	37 56 08 18 09	77 53 84 46 47	31 91 18 95 58	24 16 74 11 53	44 10 13 85 57
30	61 65 61 68 66	37 27 47 39 19	84 83 70 07 48	53 21 40 06 71	95 06 79 88 54
31	93 43 69 64 07	34 18 04 52 35	56 27 09 24 86	61 85 53 83 45	19 90 70 99 00
32	21 96 60 12 99	11 20 99 45 18	48 13 93 55 34	18 37 79 49 90	65 97 38 20 46
33	95 20 47 97 97	27 37 83 28 71	00 06 41 41 74	45 89 09 39 84	51 67 11 52 49
34	97 86 21 78 73	10 65 81 92 59	58 76 17 14 97	04 76 62 16 17	17 95 70 45 80
35	69 92 06 34 13	59 71 74 17 32	27 55 10 24 19	23 71 82 13 74	63 52 52 01 41
36	04 31 17 21 56	33 73 99 19 87	26 72 39 27 67	53 77 57 68 93	60 61 97 22 61
37	61 06 98 03 91	87 14 77 43 96	43 00 65 98 50	45 60 33 01 07	98 99 46 50 47
38	85 93 85 86 88	72 87 08 62 40	16 06 10 89 20	23 21 34 74 97	76 38 03 29 63
39	21 74 32 47 45	73 96 07 94 52	09 65 90 77 47	25 76 16 19 33	53 05 70 53 30
40	15 69 53 82 80	79 96 23 53 10	65 39 07 16 29	45 33 02 43 70	02 87 40 41 45
41	02 89 08 04 49	20 21 14 68 86	87 63 93 95 17	11 29 01 95 80	35 14 97 35 33
42	87 18 15 89 79	85 43 01 72 73	08 61 74 51 69	89 74 39 82 15	94 51 33 41 67
43	98 83 71 94 22	59 97 50 99 52	08 52 85 08 40	87 80 61 65 31	91 51 80 32 44
44	10 08 58 21 66	72 68 49 29 31	89 85 84 46 06	59 73 19 85 23	65 09 29 75 63
45	47 90 56 10 08	88 02 84 27 83	42 29 72 23 19	66 56 45 65 79	20 71 53 20 25
46	22 85 61 68 90	49 64 92 85 44	16 40 12 89 88	50 14 49 81 06	01 82 77 45 12
47	67 80 43 79 33	12 83 11 41 16	25 58 19 68 70	77 02 54 00 52	53 43 37 15 26
48	27 62 50 96 72	79 44 61 40 15	14 53 40 65 39	27 31 58 50 28	11 39 03 34 25
49	33 78 80 87 15	38 30 06 38 21	14 47 47 07 26	54 96 87 53 32	40 36 40 96 76
50	13 13 92 66 99	47 24 49 57 74	32 25 43 62 17	10 97 11 69 84	99 63 22 32 98

附表 16　随机排列表（$n=20$）

编号	1	2	3	4	5	6	7	8	9	10	11	12	13	14	15	16	17	18	19	20	r_k
1	8	6	19	13	5	18	12	1	4	3	9	2	17	14	11	7	16	15	10	0	−0.0632
2	8	19	7	6	11	14	2	13	5	17	9	12	0	16	15	1	4	10	18	3	−0.0632
3	18	1	10	13	17	2	0	3	8	15	7	4	19	12	5	14	9	11	6	16	0.1053
4	6	19	1	5	18	12	4	0	13	10	16	17	7	14	11	15	8	3	9	2	−0.0842
5	1	2	7	4	18	0	15	13	5	12	19	10	9	14	16	8	6	11	3	17	0.2000
6	11	19	2	15	14	10	8	12	1	17	4	3	0	9	16	6	13	7	18	5	−0.1053
7	14	3	16	7	9	2	15	12	11	4	13	19	8	1	18	6	0	5	17	10	−0.0526
8	3	2	16	6	1	13	17	19	8	14	0	15	9	18	11	5	4	10	7	12	0.0526
9	16	9	10	3	15	0	11	2	1	5	18	8	19	13	6	12	17	4	7	14	0.0947
10	4	11	18	6	0	8	12	16	17	3	2	9	5	7	19	10	15	13	14	1	0.0947
11	5	15	18	13	7	3	10	14	16	1	8	2	17	6	9	4	0	12	19	11	−0.0526
12	0	18	10	15	11	12	3	13	14	1	17	2	6	9	16	4	7	8	19	5	−0.0105
13	10	9	14	18	12	17	15	3	5	2	11	19	8	0	1	4	7	13	6	16	−0.1579
14	11	9	13	0	14	12	18	7	2	10	4	17	19	6	5	8	3	15	1	16	−0.0526
15	17	1	0	16	9	12	2	4	5	18	14	15	7	19	6	8	11	3	10	13	0.1053
16	17	1	5	2	8	12	15	13	19	14	7	16	6	3	9	10	4	11	0	18	0.0105
17	5	16	15	7	18	10	12	9	11	6	13	17	14	1	0	4	3	2	19	8	−0.2000
18	16	19	0	8	6	10	13	17	4	3	15	18	11	1	12	9	5	7	2	14	−0.1368
19	13	9	17	12	15	4	3	1	16	2	10	18	8	6	7	19	14	11	0	5	−0.1263
20	11	12	8	16	3	19	14	17	9	7	4	1	10	0	18	15	6	5	13	2	−0.2105
21	19	12	13	8	4	15	16	7	0	11	1	5	14	18	3	6	10	9	2	17	−0.1368
22	2	18	8	14	6	11	1	9	15	0	17	10	4	7	13	3	12	5	16	19	0.1158
23	9	16	17	18	5	7	12	2	4	10	0	13	8	3	14	15	6	11	1	19	−0.0632
24	15	0	14	6	1	2	9	8	18	4	10	17	3	12	16	11	13	7	5	19	0.1789
25	14	0	9	18	19	16	10	4	5	1	6	2	12	3	11	13	7	8	17	15	0.0526

注：r_k 为随机数列与 $1\sim20$ 等级数列间的 Kendall 等级相关系数。

附表 17　样本均数与总体均数比较（或配对比较）时所需样本例数

δ/α	单侧 α=0.005 双侧 α=0.01					α=0.01 α=0.02					α=0.025 α=0.05					α=0.05 α=0.1					δ/α
1−β=	.99	.95	.9	.8	.5	.99	.95	.9	.8	.5	.99	.95	.9	.8	.5	.99	.95	.9	.8	.5	
0.05																					0.05
0.10																					0.10
0.15																				122	0.15
0.20										139					99					70	0.20
0.25					110					90			128		64		139	101		45	0.25
0.30				134	78				115	63		119	90		45	122	97	71		32	0.30
0.35			125	99	58			109	85	47	109	88	67		34	90	72	52		24	0.35
0.40		115	97	77	45		101	85	66	37	117	84	68	51	26	101	70	55	40	19	0.40
0.45		92	77	62	37	110	81	68	53	30	93	67	54	41	21	80	55	44	33	15	0.45
0.50	100	75	63	51	30	90	66	55	43	25	76	54	44	34	18	65	45	36	27	13	0.50
0.55	83	63	53	42	26	75	55	46	36	21	63	45	37	28	15	54	38	30	22	11	0.55
0.60	71	53	45	36	22	63	47	39	31	18	53	38	32	24	13	46	32	26	19	9	0.60
0.65	61	46	39	31	20	55	41	34	27	16	46	33	27	21	12	39	28	22	17	8	0.65
0.70	53	40	34	28	17	47	35	30	24	14	40	29	24	19	10	34	24	19	15	8	0.70
0.75	47	36	30	25	16	42	31	27	21	13	35	26	21	16	9	30	21	17	13	7	0.75
0.80	41	32	27	22	14	37	28	24	19	12	31	22	19	15	9	27	19	15	12	6	0.80
0.85	37	29	24	20	13	33	25	21	17	11	28	21	17	13	8	24	17	14	11	6	0.85
0.90	34	26	22	18	12	29	23	19	16	10	25	19	16	12	7	21	15	13	10	5	0.90
0.95	31	24	20	17	11	27	21	18	14	9	23	17	14	11	7	19	14	11	9	5	0.95
1.00	28	22	19	16	10	25	19	16	13	9	21	16	13	10	6	18	13	11	8	5	1.00
1.1	24	19	16	14	9	21	16	14	12	8	18	13	11	9		15	11	9	7		1.1
1.2	21	16	14	12	8	18	14	12	10	7	15	12	10	8	6	13	10	8	6		1.2
1.3	18	15	13	11	8	16	13	11	9	6	14	10	9	7	5	11	8	7	6		1.3
1.4	16	13	12	10	7	14	11	10	9	6	12	9	8	7		10	8	7	5		1.4
1.5	15	12	11	9	7	13	10	9	8	6	11	8	7	6		9	7	6			1.5
1.6	13	11	10	8	6	12	10	9	7	5	10	8	7	6		8	6	6			1.6
1.7	12	10	9	8	6	11	9	8	7		9	7	6	5		8	6	5			1.7
1.8	12	10	9	8	6	10	8	7	7		8	7	6			7	6				1.8
1.9	11	9	8	7	6	10	8	7	6		8	6	6			7	5				1.9
2.0	10	8	8	7	5	9	7	7	6		7	6	5			6					2.0
2.1	10	8	7	7		8	7	6	6		7	6				6					2.1
2.2	9	8	7	6		8	7	6	5		7	6				6					2.2
2.3	9	7	7	6		8	6	6			6	5				5					2.3
2.4	8	7	7	6		7	6	6			6										2.4
2.5	8	7	6	6		7	6	6			6										2.5
3.0	7	6	6	5		6	5	5			5										3.0
3.5	6	5	5			5															3.5
4.0	6																				4.0

附表 18　两样本均数比较所需样本例数

$\delta=\dfrac{\mu_1-\mu_2}{\sigma}$	单侧 $\alpha=0.005$ 双侧 $\alpha=0.01$					单侧 $\alpha=0.01$ 双侧 $\alpha=0.02$					单侧 $\alpha=0.025$ 双侧 $\alpha=0.05$					单侧 $\alpha=0.05$ 双侧 $\alpha=0.1$					$\delta=\dfrac{\mu_1-\mu_2}{\sigma}$
$1-\beta=$	0.99	0.95	0.9	0.8	0.5	0.99	0.95	0.9	0.8	0.5	0.99	0.95	0.9	0.8	0.5	0.99	0.95	0.9	0.8	0.5	
0.05																					0.05
0.10																					0.10
0.15																					0.15
0.20																				137	0.20
0.25															124					88	0.25
0.30										123					87					61	0.30
0.35					110					90					64				102	45	0.35
0.40					85					70				100	50			108	78	35	0.40
0.45				118	68				101	55			105	79	39		108	86	62	28	0.45
0.50				96	55			106	82	45		106	85	64	32		88	70	51	23	0.50
0.55			101	79	46		106	88	68	38		87	71	53	27	112	73	58	42	19	0.55
0.60		101	85	67	39		90	74	58	32	104	74	60	45	23	89	61	49	36	16	0.60
0.65		87	73	57	34	104	77	64	49	27	88	63	51	39	20	76	52	42	30	14	0.65
0.70	100	75	63	50	29	90	66	55	43	24	76	55	44	34	17	66	45	36	26	12	0.70
0.75	88	66	55	44	26	79	58	48	38	21	67	48	39	29	15	57	40	32	23	11	0.75
0.80	77	58	49	39	23	70	51	43	33	19	59	42	34	26	14	50	35	28	21	10	0.80
0.85	69	51	43	35	21	62	46	38	30	17	52	37	31	23	12	45	31	25	18	9	0.85
0.90	62	46	39	31	19	55	41	34	27	15	47	34	27	21	11	40	28	22	16	8	0.90
0.95	55	42	35	28	17	50	37	31	24	14	42	30	25	19	10	36	25	20	15	7	0.95
1.00	50	38	32	26	15	45	33	28	22	13	38	27	23	17	9	33	23	18	14	7	1.00
1.1	42	32	27	22	13	38	28	23	19	11	32	23	19	14	8	27	19	15	12	6	1.1
1.2	36	27	23	18	11	32	24	20	16	9	27	20	16	12	7	23	16	13	10	5	1.2
1.3	31	23	20	16	10	28	21	17	14	8	23	17	14	11	6	20	14	12	9	5	1.3
1.4	27	20	17	14	9	24	18	15	12	8	20	15	12	10	6	17	12	10	8	4	1.4
1.5	24	18	15	13	8	21	16	14	11	7	18	13	11	9	5	15	11	9	7	4	1.5
1.6	21	16	14	11	7	19	14	12	10	6	16	12	10	8	5	14	10	8	6	4	1.6
1.7	17	15	13	10	7	17	13	11	9	6	14	11	9	7	4	12	9	8	6	3	1.7
1.8	17	13	11	10	6	15	12	10	8	6	13	10	8	6	4	11	8	7	5		1.8
1.9	16	12	11	9	6	14	11	9	7	4	12	9	7	6	4	10	7	6	4		1.9
2.0	14	11	10	8	6	13	10	9	7	5	11	8	7	6	4	9	7	6	4		2.0
2.1	13	10	9	8	5	12	9	8	7	5	10	8	6	5	3	8	6	5	4		2.1

续表

δ ($\mu_1-\mu_2$)/σ	单侧：α=0.005 双侧：α=0.01					α=0.01 α=0.02					α=0.025 α=0.05				α=0.05 α=0.1				δ ($\mu_1-\mu_2$)/σ
1−β=	0.99	0.95	0.9	0.8	0.5	0.99	0.95	0.9	0.8	0.5	0.99	0.95	0.9	0.8/0.5	0.99	0.95	0.9	0.8/0.5	
2.2	12	10	8	7	5	11	9	7	6	4	9	7	6	5	8	6	5	4	2.2
2.3	11	9	8	7	5	10	8	7	6	4	9	7	6	5	7	5	5	4	2.3
2.4	11	9	8	6	5	10	8	7	6	4	8	6	5	4	7	5	4	4	2.4
2.5	10	8	7	6	4	9	7	6	5	4	8	6	5	4	6	5	4	3	2.5
3.0	8	6	6	5	4	7	6	5	4	3	6	5	4	4	5	4	3		3.0
3.5	6	5	5	4	3	6	5	4	4		5	4	4	3	4	6			3.5
4.0	6	5	4	4		5	4	4	3		4	4	3		4				4.0

附表 19　Ψ值表（多个样本均数比较时所需样本例数的估计用）α=0.05，β=0.1

ν_2	ν_1																
	1	2	3	4	5	6	7	8	9	10	15	20	30	40	60	120	∞
2	6.80	6.71	6.68	6.67	6.66	6.65	6.65	6.65	6.64	6.64	6.64	6.63	6.63	6.63	6.63	6.63	6.62
3	5.01	4.63	4.47	4.39	4.34	4.30	4.27	4.25	4.23	4.22	4.18	4.16	4.14	4.13	4.12	4.11	4.09
4	4.40	3.90	3.69	3.58	3.50	3.45	3.41	3.38	3.36	3.34	3.28	3.25	3.22	3.20	3.19	3.17	3.15
5	4.09	3.54	3.30	3.17	3.08	3.02	2.97	2.94	2.91	2.89	2.81	2.78	2.74	2.72	2.70	2.68	2.66
6	3.91	3.32	3.07	2.92	2.83	2.76	2.71	2.67	2.64	2.61	2.53	2.49	2.44	2.42	2.40	2.37	2.35
7	3.80	3.18	2.91	2.76	2.66	2.58	2.53	2.49	2.45	2.42	2.33	2.29	2.24	2.21	2.19	2.16	2.18
8	3.71	3.08	2.81	2.64	2.51	2.46	2.40	2.35	2.32	2.29	2.19	2.14	2.09	2.06	2.03	2.00	1.97
9	3.65	3.01	2.72	2.56	2.44	2.36	2.30	2.26	2.22	2.19	2.09	2.03	1.97	1.94	1.91	1.88	1.85
10	3.60	2.95	2.66	2.49	2.37	2.29	2.23	2.18	2.14	2.11	2.00	1.94	1.88	1.85	1.82	1.78	1.75
11	3.57	2.91	2.61	2.44	2.32	2.23	2.17	2.12	2.08	2.04	1.93	1.87	1.81	1.78	1.74	1.70	1.67
12	3.54	2.87	2.57	2.39	2.27	2.19	2.12	2.07	2.02	1.99	1.88	1.81	1.75	1.71	1.68	1.64	1.60
13	3.51	2.84	2.54	2.36	2.23	2.15	2.08	2.02	1.98	1.95	1.83	1.76	1.69	1.66	1.62	1.58	1.54
14	3.49	2.81	2.51	2.33	2.20	2.11	2.04	1.99	1.94	1.91	1.79	1.72	1.65	1.61	1.57	1.53	1.49
15	3.47	2.79	2.48	2.30	2.17	2.08	2.01	1.96	1.91	1.87	1.75	1.68	1.61	1.57	1.53	1.49	1.44
16	3.46	2.77	2.46	2.28	2.15	2.06	1.99	1.93	1.88	1.85	1.72	1.65	1.58	1.54	1.49	1.45	1.40
17	3.44	2.76	2.44	2.26	2.13	2.04	1.96	1.91	1.86	1.82	1.69	1.62	1.55	1.50	1.46	1.41	1.36
18	3.43	2.74	2.43	2.24	2.11	2.02	1.94	1.89	1.84	1.80	1.67	1.60	1.52	1.48	1.43	1.38	1.33
19	3.42	2.73	2.41	2.22	2.09	2.00	1.93	1.87	1.82	1.78	1.65	1.58	1.49	1.45	1.40	1.35	1.30
20	3.41	2.72	2.40	2.21	2.08	1.98	1.91	1.85	1.80	1.76	1.63	1.55	1.47	1.43	1.38	1.33	1.27
21	3.40	2.71	2.39	2.20	2.07	1.97	1.90	1.84	1.79	1.75	1.61	1.54	1.45	1.41	1.36	1.30	1.25
22	3.39	2.70	2.38	2.19	2.05	1.96	1.88	1.82	1.77	1.73	1.60	1.52	1.43	1.39	1.34	1.28	1.22
23	3.39	2.69	2.37	2.18	2.04	1.95	1.87	1.81	1.76	1.72	1.58	1.50	1.42	1.37	1.32	1.26	1.20
24	3.38	2.68	2.36	2.17	2.03	1.94	1.86	1.80	1.75	1.71	1.57	1.49	1.40	1.35	1.30	1.24	1.18
25	3.37	2.68	2.358	2.16	2.02	1.93	1.85	1.79	1.74	1.70	1.56	1.48	1.39	1.34	1.28	1.23	1.16
26	3.37	2.67	2.35	2.15	2.02	1.92	1.84	1.78	1.73	1.69	1.54	1.46	1.37	1.32	1.27	1.21	1.15
27	3.36	2.66	2.34	2.14	2.01	1.91	1.83	1.77	1.72	1.68	1.53	1.45	1.36	1.31	1.26	1.20	1.13
28	3.36	2.66	2.33	2.14	2.00	1.90	1.82	1.76	1.71	1.67	1.52	1.44	1.35	1.30	1.24	1.18	1.11

续表

ν_2	ν_1																
	1	2	3	4	5	6	7	8	9	10	15	20	30	40	60	120	∞
29	3.36	2.65	2.33	2.13	1.99	1.89	1.82	1.75	1.70	1.66	1.51	1.43	1.34	1.29	1.23	1.17	1.10
30	3.35	2.65	2.32	2.12	1.99	1.89	1.81	1.75	1.70	1.65	1.51	1.42	1.33	1.28	1.22	1.16	1.08
31	3.35	2.43	2.32	2.12	1.98	1.88	1.80	1.74	1.69	1.64	1.50	1.41	1.32	1.27	1.21	1.14	1.07
32	3.34	2.64	2.31	2.11	1.98	1.88	1.80	1.73	1.68	1.64	1.49	1.41	1.31	1.26	1.20	1.13	1.06
33	3.34	2.63	2.31	2.11	1.97	1.87	1.79	1.73	1.68	1.63	1.48	1.40	1.30	1.25	1.19	1.12	1.05
34	3.34	2.63	2.30	2.10	1.97	1.87	1.79	1.72	1.67	1.63	1.48	1.39	1.29	1.24	1.18	1.11	1.04
35	3.34	2.63	2.30	2.10	1.96	1.86	1.78	1.72	1.66	1.62	1.47	1.38	1.29	1.23	1.17	1.10	1.02
36	3.33	2.62	2.30	2.10	1.96	1.86	1.78	1.71	1.66	1.62	1.47	1.38	1.28	1.22	1.16	1.09	1.01
37	3.33	2.62	2.29	2.09	1.95	1.85	1.77	1.71	1.65	1.61	1.46	1.37	1.27	1.22	1.15	1.08	1.00
38	3.33	2.62	2.29	2.09	1.95	1.85	1.77	1.70	1.65	1.61	1.45	1.37	1.27	1.21	1.15	1.08	0.99
39	3.33	2.62	2.29	2.09	1.95	1.84	1.76	1.70	1.65	1.60	1.45	1.36	1.26	1.20	1.14	1.07	0.99
40	3.32	2.61	2.28	2.08	1.94	1.84	1.76	1.70	1.64	1.60	1.44	1.36	1.25	1.20	1.13	1.06	0.98
41	3.32	2.61	2.28	2.08	1.94	1.84	1.76	1.69	1.64	1.59	1.44	1.35	1.25	1.19	1.13	1.05	0.97
42	3.32	2.61	2.28	2.08	1.94	1.83	1.75	1.69	1.59	1.59	1.44	1.35	1.24	1.18	1.12	1.05	0.96
43	3.32	2.61	2.28	2.07	1.93	1.83	1.75	1.69	1.63	1.59	1.43	1.34	1.24	1.18	1.11	1.04	0.95
44	3.32	2.60	2.27	2.07	1.93	1.83	1.75	1.68	1.58	1.43	1.34	1.23	1.17	1.11	1.03	0.94	
45	3.31	2.60	2.27	2.07	1.93	1.83	1.74	1.68	1.62	1.58	1.42	1.33	1.23	1.17	1.10	1.03	0.94
46	3.31	2.60	2.27	2.07	1.93	1.82	1.74	1.68	1.62	1.58	1.42	1.33	1.22	1.16	1.10	1.02	0.93
47	3.31	2.60	2.27	2.06	1.92	1.82	1.74	1.67	1.62	1.57	1.42	1.33	1.22	1.16	1.09	1.02	0.92
48	3.31	2.60	2.26	2.06	1.91	1.82	1.74	1.67	1.62	1.57	1.41	1.32	1.22	1.15	1.09	1.01	0.92
49	3.31	2.59	2.26	2.06	1.92	1.82	1.73	1.67	1.61	1.57	1.41	1.32	1.21	1.15	1.08	1.00	0.91
50	3.31	2.59	2.26	2.06	1.92	1.81	1.73	1.67	1.61	1.56	1.41	1.31	1.21	1.15	1.08	1.00	0.90
60	3.30	2.58	2.25	2.04	1.90	1.79	1.71	1.64	1.59	1.54	1.38	1.29	1.18	1.11	1.04	0.95	0.85
80	3.28	2.56	2.23	2.02	1.88	1.77	1.69	1.62	1.56	1.51	1.35	1.25	1.14	1.07	0.90	0.90	0.77
120	3.27	2.55	2.21	2.00	1.86	1.75	1.66	1.59	1.54	1.49	1.32	1.22	1.09	1.02	0.94	0.83	0.68
∞	3.24	2.52	2.17	1.96	1.81	1.70	1.62	1.54	1.48	1.43	1.25	1.14	1.01	0.92	0.82	0.65	0.00

附表 20-1　两样本率比较时样本量（单侧）

上行：　　$\alpha=0.05$　　$1-\beta=0.80$

中行：　　$\alpha=0.05$　　$1-\beta=0.90$

下行：　　$\alpha=0.05$　　$1-\beta=0.95$

较小率	两组率之差（%），δ													
（%）	5	10	15	20	25	30	35	40	45	50	55	60	65	70
	330	105	55	35	25	20	16	13	11	9	8	7	6	6
5	460	145	76	48	34	26	21	17	15	13	11	9	8	7
	850	270	140	89	63	47	37	30	25	21	19	17	14	13

续表

较小率 (%)	两组率之差 (%)，δ													
	5	10	15	20	25	30	35	40	45	50	55	60	65	70
	540	155	76	47	32	23	19	15	13	11	9	8	7	6
10	740	210	105	64	44	33	25	21	17	14	12	11	9	8
	1370	390	195	120	81	60	46	37	30	25	21	19	16	14
	710	200	94	56	38	27	21	17	14	12	10	8	7	6
15	990	270	130	77	52	38	29	22	19	16	13	10	10	8
	1820	500	240	145	96	69	52	41	33	27	22	20	17	14
	860	230	110	63	42	30	22	18	15	12	10	8	7	6
20	1190	320	150	88	58	41	31	24	20	16	14	11	10	8
	2190	590	280	160	105	76	57	44	35	28	23	20	17	14
	980	260	120	69	45	32	24	19	15	12	10	8	7	
25	1360	360	165	96	63	41	33	25	21	16	14	11	9	
	2510	660	300	175	115	81	60	46	36	29	23	20	16	
	1080	280	130	73	47	33	24	19	15	12	10	8		
30	1500	390	175	100	65	46	33	25	21	16	13	11		
	2760	720	330	185	120	84	61	47	36	28	22	19		
	1160	300	135	75	48	33	24	19	15	12	9			
35	1600	410	185	105	67	46	33	25	20	16	12			
	2960	750	340	190	125	85	61	46	35	27	21			
	1210	310	135	76	48	33	24	18	14	11				
40	1670	420	190	105	67	46	33	24	19	14				
	3080	780	350	195	125	84	60	44	33	25				
	1230	310	135	75	47	32	22	17	13					
45	1710	430	190	105	65	44	31	22	17					
	3140	790	350	190	120	81	57	41	30					
	1230	310	135	73	45	30	21	15						
50	1710	420	185	100	63	41	29	21						
	3140	780	340	185	115	76	52	37						

附表 20-2　两样本率比较时样本量（双侧）

上行：　　　$\alpha=0.05$　　$1-\beta=0.80$

中行：　　　$\alpha=0.05$　　$1-\beta=0.90$

下行：　　　$\alpha=0.05$　　$1-\beta=0.95$

较小率	两组率之差（%），δ													
（%）	5	10	15	20	25	30	35	40	45	50	55	60	65	70
	420	130	69	44	31	24	20	16	14	12	10	9	9	7
5	570	175	93	59	42	32	25	21	18	15	13	11	10	9
	960	300	155	100	71	54	42	34	28	24	21	19	16	14
	680	195	96	59	41	30	23	19	16	13	11	10	9	7
10	910	260	130	79	54	40	31	24	21	18	15	13	11	10
	1550	440	220	135	92	68	52	41	34	28	23	21	18	15
	910	250	120	71	48	34	26	21	17	14	12	10	9	8
15	1220	330	160	95	64	46	35	27	22	19	16	13	11	10
	2060	560	270	160	110	78	59	47	37	31	25	21	19	16
	1090	290	135	80	53	38	28	22	18	15	13	10	9	7
20	1460	390	185	105	71	51	38	29	23	20	16	14	11	10
	2470	660	310	180	120	86	64	50	40	32	26	21	19	15
	1250	330	150	88	57	40	30	23	19	15	13	10	9	
25	1680	440	200	115	77	43	40	13	24	20	16	13	11	
	2840	740	340	200	130	92	68	52	41	32	26	21	18	
	1380	360	160	93	60	42	31	23	19	15	13	10		
30	1840	480	220	125	80	56	41	31	24	20	16	13		
	3120	810	370	210	135	95	69	53	41	21	25	21		
	1470	380	170	96	61	42	31	23	18	14	11			
35	1970	500	225	130	82	57	41	31	23	19	15			
	3340	850	380	215	140	96	69	52	40	31	23			
	1530	390	175	97	61	42	30	22	17	13				
40	2050	520	230	130	82	56	40	29	22	18				
	3480	880	390	220	140	95	68	50	37	28				
	1560	390	175	96	60	40	28	21	16					
45	2100	520	230	130	80	54	38	27	21					
	3550	890	390	215	135	92	64	47	34					

续表

较小率 (%)	两组率之差 (%), δ													
	5	10	15	20	25	30	35	40	45	50	55	60	65	70
	1560	390	170	93	57	38	26	19						
50	2100	520	225	125	77	51	35	24						
	3550	880	380	210	130	86	59	41						

附表 21　λ 值（多个样本率比较时样本量估计用）$\alpha=0.05$

ν	β								
	0.9	0.8	0.7	0.6	0.5	0.4	0.3	0.2	0.1
1	0.43	1.24	20.6	2.91	3.84	4.90	6.17	7.85	10.51
2	0.62	1.73	2.78	3.83	4.96	6.21	7.70	9.63	12.65
3	0.78	2.10	3.30	4.50	5.76	7.15	8.79	10.90	14.71
4	0.91	2.40	3.74	5.05	6.42	7.92	9.68	11.94	15.41
5	1.03	2.67	4.12	5.53	6.99	8.59	10.45	12.83	16.47
6	1.13	2.91	4.46	5.96	7.50	9.19	11.14	13.62	17.42
7	1.23	3.13	4.77	6.35	7.97	9.73	11.77	14.35	18.28
8	1.32	3.33	5.06	6.71	8.40	10.24	12.35	15.02	19.08
9	1.40	3.53	5.33	7.05	8.81	10.71	12.89	15.65	19.83
10	1.49	3.71	5.59	7.37	9.19	11.15	13.40	16.24	20.53
11	1.56	3.88	5.83	7.68	9.56	11.57	13.89	16.80	21.20
12	1.64	4.05	6.06	7.97	9.90	11.98	14.35	17.34	21.83
13	1.71	4.20	6.29	8.25	10.23	12.36	14.80	17.85	22.44
14	1.77	4.36	6.50	8.52	10.55	12.73	15.22	18.34	23.02
15	1.84	4.50	6.71	8.78	10.86	13.09	15.63	18.81	23.58
16	1.90	4.65	6.91	9.03	11.16	13.43	16.03	19.27	24.13
17	1.97	4.78	7.10	9.27	11.45	13.77	16.41	19.71	24.65
18	2.03	4.92	7.29	9.50	11.73	14.06	16.78	20.14	25.16
19	2.08	5.05	7.47	9.73	12.00	14.41	17.14	20.56	25.65
20	2.14	5.18	7.65	9.96	12.26	14.71	17.50	20.96	26.13
21	2.20	5.30	7.83	10.17	12.52	15.01	17.84	21.36	26.60
22	2.25	5.42	8.00	10.38	12.77	15.30	18.17	21.74	27.06
23	2.30	5354	8.16	10.59	13.02	15.59	18.50	22.12	27.50
24	2.36	5.66	8.33	10.79	13.26	15.87	18.82	22.49	27.94
25	2.41	5.77	8.48	10.99	13.49	16.14	19.13	22.85	28.78
26	2.46	5.88	9.64	11.19	13.72	16.41	19.44	23.20	28.78
27	2.51	5.99	8.79	11.38	13.95	16.67	19.74	23.55	29.19
28	2.56	6.10	8.94	11.57	14.17	16.93	20.04	23.89	29.60
29	2.60	6.20	9.09	11.75	13.39	17.18	20.33	24.22	29.99
30	2.65	6.31	9.24	11.93	14.60	17.43	20.61	24.55	30.38
31	2.69	6.41	9.38	12.11	14.82	17.67	20.89	24.87	30.76
32	1.74	6.51	9.52	12.28	15.02	17.91	21.17	25.19	31.13
33	2.78	6.61	9.66	12.45	15.23	18.15	21.44	25.50	31.50

ν	β								
	0.9	0.8	0.7	0.6	0.5	0.4	0.3	0.2	0.1
34	2.83	6.70	9.79	12.62	15.43	18.38	21.70	25.80	31.87
35	2.87	6.80	9.93	12.79	15.63	18.61	21.97	26.11	32.23
36	2.91	6.89	10.06	12.96	15.82	18.84	22.23	26.41	32.93
37	2.96	6.99	10.19	13.12	16.01	19.06	22.48	26.70	32.93
38	3.00	7.08	10.32	13.28	16.20	19.28	22.73	26.99	33.27
39	3.04	7.17	10.45	13.44	16.39	19.50	22.98	27.27	33.61
40	3.08	7.26	10.57	13.59	16.58	19.71	23.23	27.56	33.94
50	3.46	8.10	11.75	15.06	18.31	21.72	25.53	30.20	37.07
60	3.80	8.86	12.81	16.38	19.88	23.53	27.61	32.59	39.89
70	4.12	9.56	13.79	17.60	21.32	25.20	29.52	34.79	42.48
80	4.41	10.21	14.70	18.74	22.64	26.75	31.29	36.83	44.89
90	4.69	10.83	15.56	19.80	23.93	28.21	32.96	38.74	47.16
100	4.95	11.41	16.37	20.81	25.12	29.59	34.54	40.56	49.29
110	5.20	11.96	17.14	21.77	26.25	30.90	36.04	42.28	51.33
120	5.44	12.49	17.88	22.68	27.34	32.15	37.47	43.92	53.27

主要参考书目

1. 李国春，黄品贤 . 中医统计学 . 3 版 . 北京：科学出版社，2018.

2. 魏高文 . 卫生统计学 . 2 版 . 北京：中国中医药出版社，2018.

3. 贺佳 . 卫生管理统计及软件应用 . 北京：人民卫生出版社，2017.

4. 史周华 . 中医药统计学与软件应用 . 2 版 . 北京：中国中医药出版社，2017.

5. 李晓松 . 卫生统计学 . 8 版 . 北京：人民卫生出版社，2017.

6. 朱继民 . 医学统计分析方法 . 合肥：中国科学技术大学出版社，2016.

7. 冯国双，刘德平 . 医学研究中的 Logistic 回归分析及 SAS 实现 . 北京：北京大学医学出版社，2015.

8. 李晓松 . 医学统计学 . 3 版 . 北京：高等教育出版社，2014.

9. 方积乾 . 卫生统计学 . 7 版 . 北京：人民卫生出版社，2013.

10. 孙振球 . 医学统计学 . 4 版 . 北京：人民卫生出版社，2013.

11. 张文彤 . SPSS 统计分析高级教程 . 2 版 . 北京：高等教育出版社，2013.

12. 颜虹 . 医学统计学 . 2 版 . 北京：人民卫生出版社，2010.

13. 方积乾 . 卫生统计学 . 6 版 . 北京：人民卫生出版社，2008.

14. 方积乾 . 生物医学研究的统计方法 . 北京：高等教育出版社，2007.